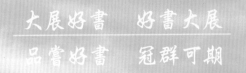

大展好書　好書大展
品嘗好書　冠群可期

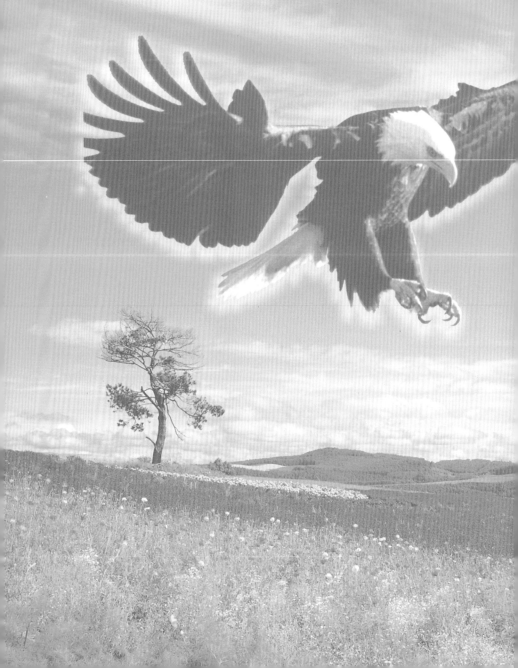

大展好書　好書大展

品嘗好書　冠群可期

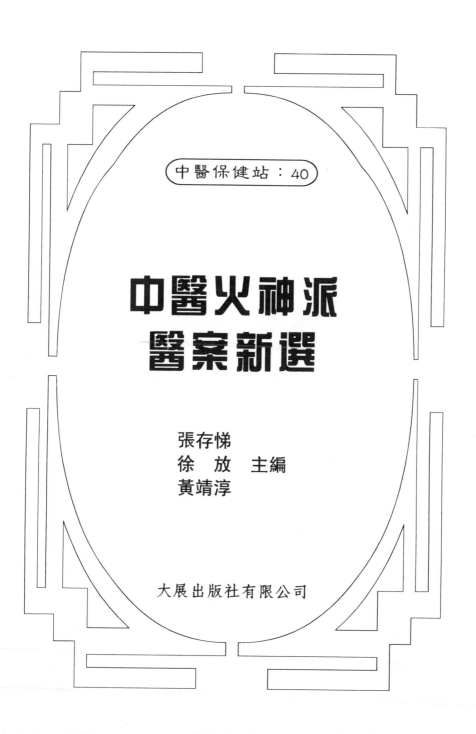

中醫保健站：40

中醫火神派
醫案新選

張存悌
徐　放　主編
黃靖淳

大展出版社有限公司

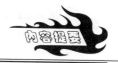
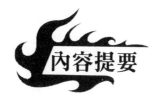

火神派是指以清末名醫鄭欽安爲開山宗師，理論上推崇陽氣，臨床擅用中藥附子的一個醫學流派，具有十分獨特的學術風格。百餘年來代有傳人，像吳佩衡、祝味菊、盧鑄之等均以「吳附子」、「祝附子」、「盧火神」之名而馳名醫林，因屢起重症、大症而廣爲人所傳頌。當前，火神派已成熱門話題，引起醫壇的廣泛重視。

本書收集了 21 位火神派名家的 341 個精彩案例，精心加以點評，内容涉及内、外、婦、兒、五官各科，既有常見病，又有更多疑難雜症，用藥獨特，療效突出，令人大開眼界，展現了火神派豐富各異的臨床經驗，讀之盡可領略火神心法。全書選案精嚴，點評精當，予人諸多啓迪。

本書是作者繼《中醫火神派探討》、《中醫火神派醫案全解》之後編纂的另一部醫案專著，各書互爲補充，絕不重複。不僅可以推動火神派的傳承發揚，而且有助於各家學說和基礎理論的研究，具有較高的學術價值。適合中醫界和中醫愛好者閱讀，尤其是中醫院校的學生會從中受到教益。

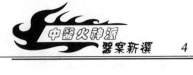

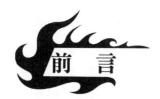

火神派是清代末期由四川名醫鄭欽安創立的一個重要醫學流派，以注重陽氣，擅用附子而著稱，具有十分鮮明的學術特色。百餘年來代有傳人，像吳佩衡、祝味菊、盧鑄之等輩均以「吳附子」、「祝附子」、「盧火神」之名而獨步醫林，因屢起重症、大症而爲人所傳頌，至今猶有傳承而方興未艾，在現代醫壇上大放異彩。

編者近年來一直在研究火神派，2007 年撰著了《中醫火神派探討》一書，對火神派學術思想進行了深入探討，限於體例，無法展示更多的精彩案例。編者認爲，要眞正弄清一個醫家的學術思想和用藥特點，光看其理論不行，必須研究他的醫案，甚至是大量的醫案，前賢所謂「讀書不如讀案」是也。「多讀醫案，絕勝於隨侍名師而相與晤對一堂，上下議論，何快如之。」如同跟師學徒一樣，「晤對一堂」，要有相當數量的侍診案例提供體察機會，才能感悟師輩的獨特心法。

事實上，火神派諸家理論上推崇扶陽是相當一致的，但在用藥上則風格各異，甚至可以說派中有派，

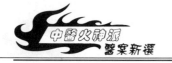

顯示出豐富的獨特經驗，要弄懂這一點則非醫案莫屬。爲此，編者在 2008 年編寫了《中醫火神派醫案全解》，頗受歡迎，至今已連印 6 次，堪稱暢銷。隨著學習和研究的不斷深入，編者又有許多新的體會和感悟，因而對《中醫火神派探討》加以修訂，出版了該書第二版。與此同時，自然也收集到很多火神派醫家的新案例，因此擬再編一本醫案集，與《中醫火神派醫案全解》互爲補充，讓讀者開闊視野，領略更多名家的精彩醫案，此即本書的由來。

一、突出火神派學術思想

既然是火神派醫家醫案選，其主旨當然是弘揚火神派學術思想，首先要儘量將火神派名家收集進來，具有充分的代表性；其次，選錄案例以能夠體現其學術觀點爲原則，具體說，就是能體現這些醫家注重扶陽、擅用附子等溫熱藥物的案例。概括地說，就是選人、選案兩件事，這就需要編者的眼光和見識了。

1. 所謂選人，就是要選出自火神派名家的案例

火神派所宣導之扶陽亦即溫法，本爲八法之一，從這個意義上說，誰都會扶陽，會用附子，並無獨特之處。火神派之用附子，以廣用、重用著稱，自有一套鮮明特色，與其他醫家之用附子大有分別。

一個醫家偶爾用了幾次附子究竟不同於火神派，缺乏火神派的風格，當然不能稱爲火神派。如葉天士也用過附子，與鄭欽安不可同日而語，葉天士顯然不是火神派。唯有火神派這般運用附子章法，才可稱爲

火神派。

市面上有些所謂扶陽方面的書，就犯了這種毛病，將偶爾用了幾次附子的醫家充作火神派看待，收錄其醫案，未免有謬種流傳之嫌。

本書所選醫家，皆爲擅長廣用、重用附子者，具有明顯的火神派風格，學驗俱富，醫名稱著。如素有「盧火神」之稱的盧鑄之，原是鄭欽安入室弟子，但其醫案所見甚少，此次收錄3例；還有民國時期嶺南四大名醫的陳伯壇、黎庇留等，雲南四大名醫的李繼昌、姚貞白、戴麗三以及趙守眞、曾輔民、孫秉嚴等皆爲名家；還有就是火神派名家的傳人如吳佩衡的嫡外孫顧樹祥、顧樹華等；再有是在火神派潮流中湧現的「少壯派」如余天泰、傅文錄、莊嚴等，均經再三考量選定，可以說，彙聚了火神派老、中、青三代扶陽的精彩案例。

從上述入選醫家可以看出，大多是本次新發掘所致，與目前讀者所熟知者相比可謂面目一新，這正是編者意圖所在——提供新資訊，不炒冷飯。

2.所謂選案，就是要選體現火神派用藥思路和風格的醫案

爲了著重推介火神心法，當然要挑選體現火神派用藥風格的案例，對其他方面的醫案不作涉獵。事實上，作爲醫家的基本功，火神派汗、吐、下、和、溫、清、消、補八法俱會應用，各家都有很多溫法以外的精彩案例，因其不屬本書重點，故不予收錄，這一點應當指明，免得讀者以爲這些醫家只會扶陽。任

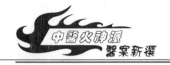

何一個火神派醫家都不僅擅用附子,如同朱丹溪雖以滋陰著稱,但對氣、血、痰、鬱等雜病亦多經驗,葉天士獨創衛氣營血溫病辨治體系,但對內傷雜病亦多研究。欲求其學術全貌,可找各家專著全面瞭解,本書最後附有這些參考書目。

二、選案精嚴,著眼啓迪作用

這是歷代編選醫案集都應遵守的原則,清人徐靈胎說道:「凡述醫案,必擇大症及疑難症,人所不能治者數則,以立法度,以啓心思,爲後學之所法。」江罐在編輯《名醫類案》時說道:「變法稍有出奇者採之,諸庸常者不錄。」這些前賢論述,是編者精選案例的準則。

三、統一體例,細緻編改,精心點評

火神派各家雖有共同的扶陽基礎和擅用附子的特點,由於時代差異和個人記述習慣的不同,其醫案風格各異,差別很大,有的記錄頗詳,有的過於簡略,有的不無冗詞,這是很正常的。完全照抄照錄可能省事,但讀者卻要費神,這不是負責任的表現。作爲編者有責任統一體例,儘量讓讀者節省時間和精力。爲此,參照現代醫案範式,對所錄案例進行精心編改,主要是對冗贅的文字予以壓縮,使之趨於精練;對晦澀的文句予以加工,使之順暢,有點兒再創作的味道。當然前提是忠於原著,不損害原意。此外,對舊制計量單位徑直改爲今制。

　　原著中已有按語者，本書立爲「原按」一欄保留。此外，多數案例都根據編者認識，加了點評文字，立爲「點評」一欄，不敢稱畫龍點睛，著實下了一番工夫，希望對讀者有所啓迪。實際上，這也是編寫醫案專著的慣例，清代俞震的《古今醫案按》即以按語精當爲後世稱道。限於水準，這些點評不一定恰當，還望賢達指正。

四、病證標題同時示以方劑名稱

　　歷代醫案類專著多以病證爲綱，目錄上僅標以病證名稱。編者在此基礎上標以該案所用主方，用破折號隔開，如「鶴膝風——陽和湯」，表示該案所用主方爲陽和湯，一案中前後換方者，以「／」線分開。這樣做的好處是便於讀者對比研究和記憶，確有提綱挈領之義，重點突出，清晰省力。編者在治學中於此頗感受益，這一點也是承襲了《中醫火神派醫案全解》的做法。在編排上，以醫家爲單元，兼顧用方和病種爲綱，合併同類項，顯得綱目清晰。

　　經過上述加工編輯，期望本書文字流暢，條目清晰，理法凸顯，易於理解，得其眞傳，編者的工力也許就主要體現於此。所謂一樣的案例，不一樣的編法，應該有不一樣的效果，讀後自有感覺。

五、本書與《中醫火神派醫案全解》絕不重複

　　編者籌畫本書時立下一個原則，即本書所選案例與《中醫火神派醫案全解》絕不重複，所錄醫案均係

重新選錄。即或《中醫火神派醫案全解》中已經入選的名家如吳佩衡、唐步祺、祝味菊、李統華、周連三等人的醫案再次入選，亦均係重新發掘，與前書絕不重複。這樣做，首先是因爲本書與《中醫火神派醫案全解》互爲補充，可稱姊妹篇，不應重複。其次，就是要對得起已經購有《中醫火神派醫案全解》的讀者。本書所選案例 300 餘個，超過前書 40 餘例。

關於如何閱讀醫案類專著，前賢論述可供參考。清代周學海說：「每家醫案中必有一生最得力處，細心遍讀，是能萃眾家之所長矣。」陸九芝認爲：「書本不載接方，以接方之無定也，然醫則全在接方上見本領。」現代秦伯未則稱：「凡醫案觀其變化處，最耐尋味。」讀案如臨帖，古人云：「碑要熟看，不宜生臨。心得其妙，筆如入神。」是說要熟讀於心，心得其妙，下筆自有章法。讀案亦如此，要得其精髓，切忌徒記幾個方藥，生搬硬套。當然，本書如能與《中醫火神派探討》、《中醫火神派醫案全解》互相參閱，當然會相得益彰，具有互補意義。

本書資料主要選自有關著作和雜誌報導，特此向作者和出版單位表示衷心感謝。

張存悌

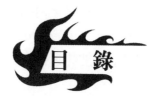

目　錄

火神派簡介

火神派醫案新選

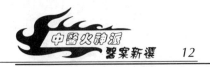

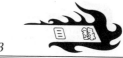

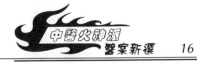

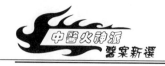

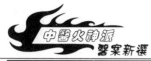

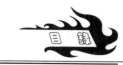

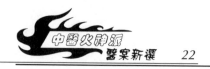

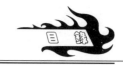

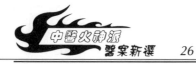

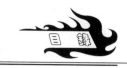

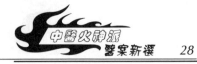

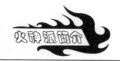
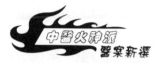

火 神 派 簡 介

一、火神派釋義

所謂火神派，是指以清末四川名醫鄭欽安為開山宗師，理論上推崇陽氣，臨床上強調溫扶陽氣，以擅用附、薑（生薑、乾薑、炮薑）、桂（肉桂、桂枝）等辛熱藥物著稱的一個醫學流派。其中，尤以擅用附子為突出特點，乃至諸多火神派醫家和傳人被冠以「某火神」或「某附子」雅號。廣義上說，一個醫家如果重視陽氣，擅用附子，就可以稱之為「火神派」。從一定意義上講，不擅用附子，就不能稱其為火神派。

可以用兩句通俗的話來概括火神派的特點：萬物生長靠太陽，百藥之長屬附子。前一句是說推重陽氣，後一句則講擅用附子，兩者不可分割。

有學者將該派稱為「溫陽派」或「扶陽派」，自有一定道理。而從學術個性化角度看，火神派之稱謂則更通俗，它見之於文獻並且流傳於群眾之中，因此火神派之稱謂更顯特色。這就如同李東垣學派可以稱作「脾胃派」，也可以稱作「補土派」，但後者更通俗，更具特色。同樣，將鄭欽安學派稱作「火神派」，顯然更通俗，更具特色，自然也流傳更廣，在民間尤其如此。

火神派誕生於清末同治、光緒年間，因此有學者稱之為「傳統國醫中最年輕的一個流派」。百餘年來，傳其學者代有其人，著名的有吳佩衡、祝味菊、范中林、唐步祺、盧崇漢等，他們均被稱為「某火神」或「某附子」，

於今在醫林中依然獨樹一幟，發揮著重要影響，推崇、傳承其學可稱方興未艾。

火神派完全符合構建一個醫學流派的主要條件，即有一個頗具影響的「首領」鄭欽安，有兩部傳世之作《醫理真傳》和《醫法圓通》，它有完整而獨特的理論體系，編者的《中醫火神派探討》曾作過系統的歸納。有以吳佩衡、唐步祺、盧鑄之等為代表的若干傳人延續至今。它還創制了代表本派學術特點的幾首名方，如潛陽丹、補坎益離丹等，而其用藥特色之鮮明更是超乎尋常，這有包括本書所選在內的大量成功案例可以作證。

這些都表明火神派是一個特色突出而經世致用的醫學流派，與其他醫派相比可以說毫無遜色。編者認為它是繼傷寒派、金元四大家、溫補派、溫病派之後的第八個醫學流派。作為建議，它有理由補充到高等院校《中醫各家學說》教材中去，體現這一中醫發掘、研究的新成果。編者相信，火神派獨特的學術價值，必將逐漸彰顯出來，歷史將證明這一點。2007年、2008年、2009年連續3年召開的全國三屆扶陽論壇已是一個良好的開端。

歸納一下，編者對火神派的學術思想概括為如下4點：

（1）以陰陽為綱，判分萬病，「功夫全在陰陽上打算」，是其最基本的學術觀點。鄭欽安提出的陰陽辨訣、「用藥真機」，具有十分重要的臨床意義。

（2）重視陽氣，強調扶陽是其理論核心；臨床擅用附子，對薑附等藥物的應用獨樹一幟。

（3）對陰證的認識十分全面，對陰火（包括各種血證）的辨識尤其深刻，獨具慧眼，此為其學術思想最精華

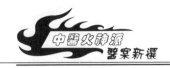

的部分。

（4）陰盛陽衰的病勢觀是其學術思想的重要前提。

這些學術觀點前後呼應，一以貫之，形成一個獨立的學術體系，即火神派學術思想的主要內涵。詳細內容可參閱《中醫火神派探討》。

二、重視陽氣，腎陽為本

鄭欽安根據《素問·生氣通天論》中「陽氣者若天與日，失其所則折壽而不彰，故天運當以日光明」之義，提出火神派最重要的學術觀點就是重視陽氣，崇尚扶陽。也就是說，在陰陽兩綱中，他並非等量齊觀，而是特別看重陽氣，陽主而陰從。在人身各種陽氣中，他又特別推重腎陽即元陽，認為是人身立命之根本，當然也是人體疾病善惡轉化的關鍵。

1. 陽統乎陰，陽主陰從

鄭欽安認為元陰元陽是人身立命之根本，但是在陰陽兩綱中，表面上看，陰陽在相互為用的關係中處於等同地位，互為消長，缺一不可。然而在相互消長的過程中，表現出的卻是「陽統乎陰」，「陽主陰從」的現象。因此他認為陰陽二者之間的關係，關鍵在於陽氣，陽為主，陰為從，只有陽氣緻密於外，陰血才能固守於內。二者雖說互根，但又有主次之分。所以鄭欽安特別重視陽氣，認為「陽者陰之根」，「有陽則生，無陽則死」。

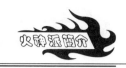

鄭欽安推崇辛熱扶陽治法，擅用薑附等藥，顯然都是建立在注重陽氣的理論基礎之上。在其著作中，他反覆闡述這些觀點：

「陽者陰之根也，陽氣充足，則陰氣全消，百病不作。」

「陽旺一分，陰即旺一分；陽衰一分，陰即衰一分。」

「陽統乎陰，陽者陰之主也，陽氣流通，陰氣無滯。」

「人身所恃以立命者，其惟此陽氣乎。陽氣無傷，百病自然不作，有陽則生，無陽則死。」

「人身立命就是一個火字。」「人之所以立命者，在活一口氣乎。氣者陽也，陽行一寸，陰即行一寸，陽停一刻，陰即停一刻，可知陽者陰之主也。」（《醫理真傳・卷二》）

2. 腎陽爲本，人身賴之

「人生立命全在坎中一陽」，「坎中一陽」即腎陽，為人身陽氣之本，立命之根，這是鄭欽安在注重陽氣的基礎上進一步提出的觀點。人身陽氣有上中下部位之分，上焦有心肺之陽，中焦有脾胃之陽，下焦有肝腎之陽，但是，「下陽為上、中二陽之根」，下焦腎陽是上焦、中焦陽氣之根。也就是說，在諸種陽氣中，他又特別強調腎中陽氣的作用，稱之為「真陽」、「元陽」、「真火」、「龍火」。「腎中真陽為真氣，即真火」，在其學說中，他亦反覆強調這一點。

「少陰乃水火交會之地，元氣之根，人身立命之主也。病至此際，是元氣虛極，剝至於根……這一點元氣澈上澈下，包羅天地。」（《醫法圓通・卷四》）

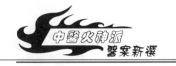

「凡人之身皆賴一團真火」，「真氣命根也，火種也。」「人活一口氣，即此真氣也。」

「有形之軀殼，皆是一團死機，全賴這一團真氣運用於中，而死機遂成生機。」

「有形之軀殼，皆後天之體質，全賴先天無形之真氣以養之。」

「人身立命，全賴這一團真氣流行於六步耳。真氣乃人立命之根，先天種子也。」（《醫理真傳・卷二》）

「夫人之所以奉生而不死者，惟賴此先天一點真氣耳。真氣在一日，人即活一日，真氣立刻亡，人亦立刻亡，故曰人活一口氣，氣即陽也，火也，人非此火不生。」（《醫法圓通・卷四》）

三、注重扶陽，擅用附子

火神派的學術思想上面已經概要介紹，這裏再詳細闡述一下其最重要的學術觀點。鄭欽安重視陽氣，在人身各種陽氣中，又特別推重腎陽，認為腎陽是人身立命之根本，這是就正常生理而言。

在病理狀態下，自然也重視陽氣，認為「萬病皆損於陽氣」，「陽氣無傷，百病自然不作。有陽則生，無陽則死」。也就是說陽氣衰弱與否是疾病善惡轉化的關鍵。故其治病立法，首重扶陽，臨證時首先考慮元氣損傷情況，以辛熱之藥扶陽抑陰，擅用乾薑、附子、四逆湯之類方藥，形成非常鮮明的用藥風格。

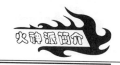

1. 注重扶陽，元氣爲本

注重陽氣是鄭欽安宣導火神派的理論基礎。那麼在人體患病時，他自然也要以元氣為本，宣導扶陽，對扶陽抑陰有著深刻的認識，形成獨具特色的扶陽理論。這方面鄭氏有很多論述：「外感內傷，皆本此一元有損耳。」「病有萬端，亦非數十條可盡，學者即在這點元氣上探求盈虛出入消息，雖千萬病情，亦不能出其範圍。」（《醫法圓通·卷三》）

「仲景立法，只在這先天之元陰、元陽上探取盛衰，不專在後天之五行生剋上追求。附子、大黃，誠陰陽二證之大柱腳也。」（《醫理真傳·卷二》）

他以中風一證為例，突出表達了推崇扶陽的觀點：「眾人皆作中風治之，專主祛風化痰不效。予經手專主先天真陽衰損，在此下手，兼看何部病情獨現，用藥即在此攸分。要知人之所以奉生而不死者，恃此先天一點真氣耳。真氣衰於何部，內邪外邪即在此處竊發。治之但扶其真元，內外兩邪皆能絕滅，是不治邪而實以治邪，未治風而實以祛風，握要之法也。」（《醫理真傳·卷二》）也就是說，並非見風祛風，見痰化痰，而是「專主先天真陽衰損，在此下手」，「治之但扶其真元」。

還有健忘一證，老年人居多，世人多以為心脾不足，精血虧損所致為主，用藥「專以天王補心、寧神定志諸方」，確是市習常法。

鄭氏則認為，此證「總以精神不足為主」，屬陽氣虧虛，治應培補陽氣，「方用白通湯久服，或桂枝龍骨牡蠣

散，三才（封髓丹）、潛陽等湯，緩緩服至五六十劑，自然如常。」（《醫法圓通·卷二》）突出扶陽理念，令人耳目一新。

又如癲、癇二證，「緣由先天真陽不運，寒痰阻塞也」。「以予所論，真氣衰為二病之本，痰阻是二病之因，治二證貴宜峻補元陽，元陽鼓動，陰邪痰濕立消，何癲癇之有乎？」（《醫理真傳·卷四》）與通常治法確實不同。

再如小兒痘證，世醫「見下陷不足之症，用藥總在這參、芪、鹿茸、歸、芍，以為大補氣血，究竟致死者多」，「而不知在人身立命之火種上用藥」。「以為四逆湯乃傷寒之方，非痘科之方，不知此方正平塌下陷痘證之方，實補火種之第一方也。」（《醫理真傳·卷四》）本書所選吳佩衡麻疹 4 案，堪為範例。

舉一反三，可悟鄭氏推崇扶陽思想的真諦，即並非頭痛醫頭，腳痛醫腳的對症下藥，而是「治之但扶其真元」，從扶陽著手，以元氣為本，此乃「握要之法」。

清·王昂云：「醫以輔養元氣，非與疾求勝也。夫與疾求勝者，非味雜辛烈，性極毒猛，則得效不速，務速效者隱禍亦深，吾甯持久緩而待其自癒也。」徐靈胎亦認為：「診病決生死者，不視病之輕重，而視元氣之存亡，則百不失一矣。」以上所論治病以元氣為重的觀點與鄭氏推重腎陽的觀點可謂異曲同工。

2. 擅用附子，獨樹一幟

理論上火神派推崇扶陽原則，在具體遣方用藥上，則

以擅用附子、乾薑、四逆湯等溫熱方藥著稱，道理何在？鄭欽安說：「用藥者須知立極之要而調之。」「熱不過附子，甜不過甘草，推其極也。古人以藥性之至極，即以補人身立命之至極，二物相需並用，亦寓回陽之義。」「非附子不能挽欲絕之真陽。」鄭欽安反覆提到：「附子大辛大熱，足壯先天元陽。」「能補坎中真陽，真陽為君火之種，補真火即是壯君火也。」「肉桂、附子、乾薑，純是一團烈火，火旺則陰自消，如日烈而片雲無。況肉桂、附子二物，力能補坎離中之陽，其性剛烈至極，足以消盡僭上之陰氣，陰氣消盡，太空為之廓廓，自然上下奠安，無偏盛也。」（《醫理真傳・卷二》）

總之，他認為附子為熱藥「立極」之品，用以「補人身立命之至極」的元陽，自是順理成章。後來祝味菊先生稱附子「為百藥之長」，唐步祺先生稱「附子為熱藥之冠」，應該都是從鄭氏對附子的推崇演繹而來。

歸納火神派擅用附子的經驗，可以概括為廣用、重用、早用、專用等幾個特點，下面分別述之。

（1）廣　用

火神派治療陰證幾乎方方不離附子，認為：「凡一切陽虛諸證，如少氣、懶言，身重、惡寒，聲低、息短，舌潤、舌黑，二便清利，不思水飲，心悸，神昏、不語，五心潮熱，喜飲熱湯，便血、吐血，閉目妄語，口臭難禁，二便不禁，遺尿遺屎，手足厥逆，自汗，心慌不寐，危候千般難以枚舉，非薑附何以能勝其任，而轉危為安也乎？」（《傷寒恒論・問答》）

仲景應用附子，以「脈微細，但欲寐」為指徵，病至

少陰方用。鄭氏則提出「凡一切陽虛諸證」均可應用，不必等到病至少陰才用。顯然，鄭氏擴大了附子的使用範圍。

縱觀火神派廣用附子，主要有兩種形式：

其一，直接以附子為主藥，最常見的就是四逆輩。鄭欽安在論述四逆湯的功能時說道：「凡世之一切陽虛陰盛為病者皆可服也。」（《醫理真傳‧卷二》）「此方功用頗多。得其要者，一方可治數百種病。因病加減，其功用更為無窮。予每用此方救好多人，人咸目予為薑附先生。」（《醫法圓通‧卷四》）顯然，鄭氏擴展了四逆湯的治療範圍。

其二，在應證方劑中另加附子。這是因為「下陽為上中二陽之根，無下陽即是無上中二陽也。」（《醫理真傳‧卷二》）凡見陽虛，均可加用附子。例如治陽虛怔忡心悸，方用桂枝龍骨牡蠣湯，「再重加附子」。「加附子者，取其助真火以壯君火也。」（《醫理真傳‧卷四》）又如治頭面畏寒者，「法宜建中湯加附子」。鼻淵、鼻濁而流清涕者，緣由陽衰不能統攝津液，治以封髓丹加安桂、吳茱萸，「甚者，加薑、附二三錢，屢屢獲效。」（《醫法圓通‧卷一》）

（2）重　用

鄭欽安認為，「陰盛極者，陽必亡，回陽不可不急，故四逆湯之分兩，亦不得不重。」（《醫理真傳‧卷三》）其書中隨處都有「峻補坎陽」、「大補元陽」、「大劑四逆湯」之語。例如，他治療陰證口臭，「予曾治過數人，雖見口臭，而卻純陰畢露，即以大劑白通、四逆、回陽等方

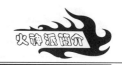

治之」。若二三劑後不見症減，認為病重藥輕，「仍宜此法重用多服」（《醫法圓通・卷一》）。可以說，火神派擅用附子，不僅體現在廣泛應用附子上，更主要的是體現在重用附子的劑量上。

雖然鄭氏沒有留下醫案，但據唐步祺先生講，鄭氏用附子常至100g、200g……超越常規用量，可謂前無古人。很多文獻都記載「他常用大劑薑、桂、附等辛溫燥烈之藥，治癒陽虛重證而飲譽蜀中」。能用附子也許並不難，能用超大劑量者方顯膽識與風格，人們稱之為「鄭火神」，也許更多的是驚歎於他所使用的超常劑量。仲景應用附子，最大量是3枚（桂枝附子湯及白朮附子湯），約合今制80g，而且主要用於治療寒濕痹痛。用於回陽時，四逆輩類方最多不過大附子1枚，約合30g。所以鄭氏用量顯然超過仲景，這正是火神派超常之處，顯出其獨特風格。後世火神派傳人如吳佩衡、范中林、唐步祺、李可等用附子也常至100g、200g，甚至更多，確實顯出鮮明的用藥風格，本書許多案例都可以證明這一點。

後人常常議論火神派的驚世駭俗，也許主要是指他們投用附子時的超常劑量，「令人咋舌」。

（3）早　用

火神派扶陽，提倡早用薑、附，「務見機於早」，稍見陽虛端倪即應用之，免致虛陽上浮、外越甚至釀成脫證，延至病勢嚴重時才用。鄭欽安在論述四逆湯時指出：「細思此方，既能回陽，則凡世之一切陽虛陰盛為病者皆可服也。何必定要見以上病形（指頭痛如裂、氣喘促等陽虛欲脫之狀）而始放膽用之，未免不知幾也。夫知幾者，

一見是陽虛證而即以此方，在分量輕重上斟酌，預為防
之，方不致釀成純陰無陽之候也。釀成純陰無陽之候，吾
恐立方之意固善，而追之不及，反為庸者所怪也。怪者
何？怪醫生之誤用薑、附，而不知用薑、附之不早也。」
（《醫理真傳·卷二》）

　　四逆湯本為陽虛厥逆而設，不要等到陽虛欲脫時才
用，「務審機於先」。他強調「凡見陰氣上騰諸證，不必
延至脫時而始用回陽，務見機於早，即以回陽鎮納諸方投
之，方不致釀成脫證之候……凡見陽之下趨諸證，不必定
要限以上病情（指四肢厥逆，二便失禁已成脫證）而始用
逆挽，務審機於先，即以逆挽益氣之法救之，自可免脫證
之禍矣。」（《醫理真傳·卷一》）

　　（4）專　用

　　鄭欽安與張景岳在理論上都重視陽氣，但在具體用藥
上則大相徑庭。張景岳溫補講究陰陽互濟，熟地與附子常
常同用，體現陰中求陽；鄭欽安則專用薑、附等純陽溫熱
之藥，講究單刀直入，不夾陰藥。在《醫法圓通》「陽虛
一切病證忌滋陰也」一節中他明確表示：「凡陽虛之人，
多屬氣衰血盛，無論發何疾病，多緣陰邪為殃，切不可再
滋其陰。若更滋其陰，則陰愈盛而陽愈消，每每釀出真陽
外越之候，不可不知。」

　　他認為，扶陽專用溫熱藥物乃仲景所倡：「仲景為立
法之祖，於純陰無陽之證，只用薑、附、草三味，即能起
死回生，並不雜一養陰之品，未必仲景不知陰中求陽乎？
仲景求陽，在人身坎宮中說法；景岳求陽，在藥味養陰裏
注解。相隔天淵，無人窺破，蒙蔽有年，不忍坐視，故特

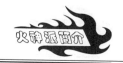

申言之。」《醫法圓通·卷二》）

「今人亦有知得此方者，信之不真，認之不定，既用四逆湯，而又加以參、歸、熟地，羈絆附子回陽之力，亦不見效。病家等斃，醫生束手，自以為用藥無差，不知用藥之未當甚矣。」《醫理真傳·卷四》）

鄭欽安多次批評將陽八味（金匱腎氣丸）視為扶陽必用之方的觀點：「方中桂、附二物，力能扶坎中真陽，用此便合聖經，何得又用熟地、棗皮之滋陰，陰邪既盛，就不該用此。丹皮之瀉火，益火而反瀉火，實屬不通。」《醫法圓通·卷四》）

不僅如此，他還認為人參是補陰藥而非扶陽之品，「用為補陽回陽，大悖經旨」，與景岳視人參為溫陽要藥截然不同。「仲景不用參於回陽，而用參於大熱亡陰之證以存陰，如人參白虎湯、小柴胡湯之類是也。」「至於陰盛逼陽於外者，用參實以速其陽亡也。」《醫理真傳·卷三》）應該說鄭氏這些觀點，確實言之有理，持之有據。

本書以大量案例詮釋了火神派廣用、重用、專用附子的成功經驗，幫助讀者領略火神心法。

鄭氏反覆批駁了世習對附子等藥的偏見，其一是「陰陽不明」，當用而不會用：「世人畏附子、乾薑，不啻砒毒，即有當服附子，而亦不肯服者，不勝屈指矣。嗟呼！陰陽不明，醫門壞極。」（《醫法圓通·卷二》）

其二是喜清惡溫，專究平穩，當用而不敢用：「只因世風日下，不究病之陰陽，專究方藥之平穩。不知水懦弱，民狎而玩之，多死焉；火猛烈，民望而畏之，鮮死焉。總之，水能生人，亦能死人；火能生人，亦能死人

……學者苟能洞達陰陽之理，自然頭頭是道，又奚疑薑、附之不可用哉。」（《醫法圓通·卷四》）

當然，火神派擅用薑、附，並非一概濫用，而是在準確辨證，認定陰證的前提下施之，「不知予非專用薑、附者也，只因病當服此……予非愛薑、附，惡歸、地，功夫全在陰陽上打算耳。」（《醫法圓通·卷四》）

「總之用薑附亦必究其虛實，相其陰陽，觀其神色，當涼則涼，當熱則熱，何拘以薑附為咎哉？」（《傷寒恒論·太陽少陰總論》）

由此可以看出，火神派立論施法並不偏頗。

以上僅對火神派的主要學術觀點和用藥特色作一梗概介紹，若要詳細暸解，可參看《中醫火神派探討》（第二版）一書。

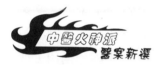

火神派醫案新選

一、戴麗三醫案

戴麗三（1901－1968），雲南四大名醫之一，曾任雲南省衛生廳副廳長等職。出身中醫世家，其父戴顯臣為清代雲南名醫。戴氏繼承家學，隨父學醫，潛心攻研岐黃之道，博採眾家之長，擅長內、婦、兒科多種臨床疑難雜症，精研《傷寒論》，擅用經方，擅用大劑量附子治療疑難雜病，附子用量從 30g 至 120g，一般出手都是 60g。案中屢見引用鄭欽安言論及「用鄭欽安薑附茯半湯」、「鄭欽安薑桂湯」等語，顯見對鄭氏學說頗有功底。《戴麗三醫療經驗選》是其代表著，精選了他 40 多年的學術研究成果和經驗，本節案例均出自該書。

1. 小兒慢性腎炎——茯苓四逆湯／白通湯

孫某，男，8 歲。全身水腫 3 月餘，以面目及四肢為甚，求醫殆遍，多以五苓散、五皮飲一類方劑施治。又兼西藥利尿劑屢用無效，反而病勢日增。某醫院診斷為「慢性腎炎」。現症見：面青黯滯，精神委頓，四肢不溫，口不渴，水腫按之凹陷久而不起，舌白滑，脈沉細。證屬元陽衰憊，治宜扶陽抑陰，方用茯苓四逆湯去人參：

附子 60g，茯苓 15g，乾薑 15g，炙甘草 6g。附子先煎煨透無麻味後，再下餘藥，3 劑。服上方藥後，小便通暢，腫勢減輕。繼用理中湯加附子：

附子 60g，黨參 15g，白朮 9g，乾薑 9g，炙甘草 6g。3

劑。服藥後腫脹繼續減輕。唯小便量尚少，顯係溫陽之力猶嫌不足。予以白通湯，重用薑、附，交通腎陽，宣達氣機。藥用：

附子90g，乾薑24g，蔥白3莖。2劑。服藥後，小便通暢，腫勢大減。原方再服5劑，症狀消失。

點評：小兒慢性腎炎水腫，以五苓散、五皮飲一類套方治之，也算對路。然脾腎兩虛，元陽衰憊，徒事利尿，捨本逐末，故而乏效。水為陰邪，水濕積聚之處，便是陽氣不到之所。患兒全身水腫，面青黯滯，精神委頓，四肢不溫，已屬元陽不振，氣化衰憊。戴氏認為本病屬陽虛，治應直接溫補陽氣，宣通氣化，雖不利尿而尿自通，不消腫而腫自退，即使用茯苓四逆湯亦去掉人參，免其戀陰，溫陽講究單刀直入，頗見功力。

鄭欽安有「萬病一元論」觀點：「外感內傷，皆本此一元有損耳。」「病有萬端，亦非數十條可盡，學者即在這點元氣上探求盈虛出入消息，雖千萬病情，亦不能出其範圍。」（《醫法圓通·卷三》）

他以中風一證為例，突出表達了推崇扶陽的觀點：「眾人皆作中風治之，專主祛風化痰不效。予經手專主先天真陽衰損，在此下手，兼看何部病情獨現，用藥即在此攸分。要知人之所以奉生而不死者，恃此先天一點真氣耳。真氣衰於何部，內邪外邪即在此處竊發。治之但扶其真元，內外兩邪皆能絕滅，是不治邪而實以治邪，未治風而實以祛風，握要之法也。」（《醫理真傳·卷二》）

也就是說，並非見風祛風，見痰化痰，而是「專主先

天真陽衰損，在此下手」，「治之但扶其真元」。本例水腫用茯苓四逆湯和白通湯取效，正體現了鄭欽安這一觀點。

2.胃痛——四逆湯／潛陽丹加肉桂

李某，男，34歲。因胃脘疼痛，反覆發作，大便色黑而住某醫院，診斷為「胃潰瘍」。經治療2月餘，輸血2000mL病情未見好轉。症見胃痛腹脹，噯氣、反酸，畏寒肢冷，聲低息短，少氣懶言，面色青黯，舌質青滑，脈沉。證屬腎陽大虛，陰寒凝滯，氣機不暢。治宜扶陽抑陰，回陽祛寒。方用四逆湯：

附子60g，乾薑15g，甘草6g。此方專以驅散陰邪，峻扶元陽。

鄭欽安說：「凡人一身，全賴一團真火（即元陽、真陽、腎陽），真火欲絕，故病見純陰。」「四逆湯一方，乃回陽之主方也……既能回陽，則凡世之一切陽虛陰盛為病者，皆可服也。」故余臨證以來，每遇陰寒重症，均以此方投之，往往應手取效。

服2劑，胃痛大減，精神好轉，大便黑色轉淡，微覺腹脹。再就原方加肉桂9g，砂仁6g，此兩味藥是陰證開竅藥，溫胃散寒，並具升降氣機之力。服2劑，各症續減。改用潛陽丹加肉桂：

附子60g，砂仁6g，龜板15g，甘草6g，肉桂9g。此方有納氣歸腎之妙。方中砂仁辛溫，能散脾胃寒邪，且有納氣歸腎之功；龜板咸平，滋陰潛陽，補血止血；附子辛熱，能補腎中真陽，配龜板能陰陽兩補；肉桂辛甘大熱，

補腎陽，暖脾胃，除積冷，通血脈，配附子能溫腎強心，配砂仁溫胃散寒；復用甘草之甘以補中，則先後天並重，陰陽兩補。

服 2 劑，大便顏色轉黃，唯稍覺腹痛，前方加炒吳茱萸 6g，溫中止痛。囑服 2 劑，諸症消失。

點評：本例胃痛，病變雖在胃脘，兼見全身虛寒，辨證為腎陽虧虛為主，以四逆湯回陽祛寒而癒。臨證之際，須細審病機，切忌見痛止痛。此老先引用鄭欽安之論，後借用鄭氏名方潛陽丹，真火神派傳人也。

3. 發熱咳喘——四逆湯加味／桂枝加附子湯

金某，男，2 月嬰兒。素秉羸弱，因發熱、咳嗽，診斷為小兒肺炎，曾服退熱等西藥，病情轉危。來診時症見神迷、發熱，目閉不開，顏面發青，唇色淡白。喉間痰鳴，咳嗽氣喘，冷汗淋漓。舌淡潤，苔薄白，脈沉小而緊。觀患兒素稟本虧，元陽稚弱，忽感寒邪外侵，又經藥物克伐，遂致濁陰上逆，中陽不守。若不急扶元陽，速驅濁陰，勢將出現元氣暴脫之危候，急用四逆湯加味：

附子 15g，乾薑 5g，桂枝 5g，茯苓 9g，炙南星 5g，炙甘草 3g。四逆湯回陽救逆，溫脾腎之陽，加桂枝宣通心肺陽氣，茯苓健脾利濕而和中，炙南星祛風痰。

次日發熱減輕，冷汗已收，面轉紅潤，目開神清。喉間痰鳴消失，危象悉除。繼用桂枝加附子湯：

附子 15g，桂枝 5g，炒杭白芍 5g，炙甘草 3g，燒生薑 3 片，大棗 2 枚。連服 2 劑，諸症消失。

原按：此證雖係陽虛感受外寒而致，但不用麻黃附子細辛湯者，是因患兒冷汗淋漓不止，已有陽氣欲脫之象，故不再用麻辛之散，必須急用四逆湯以回陽救逆，驅逐寒疾，使患兒元陽得扶，危症消除。繼用桂枝加附子湯以扶陽和陰，調和營衛，鞏固療效。

4. 舌痛──四逆湯

李某，男，30歲。舌尖疼痛已2月，久治不癒，前醫用黃連解毒湯等方未效。察其舌滑潤多津，舌尖不紅、口不渴、心不煩，脈沉無力，顯係陰證。舌為心之苗，若屬陽證，當見心煩、舌紅、咽乾、嗜水、脈數等象。今所見皆屬不足之證，用黃連解毒湯實「以寒治寒」，徒自耗傷胃氣。因據脈症改用四逆湯峻扶元陽：

附子60g，炙甘草6g，乾薑6g。服後舌尖疼痛大減，繼服2劑，即癒。

5. 唇口疼痛──四逆湯／封髓丹

解某，男，30餘歲。唇口疼痛不能忍，前醫用清熱解毒之劑如石膏類，疼痛加重，一週來因劇疼未能入睡，轉余診治。症見舌質青，苔滑潤多津，脈沉細，無邪火熾盛之象。蓋口為脾之竅，唇為脾所榮，其病機在於下焦濁陰太盛，陽不潛藏。陰邪彌漫，寒水侮土，脾土受制，經絡不通而反映於口唇，形成本證。治法當以扶陽抑陰，方予四逆白通合方：

川附子30g，乾薑6g，甘草6g，蔥白2莖。服3劑，疼痛大減，裏陽漸回，舌青漸退，脈轉有力。仍予四逆

湯，改川附子為鹽附子，劑量加大：

鹽附子 60g，乾薑 6g，炙甘草 6g。服 1 劑後，下黑水大便甚多。此係濁陰潰退佳象，脾陽漸復之徵。唇口腫勢已消，為鞏固療效，予封髓丹交通陰陽，引火歸原。服 2 劑，病遂平復。

6. 崩漏——獨參湯／四逆湯／龜齡集／歸芍理中湯加炮薑／人參養榮丸

戴某，女，49 歲。月經紊亂，每次經來淋瀝不淨。某日忽血崩不止，頭暈眼花，冷汗如洗，卒然倒地，昏迷不省人事，其勢甚危，急來求診。症見舌淡無華，兩尺脈芤，面色蒼白，手足逆冷。此沖任之氣暴虛，不能統攝陰血，血遂妄行。當務之急，宜速補血中之氣。所謂「有形之血不能速生，無形之氣所當急固」，囑急取高麗參 30g，濃煎服之。服後元氣漸復，神智甦醒，流血減少。續予扶陽之劑，以恢復氣血陰陽平衡。此即《內經》「陰平陽秘，精神乃治」之理，擬方用四逆湯，乾薑易炮薑：

附子 90g，炮薑 30g，炙甘草 9g。此方溫扶元陽而固真陰，為治本之劑。服 1 劑，肢厥回，冷汗收，流血止。仍感頭暈、神倦，面色尚淡白。此乃腎精虧耗，陰陽俱虛，宜補陰回陽，陰陽並治。方用龜齡集 2 瓶，每次服 5 分。

上藥服後，頭暈及精神好轉。改以溫中攝血，加固堤防之劑，方用歸芍理中湯加炮薑：

當歸 15g，炒杭白芍 9g，黨參 15g，白朮 12g，炮薑 15g，炙甘草 6g。連服 3 劑，症狀消失，面色紅潤，唯覺神倦，繼用人參養榮丸調理而安。

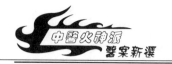
點評：此案初因病勢危急，本「血脫益氣」之旨，用人參大補元氣，挽救虛脫。繼用四逆湯回陽固陰以治本，乾薑易炮薑以止血，終獲止崩之效。崩後腎精虧耗，陰陽俱虛，故以龜齡集補腎填精。接以歸芍理中湯加強統血之功，終用人參養榮丸氣血雙補以善後。思路清晰，信是老手。

7. 戴陽證——白通湯加豬膽汁、童便

施某，女，17 歲。因發熱持續不退入某醫院治療未癒，前醫曾用葛根芩連湯、銀翹散和白虎湯等方，而發熱日增，求診於戴氏。現症見：高熱，全身冷汗不止，聲低息短，四肢逆冷，面赤如朱，身重難以轉側，二便如常，不思飲，舌青滑，右脈沉細，左脈浮大無根。證屬陰寒過盛，虛陽上越之假熱證，治宜交通陰陽，收納元氣。方用白通湯：

附子 60g，乾薑 12g，蔥白 3 莖。附子先煎煨透，舌嘗無麻味後，再下餘藥。2 劑，水煎服。

上方服藥 1 劑，發熱及病情如故。戴氏認為藥已對症，療效不顯，是由於陰寒格拒過盛，藥不能直達病所。應從陰引陽，本著「甚者從之」，「熱因寒用」治則，於原方加豬膽汁數滴，童便 1 杯。服後熱竟全退，冷汗亦止，面赤身熱大為減輕，唯四肢尚冷，繼以乾薑附子湯峻扶元陽，交通上下：

附子 60g，乾薑 15g。服後諸症悉癒。

點評：本例為「戴陽證」，多因誤用寒涼所致。「戴

陽證」之假熱最易與實熱混淆，若不加審究，極易誤治。既是真假相混，必有本質可尋。患者雖然高熱不退，但全身冷汗不止，聲低息短，肢冷，脈浮大無根，知其內寒之所在，已顯陽脫之象，發熱面赤則為戴陽之證。結合前服寒涼不效，認定為真寒假熱之「戴陽證」，急用白通湯回陽收納，但因陰寒格拒，初不顯效，後於方中加豬膽汁、童便反佐，服之方驗。可知此證反佐之道不可忽也。

8.「陰陽交」──益元湯

汪某，男，15歲。發熱不退已近1個月，夜重晝輕，汗出不止，有時汗淨而熱不退。服西藥解熱劑，熱雖暫退旋又復熱，且熱度極高。目上視不瞑，煩躁不安，喘促氣微，汗出如洗，急來求余會診。症見舌紫而膩，脈浮大而勁，壯熱汗出，熱不為汗衰，此病名「陰陽交」。《內經》論之甚詳，屬溫熱病之壞證（逆證），預後多不良。所幸者尚能飲食，胃氣未絕，尚有一線生機。蓋汗出熱當退，今熱不為汗衰，發熱和汗出兼而有之，足證氣機不收，陽越於上，故發熱汗出也。

腎屬水而主五液，若腎水不能溫升，心火不能涼降，坎離不濟，陰陽不交，升降失司，則為此病所以至危之理也。王叔和云：「汗後脈靜，身涼則安；汗後脈躁，熱甚則難。」但若治之得法尚可挽救。治法當在通陽交陰，使氣得收，津液能藏，俾能熱退汗斂，則病可癒也，乃用《張氏醫通》益元湯加豬膽汁，勉力救治：

附子60g，乾薑12g，炙艾葉9g，麥冬12g，甘草3g，炒知母6g，炒黃連3g，西洋參9g，五味子10g，生薑3

片,大棗 3 枚,蔥白 3 莖,豬膽汁 1 杯,分 3 次調入藥內,點童便數滴為引。

此方以附子、乾薑溫腎培其本元為主,輔以艾葉溫肝暖腎,佐麥冬、知母、黃連清上焦之心火,藉以育陰退熱;西洋參、麥冬、五味子能益氣、止汗、潤肺、清心、滋水;蔥白通陽交陰,童便引熱下行,加膽汁之苦降導藥力入於丹田。此方原治面赤身熱,不煩而躁,思飲不入於口,陰盛格陽之戴陽證。今借用是方以治此證,甚為恰當。因方中附子、乾薑、甘草四逆湯也,西洋參、麥冬、五味子生脈散也,合以艾葉、生薑、大棗保其精也,黃連、知母、豬膽汁、童便攻其邪也。一攻一守,保精攻邪,庶使正能勝邪,則熱自退,汗自收也。

上方於是日上午服後,下午 5 時許,其父來告:「服藥後,眼已能閉,熱亦稍退,喘促較平,汗出減少。」遂將原方附子加至 120g,囑其再進 1 劑。服後深夜汗收、熱退,喘促全平,諸症已減。旋又下肢水腫,遂予白通湯調理而癒。觀此病之所以得癒,全賴能食,胃氣未敗也。

白通湯係交陰陽之方,亦即交水火之方。附子補先天之火以培元,乾薑溫後天之土以暖中,蔥白能引心火下交於腎,附子啟腎水上濟於心。水火既濟,陰陽互根,而得其平秘矣。故對「陰陽交」之證,亦可先投白通湯,若服藥拒納,以益元湯加童便反佐為治。

另治李某,男,43 歲。亦患上證,症狀與之同,唯煩躁較甚,脈空大而散,舌潤苔白膩,滿口津液。病已半月,幸能食。投以白通湯,煩躁止而神安,熱退而汗收。周身旋出斑疹。經用三豆湯加烏梅、桑葉、薏苡仁服 3 劑

即癒。越3年復病，症狀同前。先延二醫診治，一用小柴胡湯，一用白通湯，均無效。復延余診，詢其不能飲食已6日，斷為胃氣已絕，不予書方，果次日而亡。

點評：「陰陽交」一證，《素問·評熱病論》曰：「有病溫者，汗出輒復熱而脈躁，疾不為汗衰，狂言不能食，病名陰陽交，交者死也。」「人所以汗出者，皆生於穀，穀生於精，今邪氣交爭於骨肉而得汗者，是邪卻而精勝也。精勝則當能食而不復熱，復熱者，邪氣也。汗者精氣也，今汗出輒復熱者，是邪氣勝也。不能食者，精無俾也。病而留者，其壽可立而傾也。且夫熱論曰：汗出而脈尚躁盛者死。今脈不與汗相應，此不勝其病也，其死明矣。狂言者是失志，失志者死。今見三死，不見一生，雖癒必死也。」

所謂「陰陽交」係指陽邪交於陰分，交結不解，消耗陰氣所致，為溫熱病中的危重症候。汗出而熱不去，死有三候：一不能食，二脈躁疾，三狂言失治，故曰「三死」。但臨床上有陰氣被耗所致「陰陽交」，亦有陽氣外越，氣機不收所致「陰陽交」。症候不同，治法殊異，臨證時須細心審查，不可誤治。本病預後之好壞，全在是否能食，以判斷胃氣有無，有胃氣則生，無胃氣則死，這些經驗是很寶貴的。

考益元湯出自明·陶華《傷寒六書·殺車槌法》，由熟附子、乾薑、黃連、人參、五味子、麥冬、知母、蔥白、甘草、艾葉、生薑、大棗組成，臨服入童便3匙，頓冷服。主治傷寒戴陽證，症見面赤身熱，頭疼，不煩而

躁，飲水不得入口者。此是元氣虛弱，無根虛火泛上而致
戴陽證。戴氏此方重用附子是為特出之處。《張氏醫通》
中未見益元湯記載。

9. 失血——乾薑附子湯

　　吳某，男，74歲。因頭頂部外傷流血過多，入某醫院
急救，經用冷水洗滌創口後，進入昏迷狀態，且寒戰不
止，求治於戴氏。現症見：蜷臥，血雖止而目瞑不語。檢
視創口，正當巔頂部位。舌淡青滑，脈沉。證屬陰寒重
症。急用峻扶元陽，驅散陰寒，溫暖血脈為治，方用大劑
量乾薑附子湯：

　　附子120g，乾薑30g。急煎急服，2劑。服1劑後寒戰
止。再服1劑，神識轉清。因患者年老體衰，元陽本虛，
非大劑連服，不能盡功。續以附子湯、四逆湯調理旬日，
逐漸平復如初。

　　原按：巔頂乃督脈與厥陰肝經會合之處，督脈為陽脈
之海，寒氣侵入，陽氣抑遏，故發寒戰。厥陰乃多血少氣
之經，流血過多，氣隨血散，寒氣侵入，陽氣困頓，心竅
不宣，故現昏迷。治療關鍵在於峻扶元陽，振奮全身氣
機，故用大劑量乾薑附子湯。附子溫下焦之元陽，乾薑培
中土之生氣。藥專力宏，量大效速，凸顯火神風格。

10. 心悸——附子甘草湯／補坎益離湯／潛陽湯

　　呂某，男，77歲。素性勤苦，雖年高尚在操持家務。
近2個月來，漸覺心悸、氣短，日癒加重。小便頻數，屢

治無效。察其脈代，舌白滑。患者告曰：「諸醫皆謂吾病係陽虛，但扶陽方中若加肉桂，反覺心悸更甚，不知何故？」余曰：「扶陽不離薑、附、桂，但附子無薑不熱，無桂不燥，是以扶陽方中加桂則燥性大增，純陽剛烈，過於興奮，故有不受。然若調劑得宜，則又不忌。」

所現諸症，顯係心腎陽虛，中陽不足，元氣不能收納所致。心陽虛，陽神不藏，以致心悸、氣短，腎主五液，腎陽虛衰，元氣不能收納，上不能統攝陰液，而致涕泗交流，下不能約束膀胱，而致小便頻數。且心腎之陽相通，互相影響，腎陽虛衰，可引起心陽不足，心陽不足亦可傷及腎陽。故腎陽虛者，心陽易虛；心陽虛者，腎陽亦多感不足。然其相互交通之作用，全憑中氣為之斡旋，所以鄭欽安說：「中氣者，調和上下之樞機也。」此證之治，宜補陽以運中，補中以助陽，先後天同時兼顧。但用藥應剛柔相濟，適於病情，遂處以鄭欽安附子甘草湯：

附子 60g，炙甘草 9g。方中附子辛熱，補先天心腎之陽，其性剛烈；甘草味甘，專補後天脾土，其性和緩。甘草與附子相伍，可緩和其剛烈之性。同時，脾得先天真陽以運之，而中氣癒旺，癒能交通先天心腎之陽，此先後天並補之劑也。

上方連服 3 劑，症情好轉。宜加強補中作用，兼補心氣。原方加高麗參，由 6g 加至 15g，服 3 劑，諸症大減，且覺安靜、恬適。至此，心腎之陽恢復，欲圖鞏固，須陰陽兼顧，本《內經》「陰平陽秘，精神乃治」之旨，易方鄭欽安補坎益離湯和潛陽湯加味：

第一方，補坎益離湯：附子 60g，桂心 9g，蛤粉 15g，

炙甘草 6g，生薑 15g。

第二方，潛陽湯：附子 60g，龜甲 15g，砂仁 6g，桂心 9g，炙甘草 9g，高麗參 9g。

補坎益離湯用附、桂補心腎之陽，蛤粉補腎陰，啟下焦水津上潮，薑、草調中，最能交通上下。雖附、桂同用，然有蛤粉補陰以濟之，甘草之甘以緩之，不但剛烈之性大減，且水火互濟，心悸自不作矣。

潛陽湯中龜甲潛陽滋陰，附、桂補心腎之陽，加高麗參補益元氣，又得砂仁、甘草理氣調中，使上下氣機交通，水火調平矣。

上方各服 2 劑後，諸症消失，精神亦較前增加。

點評：此證心腎陽虛不耐肉桂之燥，選用附子甘草湯回避之，頗具圓通之巧。所用三方皆鄭欽安所擬，此老於火神派學說用功深矣。

11. 臟寒癃脹——肉桂生薑湯／白通湯加味／四逆湯合金剛丸加味

李某，男，40 歲。腰痛，小便急脹，夜睡不安，經封閉、理療等久治未癒。診其脈沉而弦，舌青滑。此證腰痛兼小便急脹，顯係腎陽大虛，肝氣下陷所致。以肝主疏泄，腎主閉藏。治法應大溫心陽，暖腎溫肝，方用肉桂生薑湯：

肉桂 9g，生薑 30g。

上方肉桂一味，黃坤載謂：「味甘辛，氣香，性溫，入足厥陰肝經，溫肝暖血，破瘀消癥，逐腰腿濕寒，驅腹

脇痛。」張錫純謂肉桂「性能下達，暖丹田，壯元陽，補相火。其色紫赤，又善補助君火，溫通血脈，治周身血脈因寒而痹，故治關節腰肢疼痛。」因此，余臨證每用肉桂強心，暖腎溫肝而升肝木之下陷。生薑辛溫，黃氏謂本品「入肺胃而驅濁，走肝脾而行滯」，「調和臟腑，宣達榮衛」。二藥配伍，不僅溫扶心陽，更能暖腎溫肝。

服上方 1 劑，即感腰痛減輕，小便急脹亦減，睡眠亦較安適。進一步強心溫腎，以交陰陽，方用白通湯加味：

附子 60g，乾薑 15g，蔥白 3 莖，肉桂 9g，茯苓 15g。方中白通湯以交陰陽，加肉桂、茯苓以升肝木下陷，附子得肉桂又能強心溫腎。3 劑諸症好轉大半。繼以扶陽祛寒，補腎強腰，四逆湯合金剛丸加味：

附子 60g，乾薑 9g，炙甘草 6g，炒杜仲 9g，炒續斷 9g，肉蓯蓉 9g，菟絲子 9g，萆薢 9g。此方以四逆湯扶元陽，餘藥補肝腎，強腰膝，治腰痛。連服 10 餘劑，症狀消失。

原按：本例症狀雖較簡略，從舌脈可知為陽虛，寒濕阻滯。此與肝經濕熱所致小便急脹又有不同。陽虛之小便急脹，當有面色㿠白或青黯、身重畏寒、目暝嗜臥、少氣懶言、手足逆冷等症。治宜溫陽散寒，故可用肉桂生薑湯。屬肝經濕熱者，多見口苦咽乾，脇痛煩躁易怒，小便雖急脹，其色必黃赤，舌苔黃膩，脈象弦數。治宜清肝經濕熱，可用龍膽瀉肝湯之類。證型不同，治法迥異。

肉桂生薑湯係戴氏慣用之強心方劑，藥簡義深。凡心肺疾患，出現心肺陽虛或心陽不振，症見唇舌青黯，心胸

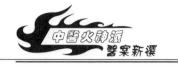

悶痛，喘息憋氣，寒痰上泛者，俱可用此方治之。本方又治心肺陽虛所致鼻流清涕不止等症。

金剛丸出自劉河間《素問病機氣宜保命集》，由炒杜仲、肉蓯蓉、菟絲子、萆薢各等份研末，豬腰子酒煮同搗為丸，用治腎虛腰痛骨痿。

12. 陽虛寒濕──理中湯加味／枳實梔子豉湯／薑桂苓半湯

胡某，男，51 歲。因惡寒發熱，不思飲食，經服發汗藥後，熱仍不退。某中醫斷為暑熱，用梔子、滑石、黃芩、黃連之類，服後寒熱似瘧。改用西藥治瘧之針劑，又覺四肢酸軟無力，手足厥冷，眼神發呆，徹夜不眠；改服中藥附子、乾薑、參芪等益氣回陽之劑，服後變為神昏、譫語、發痙；又改投麥冬、黃連、黃芪、厚朴、瓜蔞殼、枳殼、石菖蒲等藥，症現嘔逆不止，頭目眩暈、心神恍惚，手足厥冷至肘膝。已 4 日未大便，病已半月，症勢垂危。來診時除上症外，且見面容慘白，雙目無神，舌心黑而乾燥，切其脈沉而細微。此乃寒濕不化，元氣不收所致。然從其嘔逆不止，神氣困頓觀之，唯恐元氣虛脫而莫救。急用下方：

公丁香 4g，肉桂 6g，柿蒂 5g，蘇條參 15g，白朮 9g，乾薑 12g，法半夏 9g，茯苓 15g，砂仁 6g，甘草 6g。此方乃理中湯加味而成。因病已半月，藥石亂投，致中陽大虛，嘔逆不止，此為胃氣欲絕之候。先後天本屬一氣，胃氣欲絕，腎氣亦將敗越。

理中湯以中焦虛寒立法：薑、朮溫運中宮之陽，條

參、甘草甘緩益脾。如此組合，有剛柔相濟之妙；加丁香、肉桂以溫中降逆；柿蒂苦溫下氣；半夏辛溫化痰。四藥合用，更顯降逆之功。茯苓健脾利濕，砂仁扶氣調中。諸藥與理中湯相配，既祛痰不耗氣，又降逆而不滯氣。

服藥後至晚 8 時，嘔逆減輕，突然腹痛便急，解下黑色糞便甚多，至夜半嘔逆全止。次日來診，肢倦身軟，胸悶，脈轉滑大，舌膩而乾。此胃濁不化，前方加附子 60g 以助命火。此所謂「益火之源，以消陰翳」者也，合理中湯則先後天之陽均得兼扶，而胃濁自降矣。

服後胸悶全消，神形轉佳，但覺心煩不安，腮腫及牙齦隱痛。處以枳實梔子豉湯加蘇條參：

炒枳實 6g，焦梔子 9g，淡豆豉 9g，蘇條參 15g。枳實梔子豉湯為仲景寬中下氣，交心腎、除虛煩之方，加蘇條參以顧護元氣。服後心煩大減，但腮腫未全消，牙略痛，用自擬方薑桂苓半湯化裁：

乾薑 12g，桂枝 12g，茯苓 15g，膽炒半夏 9g。方以乾薑除寒散結，桂枝溫經通脈，茯苓利水行痰，半夏膽汁炒更能化痰降逆，引浮越之陰火得以潛藏。

服方 1 劑，腮腫消，牙痛止，天明時又現兩腿疼痛且水腫，舌白膩。此因上方之散寒降逆，寒趨於下，故腿現水腫，總由寒濕未盡，陽不宣達所致。續處下方：

麻黃 6g，杏仁 9g，桂枝 9g，白朮 15g，薏苡仁 15g，甘草 6g。此為麻黃加朮湯和麻杏苡甘湯之合方。有使蘊積之寒濕由尿、汗兩解之妙，服後腿痛即減，水腫未全消，繼以苓桂朮甘湯加附子及四逆湯加苓、朮調理而癒。

原按：此病初起，雜亂投藥，導致症變多端，脾腎欲絕，出現嘔逆不止，實係陽虛、寒濕不化之證。至於舌黑而乾，乃陽虛而津液不能上承，並非熱象。陽虛乃病之本，寒濕乃病之標。自始至終抓住這一關鍵用藥，無論其陰邪上越為牙疼腮腫，下泄為腿腫痹痛，症狀雖異，而致病之本源則同。從扶陽氣、袪寒濕出發，步步為營，竟收全功。

13. 長期發熱——麻黃附子細辛湯

李某，女，18 歲。感寒後發熱 40 餘日不退，曾經中西醫治療，症狀如故。現症見：胸滿，食少，日晡發熱，惡寒蜷臥，不思水飲，二便自利。面色晦暗而黑，舌潤滑，脈沉細如絲。屬傷寒太陽、少陰兩感之重症。治宜溫經解表。方用麻黃附子細辛湯：

附子 60g，麻絨 6g，細辛 3g。附子先煎煨透，無麻味後再下餘藥，1 劑。服藥之後，發熱竟退，餘症亦減。仍宜扶陽抑陰，交通心腎陰陽，處以下兩方：

（1）附子 60g，乾薑 12g，甘草 6g。3 劑。
（2）附子 60g，乾薑 15g，蔥白 3 莖。3 劑。
以上兩方交替服用後，精神大佳，飲食增進而癒。

原按：發熱 40 餘天，查前所服處方，有按陽虛治者，用四逆湯、白通湯；有按陰虛治者，用青蒿、地骨皮、鱉甲之類及甘露飲等，均無效果。按脈症分析，戴氏認為四逆扶陽而不能解表散寒；白通交心腎之陰陽而不能交表裏。用麻黃附子細辛湯交通表裏，令表裏陰陽相和，再投

四逆扶腎陽以治本，白通交心腎之陰陽，表裏內外陰陽皆和，故病得癒。太、少兩感之證，方用麻黃附子細辛湯比單用四逆湯多瞭解表之功，正邪兼顧，故而收效。善後以四逆、白通兩方交替服用，亦有新意。

14. 頭痛——小白附子湯加減

武某，男，45 歲。頭痛引左頸麻木疼痛不能轉側已 10 餘年，多方治療，效未顯，轉余診治：其脈濡滑，舌淡苔白膩。痛甚時欲嘔，常感四肢酸困。證屬寒濕不化所致，擬溫陽化濕通絡為治，予自擬小白附子湯：

小白附子 30g，天麻 15g，法半夏 10g，茯苓 15g，葳蕤仁 20g，川芎 6g，藁本 6g，獨活 6g，白芷 6g，防風 6g，桂枝 10g，甘草 3g，生薑 10g，大棗 10g。守方服用至 30 餘劑，10 餘年之頑固疾患竟癒。至今多年未發。

原按：小白附子一方，為余多年臨床常用有效方劑。舉凡體功不足，陽虛外感，或寒濕阻滯經絡所致之頭痛，用之均有療效。余曾以此方治一李姓婦女，40 餘歲，患兩下肢劇烈疼痛，且出現對稱性紅斑。診為營衛阻滯，氣機不調，用小白附子湯加羌活、秦艽 5 劑而癒。

點評：戴氏小白附子湯與補曉嵐所製補一大湯藥頗有相似之處：組方相同藥味多，都有八味大發散之成分，唯戴氏方偏於發散，補氏方則溫散兼顧；治療病證相似，都用於治體功不足，陽虛外感，讀者可參看《中醫火神派探討》「補曉嵐」一節。戴氏所稱小白附子似指中藥白附

子，與附子不是一個品類，參見本節第 21 案。

15. 撚頸風——麻黃附子細辛湯加味／小白附子湯加減

張某，女，40 歲。初病發熱身痛，旋即風痰上湧，頸項強直，不能轉側，面青神迷，口噤不開，舌不能伸，脈沉細而緊。脈症合參顯係太陽經脈為寒邪所滯而引起。因太陽與少陰互為表裏，少陰主裏，今寒邪入於陰分，正邪相搏，濁陰上逆，蒙蔽清竅。法當溫經散寒，祛風化痰，方用麻黃附子細辛湯加味：

附子 30g，麻絨 6g，細辛 3g，炙南星 9g，全蠍 6g，雄黃 6g，僵蠶 6g，膽炒半夏 9g，生薑汁 2 匙。方中用麻黃附子細辛湯固元陽，開腠理，散寒邪而退熱；加雄黃以辟百毒，膽炒半夏降上逆之濁陰，配南星、薑汁以化散風痰；全蠍、僵蠶祛風化痰而開竅，既引諸藥上行，又能升清降濁。

服 2 劑，熱漸退，神漸清，口能微開，舌可半伸。唯面色尚青，身猶困重，頸項仍不能轉側，脈弦緊，舌苔白膩。此太陽氣機閉塞，寒濕阻滯，改以自擬小白附子湯加減：

炙小白附子 30g，天麻 9g，茯苓 15g，葳蕤仁 9g，法半夏 9g，川芎 6g，防風 9g，白芷 6g，羌活 9g，桂枝 9g，炒杭白芍 9g，甘草 6g，燒生薑 3 片，大棗 3 枚。服 2 劑，口已能開七八，舌能伸出，脈轉緩和。發熱全退，痰涎減少，神志已清。宜扶心肺之陽，以化未淨之痰，方用鄭欽安薑桂湯：

生薑 15g，桂枝 9g。服 3 劑，口全開，舌體伸縮自如，面色復常。因陽氣不足於上，則上焦之陰邪彌漫，以致風痰上湧而閉塞臟腑經絡氣機。是方能升扶上焦陽氣，故服後陽氣得升，陰邪得散，痰涎得化，餘症亦減，僅覺頭部微痛，是上逆之濁陰未淨，仍宜扶陽抑陰，宣散陰邪，四逆湯加味：

附子 60g，筠薑 12g，桂枝 9g，細辛 2g，甘草 6g。

服 2 劑，諸症痊癒。

點評： 所謂「撚頸風」，是指感受外邪後，出現風痰上湧，頸項強直如有人撚，口噤不開，舌不能伸等症狀而言。本例屬於虛寒陰證，故先以溫經散寒，繼以活絡祛風，終以溫扶陽氣而癒。案中有「用鄭欽安薑桂湯」之語，可證此老對欽安之學下過工夫。

16. 寒凝經脈耳後起核——麻黃附子細辛湯／桂枝湯加附子、香附、麥芽／封髓丹

李某，女，8 歲。發熱，面青，神迷，脈沉，舌潤。耳後起核，大如拇指。病已一週。脈證合參，證為陰邪上犯，寒滯太陽經脈。今患兒面青無神，法當扶陽以祛寒，處予麻黃附子細辛湯：

附子 30g，麻絨 3g，細辛 2.5g。此方之效用在於溫經散寒。方中附子辛熱扶陽，麻黃、細辛辛溫散寒，使客邪外散，耳後之核可消，發熱亦當隨之而解。

次日復診，脈仍沉，核微消，發熱已退，再處下方：

附子 30g，桂枝 6g，炒杭白芍 9g，生香附 9g，麥芽

15g，炙甘草 6g，燒薑 3 片，大棗 3 枚。此桂枝湯加附子，再加香附、麥芽以行滯散結。服後面色唇口均轉紅潤，核已消 2／3，但出現鼻出血，身出紅斑。此乃陽氣通達之象，繼用封髓丹：

黃柏 10g，砂仁 3g，炙甘草 6g，3 劑，諸症全消而癒。

17. 中耳炎——麻黃附子細辛湯／龍膽瀉肝湯加減

童某，男，5 歲。左耳流膿，且發高熱，體溫 39.7℃，西醫診為中耳炎，曾用青黴素等藥，發熱未減，流膿依舊，延余診治：左耳中有清稀膿液滲出，精神委頓，有「但欲寐」之勢。二便通暢，舌質青滑苔薄白，脈沉細。四診合參，斷為寒邪入於少陰腎經。腎開竅於耳，今寒邪侵入腎經，滯於耳竅，故現上述諸症。治宜溫經散寒，鼓邪外出，方用麻黃附子細辛湯：

附子 30g，麻黃 6g，細辛 3g。服 1 劑後，發熱即退，面色唇口轉紅，膿液轉稠，脈轉弦數，舌質轉紅。病已由寒化熱，所謂「陰證轉陽」，其病易治。宜用清肝降火之劑，乃予龍膽瀉肝湯加減：

龍膽草 5g，梔子 3g，黃芩 6g，車前子 6g，柴胡 6g，生地 15g，澤瀉 6g。服 3 劑後，耳中流膿漸止而癒。

點評：凡遇寒邪外遏，宜先予溫經散寒，待表邪已祛，轉入溫扶。但若陰證轉陽，則應施以清涼。不知此理初診即以寒涼瀉火，致寒邪凝滯，變生他證，病遂難癒。本例因小兒生機旺盛，易虛易實，故 1 劑溫扶而立見轉陽。若係成人、久病，雖數劑溫扶亦難有此明顯轉機。臨證之際

宜注意患者年齡、體質、病程及服藥反應。尤須注意陰證
轉陽，切勿再執於溫扶，所謂藥隨證變，帆隨風轉是也。

18. 水腫——麻桂各半湯加味／藿香桂枝湯加減／乾薑附子湯、白通湯、眞武湯

　　王某，女，70歲。全身水腫，發熱，身痛，喘息，煩躁，胸悶脹，大便秘結。病已多日，經治未效。症見面青無神，舌白滑，脈弦滑。詢其起病之因，係由風寒侵襲，兼有積滯。前醫不分表裏，以致表邪未除，積滯已成，阻遏氣機，陰霾滿布。當今施治，應分三步：先解表宣肺，兼調營衛；繼而表裏兩解，兼消積滯；後予溫壯陽氣而治本。一診先用麻桂各半湯加味：

　　麻絨6g，杏仁9g，桂枝9g，杭白芍9g，蘇葉6g，防風9g，獨活6g，甘草6g，生薑3片，大棗3枚。服1劑，發熱身痛即見減輕，表邪漸解。但胸悶脹如故，此裏氣未和，積滯未消。宜表裏兩解，兼消積化滯，用自擬方藿香桂枝湯加減：

　　藿香6g，神麴9g，枳實6g，法半夏9g，焦山楂15g，蘇葉6g，白芷6g，桂枝6g，杭白芍9g，甘草6g，生薑3片，大棗2枚。服1劑，胸悶脹減輕，喘息亦減，唯大便多日不通。以面青無神、舌白滑觀之，此因年高，陽氣不足，陰寒凝結。宜溫壯陽氣，單刀直入，交通上下，使陷者得升，濁者自降。方用乾薑附子湯：

　　附子60g，乾薑15g。服後大便通，煩喘止，唯吐酸頻作。此由陰邪太甚，服陽藥如離照當空，堅冰見融之佳象。今大便雖通，而腫勢未消。脾腎陽虛，陰寒尚盛。宜

溫陽祛寒，健脾利水。繼用白通湯、真武湯各 3 劑後，濁陰化而水歸壑，腫脹消而身輕健。

原按：「先表後裏」，是《傷寒論》重要治則之一，臨證時必須牢記。本案既有脾腎陽虛，又有風寒外束，且有腸胃積滯。根據《傷寒論》「太陽病，頭痛發熱，身疼腰痛，骨節疼痛，惡風無汗而喘者，麻黃湯主之」，及「太陽與陽明合病，喘而胸滿者，不可下，宜麻黃湯」。後者所云陽明係指裏證。說明表裏並見時，不可用下，應以解表為主。故首先用麻桂各半湯加味，使病邪得以外出。第二步用藿香桂枝湯表裏兩解，兼化積滯，表邪解，積滯消，為第三步用藥創造了條件。孰先孰後，做到胸有成竹。

19. 左臂疼痛——麻黃加朮湯合麻杏苡甘湯加桑枝

趙某，男，21 歲。左臂疼痛 2 月餘，曾用西藥鎮痛及溫陽除濕祛風等劑無效。症見：左上肢舉動困難，疼痛較劇，無紅腫。無汗，惡寒，舌質正常，苔薄白，脈浮緊。詢其得病之由，因夜臥當風，風寒濕邪客於經絡。法當除濕祛風散寒為治，選用麻黃加朮湯合麻杏苡甘湯加桑枝：

麻絨 6g，桂枝 9g，杏仁 9g，白朮 12g，生薏苡仁 15g，甘草 6g，桑枝 15g。連服 2 劑，得微汗，遂痊癒。

原按：臂痛一證，雖係小恙，治不得法則遷延難癒。本證屬中醫痹證，痹者，不通之謂也。遵仲景「若治風濕者，發其汗，但微微似欲汗出者，風濕俱去也。」麻黃加朮湯乃除濕祛風散寒之重劑，麻杏苡甘湯乃發汗利濕解表

之輕劑，輕重合劑，善治風寒濕痹。症雖惡寒乃表陽被遏，由脈浮緊可知，非少陰病之惡寒可此，故不用大辛大熱之附子，只用通陽化氣的桂枝，俾衛陽振奮，則惡寒自罷。是方之中尤妙在麻黃配白朮，雖發汗而不致過汗，白朮配麻黃善祛表裏之濕，可達微汗而解，更加桑枝橫達肢臂而通絡。方雖簡而效靈驗。

20. 水腫——附子桂枝獨活寄生湯／濟生腎氣湯／右歸飲合桂附八味丸／白通湯、四逆湯／雞鴨食補方

鄧某，男，50 餘歲。全身水腫，歷時半年，經住院治療，抽水、利尿均未見效，病勢危重，症見：面色不華，額部黧黑，頭身傾視，毛髮、爪甲、皮膚、唇齒均見憔悴枯槁之象。目無精光，神倦息短，動則喘促。兩腳顯著水腫，腹部臌脹，小便短澀。失眠，多夢，腫勢延及陰囊。舌苔黃膩而潤，脈空無根。「冰凍三尺，非一日之寒」，病勢至此，亦非一朝一夕。

綜合言之，此病五臟虛損，精血大虧，神氣將脫。所幸尚能進食，食能知味。精神雖困頓，神志尚清楚。生機未絕，應盡力救治。但五臟俱病，何以為主？經曰：「腎為先天之本」，應以腎為根本。故此證之治，必須峻補命門，俾元氣得復，其證始可望癒。然久病之人，最易感受風寒濕邪，導致經絡閉塞，應先溫陽解表疏通經絡，然後再以峻補命門之劑，始可化氣而行水。辨證清，立法定，遂決定先用白擬方附子桂枝獨活寄生湯：

附子 60g，桂枝 9g，杭白芍 9g，法半夏 9g，茯苓 15g，川芎 6g，獨活 6g，防風 9g，桑寄生 15g，陳皮 6g，

烏藥 9g，甘草 6g，生薑 3 片，大棗 2 枚。服 3 劑，感到全身舒適。說明經絡疏通，急宜直補命門，兼利水治之，方用嚴用和濟生腎氣湯：

附子 90g，熟地 15g，懷山藥 15g，茯苓 24g，澤瀉 9g，懷牛膝 9g，肉桂 15g，粉丹皮 6g，山茱萸 12g，車前子 9g。

汪昂解是方曰：「桂附八味丸滋真陰而能行水，補命火因以強脾，加車前子利小便則不走氣，加牛膝益肝腎，藉以下行，故使水道通而腫脹已，又無損於真元也。」

喻嘉言用此方主張以附子為君藥，指出：「腎之關門不開，必以附子回陽，蒸動腎氣，其關始開，胃中積水始下，以陽主開故也。」此言實有至理。

余治此病，因恐病重藥輕不能勝任，故施上方作以大劑。初服數劑，病未稍動，守方服至 27 劑，有時加赤石脂 60g 於方中，以加強補土之力。至是小便漸利，腫亦漸消。然五臟俱虛，補腎當兼補肝血，用景岳右歸飲合桂附八味丸化裁：

附子 60g，熟地 30g，懷山藥 21g，山茱萸 12g，澤瀉 9g，肉桂 15g，杜仲 30g，土炒當歸 15g，枸杞子 15g，小茴香 6g，茯苓 15g，炙甘草 3g，赤石脂 60g。方中附子、肉桂溫補腎陽，配熟地、山茱萸、山藥補陰，可使陽復而有所依附；而熟地、山茱萸、山藥補陰，得桂、附之助陽，可以蒸騰腎氣，使腎陽旺盛；仍用茯苓、澤瀉滲利水濕，補中有瀉；用杜仲、枸杞子強腰腎，當歸補肝血，赤石脂、小茴香健脾利氣。

服至 20 餘劑，小便較長，腫勢大消。唯每天午後腫脹

反覆，此由陽雖回但尚不足以制陰。改以白通湯、四逆湯各數劑後，午後腫脹得以控制。再以理中湯溫脾陽祛中寒，由此腫勢全消，息已不短。然患者骨瘦如柴，羸弱不堪，心悸失眠，脈如蛛絲，足不任地。此久病後真陰枯涸，有轉痿證之虞，應本「損者益之」，「精不足者，補之以味」之旨，用血肉有情之品服食，處方：

枸杞子 30g，海參 30g，豬蹄筋 60g，老肥鴨 1 隻，老母雞 1 隻。材料配齊，混合燉熟，僅飲其汁，一日數次。方中老鴨最能滋陰，為虛勞聖藥；老母雞治虛損，長於養血補氣；豬蹄筋填精補髓；海參、枸杞子滋腎益精。服至 5 劑，腳已能立，且能行走，皮肉漸充，毛髮爪甲均轉潤澤，心悸失眠已除，飲食增進，病情遂逐漸好轉而康復。

點評：此證虛損水腫，五臟俱病，病情複雜且嚴重，戴氏先予扶陽開表，祛其表邪；次予濟生腎氣湯溫陽利水，著眼於祛濕；後以右歸飲合桂附八味丸陰陽並補，重在補虛；再予白通、四逆專以扶陽，終以食補食療收功，移步換法，次序井然，終於起此重證，頗見功力。

21. 視物不明兼頭痛——小白附子湯／《局方》密蒙花散加防風

曹某，女，35 歲。左目紅腫疼痛，羞明畏光，視物不明，牽引左側頭痛。某醫院診斷為：① 急性結膜炎伴發角膜炎。② 視神經萎縮。經治療 2 月餘，未見好轉，因來就診。症見：六脈弦澀微緊，舌淡苔白，左目引左側頭部劇痛，視物不明，頭髮脫落，兼見四肢酸困，腰痛。綜合脈

症，殆由外邪入侵，初期失於表散，以致由表入裏，又兼肝腎兩虛，內外相合，故現上述症狀。病雖 2 月之久，病邪係由表而入，仍應先從表解。予解表祛風，散寒除濕，開太陽氣機之劑為第一步，處以自擬方小白附子湯：

炙小白附子 30g，明天麻 9g，藁本 9g，葳蕤仁 9g，法半夏 9g，茯苓 15g，川芎 6g，防風 9g，獨活 6g，白芷 6g，桂枝 9g，炒杭白芍 9g，燒生薑 3 片，甘草 6g，大棗 3 枚。此方即天麻湯加小白附子。方中葳蕤仁尚有祛風明目、滋潤等作用；小白附子係天南星科多年生草本植物獨角蓮的塊根，善於祛風痰、通經絡、逐寒濕，最祛頭面風邪，治偏正頭痛及身肢酸痛。

上方服至 10 餘劑，頭痛大減，目痛亦隨之緩減，四肢酸痛及腰痛已止。唯目紅痛未全退，視物仍不明。轉而專治目疾，以養肝祛風為主，方用《太平惠民和劑局方》密蒙花散加防風：

密蒙花 9g，羌活 6g，防風 9g，刺蒺藜 9g，菊花 6g，木賊 6g，石決明 15g。此方原治「風氣攻注，兩眼昏暗，眵淚羞明，瞼生風粟，隱澀難開，或癢或痛，漸生翳膜，視物不明，及久患偏頭痛，牽引兩眼，漸覺細小，昏澀隱痛；並暴赤腫痛，並皆治之」。

密蒙花為眼科專藥，養肝祛風，明目退翳，主治目赤腫痛，多眵多淚，羞明畏光，目昏生翳等症；羌活、防風祛風止痛；木賊、菊花疏散風熱而明目；刺蒺藜平肝疏肝，祛風明目。三藥合用，善治目赤腫痛翳膜遮睛。石決明平肝清熱，益陰明目，亦治目疾要藥，與諸明目藥相用明目之功癒大。是方本「肝開竅於目」及「肝主風」之旨

而用，肝氣得平，肝風得散，則頭目痛之外症可隨之消散。

服 3 劑後，左目紅痛及頭痛已基本消除。為鞏固療效，復用小白附子湯加黃芪補氣升陽，達表固衛。服數劑後諸症悉除，唯視力未全恢復，脫髮未生。此因患病日久，體內精氣消耗，營血不足、肝腎兩虧之故。轉用補氣益血、滋養肝腎、明目生髮之劑。處以下方：

黨參 15g，柏子仁 9g，山茱萸 12g，菟絲子 15g，玄參 9g。方中黨參補脾胃，益氣血；心主血，用柏子仁補心血，安心神；腎主水而藏精，精氣上注於目，用菟絲子補腎益精，《別錄》稱其「久服明目」；肝藏血，目得血而能視，用山茱萸滋陰助陽，養血澀精，《別錄》稱其「久服明目強力」，山茱萸配黨參又能氣血雙補。尤妙在以玄參入腎滋水，以涵肝木。如此組合成方，氣血肝腎均有裨益，不患目之不明，髮之不能再生矣！守方服至 20 餘劑，視物漸明，頭髮再生，病遂痊癒。

原按：「開門法」為戴氏治療某些久病和慢性病的主要經驗之一，凡外邪所致之病多先用此法。所謂「開門」，是宣暢太陽氣機，亦即「開門逐寇」之意。病邪侵犯人體，常由太陽而入，若能及時解表則不致留邪為患。唯病日久表裏混雜，通過「開門」，可使經絡宣暢，外邪得出，病之真面目得以顯現，為下一步用藥創造條件。在用此法時，只要病機屬寒，則不為假象所惑，概以辛溫宣散投之，然後再據病情轉化靈活施治。

22. 寒入厥陰──當歸四逆加吳茱萸生薑湯加味／吳茱萸四逆湯

楊某，女，15歲。病已1週，初病發熱嘔吐，腹瀉，頭痛，惡寒，先後延醫診治無效。現嘔逆不止，腹痛硬滿，面赤，煩躁。仍感頭痛，惡寒，手足僵冷。查以前所服諸方，均以小柴胡湯為基礎，甚至加三棱、莪朮攻伐，服後月經適來，病更加劇。

查脈細而欲絕，舌淡紫，與上述病情合參，乃寒入厥陰，其病在肝。肝與膽相表裏，肝寒而氣鬱不升，則影響於膽，氣逆不降，故嘔逆不止；厥陰為風木之臟，木鬱剋土，故腹痛硬滿。寒入於陰，陽浮於上，故面赤；吐瀉後陽氣與津液俱傷，心腎不交，水火離隔，故煩躁。厥陰外證未解，故頭痛、惡寒；肝脾不和，陽明不能達於四肢，故手足僵冷。

小柴胡湯乃和解少陽之方，其所以誤者，因惑於發熱、嘔吐，未注意尚有太陽表證之頭痛、惡寒，陽明之下利也。若當時投以葛根湯兩解太陽、陽明之邪，則其病當早癒。由於越經用藥，引邪深入，柴、芩皆清瀉肝膽之品，反覆用之，攻伐太過，以致病情加劇。

幸患者年輕，生機旺盛，正氣尚能支持，急投以當歸四逆加吳茱萸生薑湯加味：

當歸12g，桂枝9g，炒杭白芍12g，炒吳茱萸6g，細辛2g，通草6g，炒小茴香6g，砂仁6g，川黃連3g，炙甘草6g，燒生薑3片，大棗3枚。方中當歸、桂枝、杭白芍溫經活血，細辛散少陰之寒，吳茱萸、生薑散寒止嘔，炙

甘草、大棗補中生血，通草通經絡利關節，尤在涇渭有「通脈續絕之功」，加小茴香、砂仁以理氣通滯而止痛，少加黃連配吳茱萸，取「左金」之意，平肝而為反佐。

次日來診，上方服後嘔逆全止，肢已轉溫，面赤、煩躁、腹痛均減。續處以吳茱萸四逆湯：

附子60g，炒吳茱萸9g，乾薑12g，炙甘草6g。此方本可先用，其所以不用者，在於本病既經誤治克伐，不但厥陰外證未解，且使肝血為寒所凝而不能暢運，故先予當歸四逆湯溫血達表以作嚮導。繼用吳茱萸四逆湯，溫中扶陽，驅除濁陰。如此始可引邪向外一舉而平。

服第二方後，諸症悉除，且滿身出現紅斑，此病邪由裏達表，已收預期之效。乃因勢利導，以四逆湯振奮陽氣，驅邪外散，遂告痊癒。

點評：寒入厥陰，手足僵冷，救治四逆，何以不首選附子、乾薑？陳平伯說：「蓋厥陰肝臟，藏營血而應肝木，膽火內寄，風火同源，苟非寒邪內患，一陽之生氣欲絕者，不得用辛熱之品，以擾動風火。」明言少陰裏寒陰盛之四末不溫，與厥陰之寒邪鬱滯之手足厥寒者有所區別。本案先用當歸四逆加吳茱萸生薑湯溫血達表除其中寒。繼用吳茱萸四逆湯溫中扶陽，滿身出現紅斑，係「病邪由裏達表」之象，無須驚詫，仍用四逆湯收功。

23. 顫抖——尤附湯合薑附茯半湯加味／附子桂枝獨活寄生湯加南星／附子理中湯加味

劉某，男，60歲。右側手足顫抖不止，歷時2年多，

中西醫治療無效。症見：右手顫抖不已，不能取物，亦不能持物。畏寒身重，面色晦暗不澤，精神不振，甚感憂愁。舌苔滑膩，脈象三五不整。所服處方多係養血祛風，清熱滌痰之類。此證時日已久，若再遲延，則有「偏枯」之虞。審其病根在於脾腎陽虛，風痰鬱阻。腎陽即命火，命火不足，火不生土，則脾陽不振，水濕難運，濕痰停滯，阻礙肺胃氣機之宣達。脾主四肢，肺主一身之氣，脾肺之機能受抑，木氣鼓之，故手足顫抖也。其標乃風痰，其本在脾腎，故滋陰養血，平肝息風，非其所宜。根據以上分析，先以壯火扶陽、健脾燥濕、祛風豁痰之劑。用朮附湯合鄭欽安薑附茯半湯加味：

　　附子 60g，漂白朮 30g，生薑 30g（取汁分次對入），茯苓 15g，法半夏 9g，炙南星 15g，明天麻 9g，白芥子 6g，甘草 6g。此方附子配白朮名朮附湯，專治腎陽虛衰、濕濁停聚之證；生薑、附子、茯苓、半夏即薑附茯半湯，鄭欽安謂為「回陽降逆、行水化痰之方」；加南星祛風濕，化頑痰，天麻鎮靜息風，白芥子利氣豁痰除寒暖中，囑服 2 劑。

　　藥後精神較好。為求根治，宜予溫腎扶陽、調和營衛、祛風散寒燥濕之劑。因此證不僅腎陽大虛，脾濕不運，而且肺胃氣機鬱滯，易致營衛失調，風寒濕邪阻遏經絡不通。若捨疏通經絡、調暢氣機之劑，方藥不易到達病所。乃用自擬方附子桂枝獨活寄生湯加南星：

　　附子 60g，桂枝 9g，炒杭白芍 9g，法半夏 9g，茯苓 15g，川芎 6g，防風 9g，獨活 6g，桑寄生 15g，烏藥 9g，炙南星 9g，甘草 6g，燒生薑 3 片，大棗 3 枚。服 2 劑，自

覺顫抖有所減輕，膩苔已退，此乃寒濕雖化而未淨。由於經絡疏通，脈由三五不整轉為弦大，是脾腎之陽未復也。乃用附子理中湯加味：

附子 60g，黨參 15g，漂白朮 15g，乾薑 15g，法半夏 9g，茯苓 15g，炙南星 9g，明天麻 15g，代赭石 15g，紫石英 15g，赤石脂 15g，甘草 6g。此方附子溫壯脾腎之陽，理中湯大振中州，執中央以運四旁，此乃理中之旨也。加夏、苓燥濕健脾，降逆化痰；南星祛風痰；天麻、代赭石、紫石英、赤石脂鎮肝息風，降逆除濕。

連服 3 劑，顫抖大減，右手已可取物，精神舒暢，脈象由弦大而變柔和，舌苔薄膩。此陽氣尚虛，寒濕未盡，用附子湯與桂枝湯合方：

附子 60g，黨參 15g，白朮 15g，茯苓 15g，炒杭白芍 9g，桂枝 9g，甘草 6g，生薑 9g，大棗 3 枚。此方主旨在於溫扶元陽，補脾化濕，調和營衛，通暢經絡。連服 3 劑，症狀消失而收全功。

原按：顫抖之病，方書記載甚少，王肯堂《證治準繩‧雜病》謂：「顫，搖也；振，動也。筋脈約束不住而莫能任持，風之象也。」王氏分型，有陰血不足，有氣虛，有心虛，有挾痰者。臨床所見，尚有濕熱所致者，此多見於嗜酒之人，亦有陽虛所致者，本例即是。

根據病史及以往所服方藥，結合現時表現，斷為脾腎陽虛，風痰鬱阻。採用壯火扶陽、健脾燥濕、祛風化痰之法，竟獲痊癒。

其關鍵性用藥在第三診，方中所用代赭石、紫石英、

赤石脂等味，為養肝、袪痰、降逆之要藥，由本及標，故見效迅速。但初診、次診方，是為第三診創造條件，奠定治療基礎。若不經過前兩個步驟，開始即用第三診處方，則不易有此功效。臨床治病，應當分清標本緩急，做到胸中有數。否則欲速而不達，事倍而功半。

24. 飲癖——蒼朮丸

王某，男，42歲。嗜飲濃茶，常吐清水，每吐甚多，已達10餘年之久。中醫作反胃治之，用溫運法以丁香、乾薑、附子、吳茱萸以及四逆湯等方化裁，見效不大。後改五苓散、胃苓湯健脾利水亦無效。每年夏季病發尤劇，乃專程來昆診治：

脈弦滑滿指，舌苔厚膩，面色黃黯，胃脘滿悶，食少。脈症合參，診斷為飲癖。處以徐靈胎香砂胃苓湯加高良薑，服後其病如故。因思此證予溫運或健胃利水之劑，無可厚非，何以不效？恍悟此病歷10餘年之久，脾虛是其本，飲聚是其標。《內經》云：「能知標本，萬舉萬當。」治本應從健脾燥濕入手，脾健自可運濕，飲何由生！乃予專治飲癖之蒼朮丸，改為大劑湯藥：

蒼朮60g，大棗12枚。囑日進1劑。方中蒼朮苦溫，能燥濕健脾。《名醫別錄》謂能「消痰水」；大棗甘溫，補益脾胃。二藥相合，補散兼施，剛柔相濟。蒼朮之散得大棗之補以濟之，則不致過散；大棗之補得蒼朮之散以調之，則無壅滯之弊。調劑得宜，大有益於脾胃，故多服而無害。

患者連服20劑，吐水減其半。仍守原方加灶心土30g

以助扶脾之力。再服 20 劑，病遂痊癒。乃告患者宜少飲濃茶。癒後經追蹤觀察半年，未見復發。此方用治反胃吐酸等症，療效亦佳。

點評：此案頗奇，既為飲癖，當屬陰證，用薑附、四逆可稱正治，五苓、胃苓湯利水也不為誤，卻都無效。投以專治飲癖之蒼朮丸，終收良效。可知即或薑、附也不能包治陰證也。考蒼朮丸出自《類證治裁》，係蒼朮一味為細末，棗肉為丸，治飲癖，嘔酸嘈雜，心懸如饑。選本案聊備一格。

25. 寒凝發頤——封髓丹加吳茱萸、肉桂

陳某，女，25 歲。住某醫院診斷為腮腺炎，用夏枯草等藥物及青黴素等，久治無效。邀余會診：左耳下雖腫，但皮色不紅，觸之欠溫，不思飲。舌質青滑，脈沉緩。此因肝寒木鬱，陰寒之邪凝滯少陽經脈，致成此證。予封髓丹加味：

焦黃柏 9g，砂仁 6g，甘草 6g，吳茱萸 6g，肉桂 6g。

本方以交通陰陽為目的，黃柏、甘草苦甘化陰，砂仁、甘草辛甘化陽，合以吳茱萸、肉桂溫肝、散寒、解凝。如此則陰陽得以交通，肝膽之氣機得以升降。連服 2 劑，腫勢已減。再服 2 劑，病即痊癒。

附：熱毒發頤——銀花甘草湯加味

高某，男，10 歲。患發熱，兩耳垂下部腫大，疼痛，西醫診斷為腮腺炎，用西藥治療，已 10 餘日，請余往診。症見張口困難，飲食難下，便秘，舌紫，兩脈弦數。脈症

合參，係感受風溫之毒，熱毒壅結於頤部，病在少陽、陽明兩經。用銀花甘草湯加味：

金銀花 9g，甘草 6g，紫草 6g，黑豆 15g，綠豆 15g。此方乃輕揚之劑，功能清熱解毒，涼血養肝，導引熱毒外散。

上方服 2 劑，熱減，腫勢大消，疼痛較緩，口已能開。原方加紫花地丁 9g，夏枯草 9g，以增強清熱解毒、清肝散結之力，服 2 劑即癒。

此案熱結陽經，因勢利導，給予涼散，不可過用苦寒，以防熱毒內陷，致生他變。

原按：以上兩例發頤（腮腺炎），一寒一熱，寒者所見皆「陰象」、「陰色」，熱者所見皆「火形」、「熱象」，可資對比。其中寒凝發頤經用清肝及消炎而久治不癒，症見腫處不紅、不熱，不思飲，舌質青滑，脈沉緩等寒象，斷為陰證，以交通陰陽，調和氣機而癒。經由症候分析病機，同病異治，兩例均達痊癒目的。

26. 腹痛——霹靂湯／大橘皮湯加乾薑／大黃附子湯／調胃承氣湯

趙某，男，32 歲。腹部疼痛，大便不解，曾用苦寒消導之藥無效，自吃香蕉數枚，意欲通便。大便未通，反而腹痛加劇，兩脇作脹，從深夜至天明劇痛不止，冷汗淋漓，輾轉呻吟，至次日午後，扶來我所就診。查其脈弦緊，舌質略青，苔白膩，面色青黯，表情苦楚，不思食。此係肝寒胃冷，寒濕凝滯，木不疏土之故。處以經驗方

「霹靂湯」：

附子 30g，炒吳茱萸 6g，公丁香 4g，木瓜 6g，絲瓜絡 6g，灶心土 30g。方中附子壯陽補火，散寒逐濕，治脾胃虛冷；吳茱萸溫肝逐寒，散濕開鬱，驅厥陰之濁邪，為治心腹疼痛要藥；丁香溫中、降逆、暖腎，治心腹冷痛，且有壯陽之功；木瓜平肝達鬱、舒筋止痛；絲瓜絡通經絡，散結滯，行血脈；灶心土溫中燥濕，暖胃止痛，《本草便讀》說：「其功專入脾胃，有扶陽退陰散結除邪之意。」此方之用，目的在溫中、疏肝、燥濕、止痛。不用甘草者，欲使藥力由中焦而達丹田也。

上方服 1 次後，即覺腹痛減輕，盡劑則消失，且思飲食，面已不青，脈轉緩和。形神安定，情志舒暢。但皮膚出現紅色斑塊。此病邪從裏達表之佳象。宜因勢利導，用通陽化氣之劑以調暢氣機，方用劉河間大橘皮湯加乾薑：

陳皮 6g，豬苓 9g，茯苓 12g，澤瀉 12g，白朮 9g，桂枝 9g，木香 4.5g，檳榔 9g，六一散 9g，乾薑 9g。方中五苓散（前五味藥）化氣行水，桂枝又能通陽、開肺氣、散風邪；陳皮、木香健胃理氣；六一散清熱利濕；加乾薑以助桂枝通陽之力。

服 1 劑斑塊即消，但寒結未化，大便不爽。濕從熱化，注於膀胱而小便短赤。予《金匱要略》大黃附子湯：

附子 30g，大黃 9g（同煨），細辛 3g。服 1 劑，大便通暢，但覺肛門灼熱、口渴，是濕熱又注於大腸。宜瀉熱和胃，用調胃承氣湯：

大黃 6g，炙甘草 4.5g，芒硝 6g（另包）。前 2 味同煎取汁，每次調入芒硝 3g，連服 2 次。上方服後，症狀消失

而癒。

原按：《靈樞‧五邪篇》云：「邪在脾胃，陽氣不足，陰氣有餘，則寒中腸鳴腹痛。」這是指陰寒所致之腹痛。因「背為陽，腹為陰」，腹部既然屬陰，則喜溫而惡寒，故腹痛以寒證為多。本例脈症合參，再結合服苦寒藥及香蕉後腹痛加劇，斷為肝寒胃冷所致腹痛，殆無疑義。因寒則凝，陽氣不能舒展，無力運送，故大便停滯不通，此為寒結。至於肝寒見症，孫思邈《千金方》謂：「肝虛寒，病苦脅下堅，寒熱腹滿，不欲飲食，腹脹，悒悒不樂。」由於肝寒而導致木鬱，鬱則肝之疏泄和升發機能受制，必然影響脾胃之消化吸收，此「木鬱不能疏土」之謂也。《內經》云「木鬱達之」，達即條達舒暢之意。故初診用「霹靂湯」，予吳茱萸、木瓜溫肝散寒，以遂其條達之性；附子、公丁香、灶心土扶陽，溫中散寒除濕而培脾土；絲瓜絡通絡散結而利血脈。藥證相符，1劑痛止。此方凡肝胃虛寒所致腹痛、脅痛、嘔吐，用之多效。

又：本例因寒結滯於裏，溫通之後，邪氣外達，乃出紅斑。後因邪鬱釀熱，終成濕熱下注，故治法先後不同。

27. 鶴膝風——陽和湯加味／內托生肌散

周女，9歲。左膝關節腫大，住某醫院診斷為骨結核。治療2月，前後開刀5次，病情如故，請余會診。面色㿠白，左膝關節腫大且僵冷，不能站立。開刀之處淙淙流下清稀黑水，無疼痛感覺。終日嗜睡，舌潤無苔，脈沉遲無力。詳詢病史，知發病由於冬令玩雪引起。寒邪侵入

經脈，治不得法，遷延日久，鬱而不解。脈症合參，當用通陽化滯和血之法，用加味陽和湯：

麻黃絨 6g，熟地 15g，白芥子 9g，鹿角霜 15g，桂枝 6g，肉桂 5g，炮薑 9g，當歸 15g，甘草 9g。方中熟地、肉桂、鹿角霜溫腎陽固腎陰；麻黃絨開腠理；白芥子消痰化積，消皮裏膜外之痰；熟地得麻絨則不凝滯，麻絨得熟地則不表散；重用鹿角霜 1 味，溫補而不黏滯；肉桂、桂枝並用者，取其溫心、肺、腎之陽；加當歸以補血、活血，全方配合有扶陽固陰之功。

上方服 5 劑後，面色漸轉紅潤，左膝關節稍轉溫，腫勢漸消。原方去鹿角霜，每劑加服鹿茸粉 1.5g 對入，再服 5 劑。取鹿茸補精髓，壯元陽，大補督脈，強筋健骨。

上方服後，膝關節轉溫，且能站立。面色紅潤，食慾增進，精神轉佳，患部所流之清稀黑水轉為黃色膿液。此腎陽雖復，尚需補氣活血、生肌，方用張錫純內托生肌散加減：

生黃芪30g，天花粉 10g，乳香 6g，沒藥 6g，山茱萸 15g。此方重用黃芪，取其性溫、味甘，《神農本草經》謂「主癰疽，日久敗瘡」。以其補氣而能生肌，其潰膿自可排除；天花粉治癰腫瘡毒，配合生黃芪增強生肌排毒之功；乳香、沒藥一能調血中之氣，一可調氣中之血，合用則宣暢臟腑，疏通經絡，善治瘡癰瘀滯；山茱萸溫肝、補肝以通九竅。全方共呈益氣生肌、排膿疏絡、解毒之功。服用 7 劑後，創口逐漸癒合。

原按：陽和湯一方，為治陰疽內陷方，具有通陽化滯

和血之功，故名「陽和」，如日光一照，寒邪悉解。唯原方劑量過輕，不能勝病，故師其意而不泥其方。病無常形，醫無常方，藥無常品，順逆進退存乎其時，神聖工巧存乎其人，君臣佐使存乎其用。如墨守成方，執不變之方，以治變動不居之證，雖屬效方，亦難取效。

二、吳佩衡醫案

吳佩衡（1886—1971），名鐘權，字佩衡，四川省會理縣人，雲南四大名醫之一，火神派的重要傳人。18歲受業於當地名醫彭恩溥先生，深精《內經》、《難經》、《傷寒論》等經典著作。中年以後，集中精力研究仲景學說，大力宣導經方學理，強調陰陽學說為中醫理論的精髓，辨證論治是臨證診療的準則。解放後，先後任雲南省中醫學校校長、雲南中醫學院院長、雲南省政協常委等職，桃李滿門。1956年、1959年兩次赴京，出席全國政協會議及文教衛生群英大會。

吳佩衡忠實地傳承了火神派的學術思想，從理論到實踐至教學一以貫之。他說：「鄭欽安先生的著作，是在實踐中闡揚仲景醫學的真理，其獨到之處能發前人所未發。我認為在治療疾病上很有價值，可以作為中醫科學化的基本材料。」（為劉鐵庵編纂的《鄭欽安之醫學》題詞）

1962年，吳氏主持雲南中醫學院工作時，再次將《醫理真傳》和《醫法圓通》作為教參資料翻印，在教學中推廣。與鄭欽安一樣，吳氏臨床善用附子和四逆輩，而且在

劑量和應用範圍等方面有所突破，為經典火神派醫家代表。

吳氏稱附子為「回陽救逆第一品藥」，善於廣用、重用之，膽識兼備，屢起疑難大症。

吳氏投用附子，倡用久煎，用量 15～60g，必須用開水煮沸 2～3 小時。用量增加，則須延長煮沸時間，以口嘗不麻口舌為準。有時為了搶救重症，則藥壺連續置於爐上不停火，久煎附子，隨煎隨服，雖大劑量亦不償事。強調「附子只在煮透，不在制透，故必煮到不麻口，服之方為安全」。

吳佩衡主要著作有《吳佩衡醫案》、《吳佩衡中藥十大主帥古今談》、《麻疹發微》、《醫藥簡述》、《傷寒論條解》等，編者在《中醫火神派醫案全解》中，曾選用吳佩衡醫案 41 例，本書再選吳氏醫案 8 例，主要是其麻疹方面的驗案，出自《麻疹發微》。

1. 麻疹轉陰——白通湯加肉桂

田某，2 歲。麻疹雖已透達漸灰，但身熱未退，舌燥、唇焦，鼻乾，煩躁不眠，脈息虛數。據其脈症，即以生脈散加味，養陰清熱而生津。不料服後，病勢癒加沉重，次晨再診，指紋青紫出二關，脈息緊急，壯熱渴飲，煩躁不寐，鼻翼扇動，喘掙不息，有時驚怖，甚至角弓反張，乳食不進，發迷無神，大便泄瀉，其色綠黑，欲成風狀。係素稟不足，痧疹免後，元氣不振，故服滋陰之劑，其病癒重。因火不足以蒸水，水不上升，故外現假熱而內則真寒，亦即陰極似陽，寒極似火之證。況大便泄瀉綠

水，實為元陽不足，中宮虛寒無疑。

此際急應溫中回陽，尚可救逆。乃以白通湯加肉桂連夜續服，次晨復診，身熱約退十之二三，唇舌回潤，喘掙較平，已能吮乳。繼以四逆湯加肉桂、茯苓連進。次日再診，身熱退去十之八九，津液滿口，喘掙已平，唯精神不振，仍照原方加黃芪24g、砂仁6g，連服3劑而癒。

點評：吳氏擅治麻疹，民國期間即享譽天下。其獨特之處在於麻疹因處治不當，如過於表散或誤用苦寒、滋補，致使陽證轉陰，元氣欲脫，當機立斷，用白通、四逆輩力挽狂瀾，救治很多瀕危患兒，與祝味菊以扶陽法救治很多熱病陽衰病例相似。

2. 麻疹危症——白通湯加肉桂／四逆湯加味

嚴某，4歲。出麻疹病勢已重，其病已六七日，疹出已齊漸灰，但發熱不退，舌苔白滑不渴飲，唇色青紫焦躁而起血殼，脈沉細而緊，大便泄瀉，小便赤而長，下午夜間發熱尤甚，煩躁不寐，咳嗽痰滯難唾，食物不進，精神缺乏，其證已轉危篤，復查所服方劑，始而升提發表，繼則養陰清熱解毒，以致陰寒之氣益甚，逼其真陽外越，故見內真寒而外假熱，且有衰脫之勢，姑擬白通湯加味治之：

附子60g，乾薑15g，蔥白4莖，肉桂6g。

次日復診，服藥後旋即嘔吐涎痰盞許，咳嗽已鬆，夜已能寐2～3小時，泄瀉次數減少，略進稀粥半茶杯。視其身熱漸退，脈較緩和，唇口流血已止且較潤，均為大有轉機之象，仍宜扶陽抑陰，以四逆湯加味主之：

　　附子 90g，乾薑 25g，甘草 9g，法半夏 9g，肉桂 6g，化橘紅 6g。

　　三診：病狀已大鬆，脈靜身涼，夜已熟寐，白苔退去十之八九，唇舌紅潤，津液滿口，食量較增，咳嗽亦止。再以四逆湯加黃芪、砂仁連進 2 劑，諸症痊癒。

3. 麻疹危症——麻辛附子湯加生薑、甘草／白通湯／四逆湯加肉桂、茯苓

　　吳某，1 歲，痢疾癒後旬日，體質尚未復原，抱出街遊玩，旋即發熱，涕清咳嗽，當即予桂麻各半湯治之。服後發熱未退，症狀未減，目微紅多淚，有出麻疹之狀。因患利後體質較弱，乃以麻辛附子湯加生薑、甘草輔正除邪，溫散托毒而升提之：

　　附子 15g，麻黃 3g，細辛 3g，甘草 6g，生薑 9g。服後略現紅疹，但色象不鮮，發迷無神，已現少陰但欲寐之病情。遂將附子加倍，又服 1 劑，頭面頸項及胸背雖已漸出，但疹出較慢，其色微現青紫而淡紅，且仍發迷無神，再以大劑白通湯扶助元陽而托疹毒外出：

　　附子 60g，乾薑 15g，蔥白 3 莖。服後胸部以上疹漸出，而下半身及四肢仍未見點，色仍黯淡不紅活，發熱咳嗽，沉迷無神而加哼掙，不多吮乳，舌苔白滑，小便如米泔汁。當時吳氏已微覺驚惶，有頃即鎮定，思考再三，確係陽虛病情，除扶陽輔正外，別無他法，仍以大劑四逆湯主之：

　　附子 120g，乾薑 15g，炙甘草 9g。不料服 1 次後，病勢反而加重。症見發熱目瞑，呼吸喘促，鼻翼胸部扇動；小便不利，用手輕撚其陰莖，始滴出數點小便，色如米

湯，大便不解；聲啞鉗牙，喘咳哼掙不已；乳食不進，頸軟頭不能仰；顏面色象青黯，麻疹仍未出透，色仍黯淡不鮮。此種症狀嚴重已極，但吳氏抱定陰證之實據，以為證轉危篤之因，實係病重藥輕，藥不勝病，猶兵不勝敵，故服後有此反應，遂決定仍以大劑四逆湯加肉桂、茯苓主之：

附子300g，乾薑24g，甘草12g，肉桂9g，茯苓15g。煎成後隔半小時餵 次。服後即嘔吐涎痰盞許，藥液稍淡，下午又煎1劑，頻頻灌之。每次服後，均嘔吐涎痰，小便始轉通利。唯喘促未減，胸部扇動之狀隔被可見。次晨又照原方續服。如此堅持早1劑、晚1劑，3天3夜共服附子6個300g，疹才出透而轉紅活，隨即漸灰落屑，脈靜身涼，並能稍進稀粥吮乳。此際患兒僅微咳未癒，依照病退藥減之原則，續以四逆湯合二陳湯加味，連進3劑：

附子45g，乾薑15g，法半夏9g，茯苓12g，廣皮6g，砂仁6g，細辛3g，甘草9g。連進3劑後，咳嗽已癒，忽而頷下紅腫，兩耳流膿，仍以四逆湯加肉桂、細辛，再連服3劑後腫消膿減，病後調理半年，體質始復健康。

4. 麻疹垂危——增液湯加減

某女孩，3歲。初發疹時，即與升麻葛根湯加薄荷、防風、荊芥2劑，服後疹已出齊，但發熱不退，咳嗽，閉目多眵，繼以二陳湯加薑、細、味、炙麻絨服之，咳嗽稍減，但仍發熱而加喘促。斯時，余因經驗不足，辨證不確，竟認為出疹後發熱喘促，或許屬虛寒之證，乃以四逆湯治之。服後，發熱雖漸退，仍鼻扇喘掙，因見其風將動，而少與逐寒蕩驚湯（炮薑、肉桂、公丁香、胡椒）服

之，病勢瘉見沉重。

是夜約 21 時，細心診視，其脈息沉細，隱微欲絕，周身皆冷；兩眼因目眵封住六七日，未能睜開；唇舌破爛，乳食不進；呼吸急促而細微，其症已轉危急。至夜裏零時，患兒僅有呼吸細微迫促之聲，四肢厥逆，白沫黏涎時流出於口腔外，周身已冷，脈息欲絕，仍不吮乳，症狀瘉見嚴重。細心追想，服溫熱藥瘉加沉重，或係真陰內虛，陰虛生內熱，逼其真陰於外所致。值此奄奄一息之際，寒涼藥不敢用，溫熱藥亦不敢再投，唯有用滋陰補水之法：

熟地 9g，玄參 3g，五味子 3g。煨水少少餵之，幸能徐徐下嚥，約服藥半茶杯後，到夜間 2 點鐘視之，見其口中涎沫減少十之七八，呼吸迫促之聲已較平，脈搏轉而細數，又餵此藥一茶杯。天將明再診，則喘促已平，肢體回溫，口中已無白沫，且能吮乳，次晨又照此方加倍服之，並將眼眵洗淨，其視力亦正常。服完藥後，求引冷水，遂少少與飲，未再服藥而癒。

原按：疹後陰虛，邪熱內伏，誤服溫熱藥之後，其裏熱更甚，逼其真陰外越而成此陽盛隔陰垂危之證，故用養陰清熱之劑始轉危為安。方中玄參色黑而性苦寒，足以清心腎之熱，熟地滋陰補水，五味斂陰收納肺腎之氣而歸於根，使真陰復而熱邪退，乃奏全功。

點評：此案以陰陽辨訣判之，似屬陰證，即以吳氏經驗老到者而言猶感迷惑。因服溫熱藥後症情加重，不能不「細心追想」。幸未固執，暫以輕劑滋陰補水試之，終於

挽回險境。火神派在投以扶陽劑後，若症情未減或反加重，應謹慎三思，不可拘執，編者選錄本案，即著眼於此。

5. 感冒——麻辛附子湯加桂尖／四逆湯合二陳加細辛、五味子

張某，42歲，昆明市人。某日返家途中，時值陰雨，感冒寒風。初起即身熱惡寒，頭疼體痛，沉迷嗜臥（即少陰但欲寐之病情也），兼見渴喜熱飲不多。脈沉細而兼緊象，舌苔白滑，質夾青紫，由腎氣素虧，坎內陽弱，無力衛外固表以抵抗客邪，以致寒風乘虛直入少陰，阻塞真陽運行之機而成是狀。以仲景麻辛附子湯溫經解表主之：

附子36g（先煮透），麻黃9g（先煮數沸去沫），細辛6g，桂尖12g。1劑即汗，身熱已退，唯覺頭暈咳嗽、神怯而已，然表邪雖解，肺寒尚未肅清，陽氣尚虛，以四逆湯合二陳加辛、味，扶陽溫寒主之：

附子45g，筠薑24g，生甘草9g，廣陳皮9g，法半夏12g，茯苓12g，細辛4g，五味子1.2g。開水先煮附子2小時再入餘藥煎服。1劑盡，咳嗽立止，食量增加，精神恢復，病遂痊癒（吳佩衡《醫藥簡述》，下同）。

點評：此案腎氣素虧，少陰感寒，而致太、少兩感局面，方用麻辛附子湯，另加桂尖增強開表之力。取汗退熱之後，以四逆湯合二陳再加細辛、五味子，溫肺化痰，因表證已解，故去掉麻黃；雖用五味子，與筠薑、細辛成仲景化痰定式（薑辛味），因防其斂邪，僅用五味子1.2g，顯出醫律之細。

6. 半產血崩——四逆湯合當歸補血湯加艾葉、大棗

方夫人，35 歲，羅平縣人。素患半產，此次懷孕五月又墮。初起腰腹墜痛，繼則見紅胎墮，血崩盈盈成塊，小腹扭痛，心慌目眩，氣喘欲脫。脈芤虛無力，兩寸且短，唇淡紅，舌苔白滑，舌質夾青烏。據其丈夫云，是晚曾昏厥 2 次。由素患半產，腎氣大虧，氣虛下陷，無力攝血，陽氣有隨血脫之勢，以氣生於腎，統於肺，今肺腎之氣不相接，故氣喘欲脫。以四逆湯扶陽收納，啟坎陽上升為君，佐以當歸補血湯，補中益氣而生過傷之血，艾、棗溫血分之寒，引血歸經：

附子 150g，黑薑 45g，炙甘草 24g，黃芪60g，當歸24g，蘄艾葉 6g（炒），大棗 5 枚（燒黑存性）。1 劑後，血崩止，氣喘平，病狀已去十之六七，精神稍增，仍用原方 1 劑服完，病遂痊癒。

點評：下部出血諸證如血崩、便血等，以四逆湯啟坎陽上升為君，佐以當歸補血湯，補中益氣而生過傷之血，艾葉、大棗溫血分之寒，吳氏此案用藥堪作範例。

7. 急驚風——桂枝湯加粳米

柯某之子，1 歲半，住昆明市。清晨寐醒抱出，冒風而驚，發熱，白汗沉迷，角弓反張，目上視。紋赤而浮，唇赤舌淡白，脈來浮緩，由風寒阻塞太陽運行之機，加以小兒營衛未充，臟腑柔嫩，不耐風寒，以致猝然抽搐而成

急驚，此為風中太陽肌表之證。以仲景桂枝湯主之，使太陽肌腠之風寒，得微汗而解：

桂尖 9g，杭白芍 9g，生甘草 6g，生薑 9g，小棗 7枚，入粳米一小撮同煎，服後溫復，微汗。1 劑即熟寐，汗出熱退，次日霍然。

點評：此案認證準確，選方切當，以桂枝湯全方，力量甚足，固能效如桴鼓。仲景服桂枝湯慣例，服藥後喝熱稀粥，以助胃氣，本例則將粳米一小撮同煎，已含醫聖之意，此善用經方者也。

8. 牙痛──四逆湯加肉桂、麻黃、細辛

吳之學生嚴某，門牙腫痛，口唇牙齦高凸，惡寒特甚，頭痛體困，手足逆冷，口不渴，唇齦雖高腫，但皮色烏青，舌苔白滑質青，脈沉細而緊。請老師診治，處予大劑四逆湯加肉桂、麻黃、細辛。

附子 90g，乾薑 45g，炙甘草 9g，肉桂 12g，麻黃 12g，細辛 6g。服後諸症旋即消失而癒（《著名中醫學家吳佩衡誕辰一百週年紀念專集》）。

點評：牙痛一證，方書多認為熱證，特別是急性者，最易誤診，吳氏據寒熱辨證十六字訣辨為陰證而處予大辛大溫、引火歸原之劑而取效，膽識過人，令人折服。

三、唐步祺醫案

　　唐步祺（1917—2004），四川永川縣人，火神派代表醫家。1941年畢業於國立四川大學。祖父蓉生公以醫聞於世，私淑鄭欽安。唐氏幼承庭訓，習鄭氏之學，後又遊學於傷寒學家吳棹仙之門，問難於北京中醫學院著名教授任應秋先生。終身鑽研火神派學術思想，行醫半個多世紀，精於傷寒與鄭欽安學術思想，善於應用大劑附子、薑、桂，稱「附子為熱藥之冠」，屢起沉屙，世譽「唐火神」，為經典火神派醫家代表。

　　唐氏服膺鄭欽安之學，畢生研究、傳承火神派學說，致力於鄭欽安醫學著作的闡釋研究，曾幾次走訪鄭氏嫡孫及其親屬，歷時15年將《醫理真傳》、《醫法圓通》與《傷寒恒論》三書闡釋完成，先後付梓。後又將三書統一體例，合為一本，定名為《鄭欽安醫書闡釋》，1996年由四川巴蜀書社出版，2004年由該社修訂出版。各書「深受海內外醫家讚賞，不僅國內慕名者上門求教絡繹不絕，還遠及歐、澳二洲，同道3次相邀講學授業」。該書對鄭氏原著精勘細校，訂正錯訛，按節進行闡釋，並融入其心得體會，附有其案例約40個。在該書的序、跋文中，唐氏對鄭氏學說作了初步的整理，認為鄭欽安的理論，「貫穿以陰陽為總綱，萬病不出六經宗旨，不出一元真氣的學術思想。特重陽虛陰盛之闡發，達到登峰造極。善用大劑量薑、桂、附以回陽救逆，拯人於危。其於陽虛辨治所積累

之獨到經驗，實發前人之所未發，乃祖國醫學之瑰寶，千古一人而已。」（《鄭欽安醫書闡釋・唐序》）

這些都使該書成為研究、傳承火神派的重要文獻。就此而論，唐氏可謂用心最專，用力最勤，成績最著，稱得上火神派最忠實的傳人。

唐氏另外著有《咳嗽之辨證論治》，1982 年由陝西科學技術出版社出版。

《中醫火神派醫案全解》曾選其 23 例醫案，今再選其14 例以饗讀者，各案均出自《咳嗽之辨證論治》。

1. 咳喘──新訂麻黃附子細辛湯加味

續某，女，45 歲，幹部。面容水腫，色黃而黯，兩眼無神，惡寒，兩膝以下冰冷，如泡水中，通夜睡不暖，兩腿隨時發抖、抽搐，肌肉疼，氣短，心累心跳，總覺精神不支，喜靜坐而惡活動，胸部苦滿，不思飲食，口雖乾而不飲茶水，經期推遲，量少而色烏黑。平日易感冒，惡寒發熱，喉管發癢即咳嗽喘促，吐白泡沫涎痰。注射青、鏈黴素，半月或 1 月告癒，不久又感冒咳喘，如此循環不已。近又感冒，咳嗽喘促吐痰，嘴唇烏白，滿口津液。舌質淡紅，苔黃白，脈浮緊而細。

此陽虛為病之本。陽虛衛外不固，不能抵抗風寒入侵，故易感冒。因感冒引起咳嗽喘促，亦不一定是慢性氣管炎復發，此為肺有沉寒，外之風寒入而附之，發為咳喘，非清熱解毒一類方藥所能治。此為外感風寒，由太陽而入少陰之咳喘，法當溫經散寒以平咳止喘，用新訂麻黃附子細辛湯加味治之：

　　麻黃 9g，製附子 31g，細辛 3g，桂枝 15g，乾薑 31g，甘草 31g，蘇葉 12g，防風 15g。此方服 2 劑，服第 1 劑時用童便引，使虛熱下行，第 2 劑可不用。據云服第 1 劑後，咳喘大減；2 劑咳平喘止。

　　點評：新訂麻黃附子細辛湯為唐氏所擬效方，組成：麻黃、製附子、細辛、桂枝、乾薑、甘草。

　　本方乃針對表裏同病而擬。麻黃、桂枝，太陽證用藥也；附子、乾薑，少陰證用藥也。惡寒發熱，無汗而脈沉，是表裏同病，故用麻黃以發汗解表，附子以溫經扶陽，麻附配伍，可使體力增強而表邪易解，汗出表解而無損於心陽；宜以細辛配麻黃，祛痰利水而治咳逆上氣，配附子能溫經散寒而除一切疼痛；桂枝辛溫，能引營分之邪達於肌表；乾薑辛烈溫散，能祛寒邪。

　　甘草之甘平，調和諸藥，兼以潤滑喉頭氣管。加入桂、薑、草三味，溫通散寒之力更強，且有和中而順接陰陽二氣之效，且三味俱有治咳之功。故凡一切陽虛感寒之咳嗽、哮喘，皆能治之，並為治各種傷寒虛弱咳嗽、哮喘，以及因傷寒而引起之寒痛要方。

2. 小兒咳喘——新訂麻黃附子細辛湯／四逆湯加麻黃／四逆湯加白朮、茯苓

　　李某，男，3 歲。小兒患咳嗽，已經月餘，經醫院檢查診斷為百日咳，服藥無效。一咳就連續一二十聲，頭傾胸曲，有時涕淚俱出，吐泡沫涎痰，出冷汗，喘促氣緊，晚上尤甚，面色青白，唇烏黯。舌質淡紅，苔白帶微黃。

此乃陽虛而寒重，以新訂麻黃附子細辛湯治之：

麻黃 3g，製附子 18g，細辛 2g，桂枝 3g，生薑 15g，甘草 15g。服藥後，喘咳有所減輕，但裏寒重，必須扶陽以散寒止咳，四逆加麻黃湯治之：

製附子 24g，乾薑 18g，炙甘草 18g，麻黃 6g。盡劑後咳喘更減，冷汗已斂。舌苔微黃已去，略現紅潤，涕淚俱無，四逆湯加味治之：

製附子 24g，乾薑 18g，炙甘草 18g，茯苓 15g，白朮 15g。連服 2 劑，喘平咳止。囑禁食生冷瓜果，鞏固療效。

3. 咳喘——新訂麻黃附子細辛湯／附子理中湯去參加茯苓／薑桂苓夏湯

劉某，女，58 歲，農民。素有咳喘病，每次發病嚴重，晚上不能平臥。此次發病，飲食減少，心累心跳，咳嗽氣緊，吐白泡沫清痰，整夜不能安眠，全身強痛，背上及兩腳冰冷，面容微紅而現水腫，嘴唇烏白。舌苔黃膩，脈浮緊而細。此乃肺陽虛弱，復受寒邪侵襲。宜表裏兼顧，溫肺散寒以利咳喘，新訂麻黃附子細辛湯加味治之，重用薑、桂溫補肺氣：

麻黃 9g，製附子 31g，細辛 3g，桂枝 31g，乾薑 31g，生薑 62g，甘草 31g。服藥 1 劑後，痛證悉除，咳喘減輕，已能平臥，繼續用附子理中湯去人參加茯苓治之：

製附子 31g，白朮 31g，乾薑 31g，茯苓 24g，炙甘草 31g。連進 2 劑，不復怕冷，咳喘大減。咳時右脅微脹痛，面容蒼白無神，此肺陽偏虛。薑桂湯加味扶肺陽，肺陽旺而咳自癒：

　　生薑 62g，桂枝 31g，茯苓 24g，半夏 18g。盡劑後而咳嗽癒。

4. 咳喘——新訂麻黃附子細辛湯／四逆加麻黃湯／甘草乾薑湯／附子理中湯／附子生薑羊肉湯

　　高某，女，28 歲，工人。自幼出麻疹後，即得氣喘病，迄今 20 餘年。平時怕冷，雖暑季炎熱天亦穿長袖衣，晚上蓋棉被，冬季通夜睡不暖，兩腳冰冷。飲食不多，隨時腹瀉，有時嘔吐清水。如氣候變化則咳嗽而兼喘息，診為慢性支氣管炎，服中、西藥治療，只能暫時減輕，稍隔幾日，氣緊喘息如故。身體瘦弱，蒼白無血色，言語聲音細小，困倦無神。

　　'此次發病，頭暈，一身痛，特別怕冷，兩膝以下雖白天亦冷如冰，口雖乾而不渴，尤其腰背酸痛，咳嗽兼喘促，吐白泡沫痰。舌苔白滑微黃，脈浮緊而細。

　　此乃肺、脾、腎三臟俱虛，復受寒邪侵襲。先當治其標病，後扶肺、脾、腎之陽以治本，新訂麻黃附子細辛湯治之：

　　麻黃 9g，製附子 31g，細辛 3g，桂枝 18g，生薑 31g，甘草 24g。服藥 1 劑後，無不良反應。此病重藥輕，上方加重分量，並加乾薑治之：

　　麻黃 12g，製附子 62g，細辛 3g，桂枝 18g，生薑 62g，乾薑 31g，甘草 31g。連服 2 劑後，咳嗽、喘促有所減輕，身痛大減，以新訂四逆加麻黃湯治之：

　　製附子 62g，乾薑 31g，炙甘草 31g，麻黃 12g。又盡 2 劑，雖不咳嗽而仍喘促，飲食很少，甚至不思食，用甘草

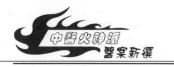

乾薑湯溫其脾胃：

炙甘草 62g，炮薑 62g。服 1 劑後，改大劑附子理中湯去參扶腎陽而平喘：

製附子 62g，白朮 31g，乾薑 31g，炙甘草 31g。連服 2 劑，喘又減輕。仍惡寒，上方加肉桂、炮薑：

製附子 62g，白朮 31g，乾薑 31g，炮薑 31g，炙甘草 31g，桂枝 12g。又服 2 劑，不復怕冷，微喘，以附子理中湯補之：

製附子 62g，黨參 31g，白朮 31g，乾薑 31g，炙甘草 31g。連服 3 劑，飲食增多而精神轉佳。囑其用附子生薑燉羊肉湯調理：

製附子 62g，生薑 124g，羊肉 500g。先後燉服羊肉湯 2 次。白病癒後，已不怕冷，夏天與常人一樣穿短袖衣，冬天能睡暖，不像從前發病，影響工作。即使偶爾受涼，咳嗽喘促，服藥一兩次即告癒。

5. 咳喘——新訂麻黃附子細辛湯／附子理中湯去參加茯苓／苓桂朮甘湯加半夏、生薑

汪某，男，42 歲，工人。過去曾患肺結核已癒。此次因淋雨脫衣感寒，咳喘大發，吐膿痰，氣緊促，整夜不能睡，心慌，四肢冷，出汗，口雖乾燥不思茶水，診為支氣管炎。面色青黯，精神疲乏。舌苔黃膩，脈沉細。

此陽虛不能衛外，寒邪深入少陰。法當溫經散寒以利咳，新訂麻黃附子細辛湯治之：

麻黃 12g，製附子 31g，細辛 3g，桂枝 15g，乾薑 31g，甘草 31g。服藥 2 劑後，喘咳減輕，四肢漸溫，舌苔

黃膩減薄。但全身脹痛，復用上方加重分量，併入生薑以散表寒：

麻黃 12g，製附子 62g，細辛 3g，桂枝 20g，乾薑 62g，生薑 31g，甘草 62g。又盡 2 劑，已能步行，咳喘大減，痰雖多已由膿痰變為白泡沫痰，已不出冷汗，全身脹痛減輕。但腹痛，小便不利，頭眩，心下悸，用附子理中湯去參加茯苓治之：

製附子 62g，乾薑 31g，白朮 31g，炙甘草 31g，生薑 31g，茯苓 24g。連服 2 劑，諸症又減。唯白泡沫痰仍多，治以苓桂朮甘湯加味：

茯苓 24g，桂枝 24g，白朮 18g，甘草 18g，半夏 18g，生薑 31g。盡 2 劑後，基本已不咳喘，眩悸都止，整夜安睡。唯大病之後，食慾不佳，微吐清痰，用附子理中湯去參，加砂、蔻、茯苓治之：

製附子 31g，白朮 31g，乾薑 31g，炙甘草 31g，砂仁 15g，白豆蔻 15g，茯苓 24g。連服 2 劑，咳喘告癒，上班工作。

6.咳喘——新訂四逆加麻黃湯／新訂麻黃附子細辛湯／附子理中湯去黨參，加砂仁、白豆蔻

高某，女，71 歲，家務。每年冬季都要發作咳喘，整天睡在床上。此次發病更重，咳嗽吐膿臭痰，日夜不能平臥，診斷為慢性支氣管炎，併發肺氣腫。其脈沉遲而細，舌苔黃膩而厚，略帶微白，不飲食已 3 日，腹痛身疼，四肢厥冷，神識已不清楚。

此由陽虛不能衛外，寒中三陰，引動宿痰，並誤服寒涼

藥味，注射青黴素，形成陽虛欲脫之證，必須大劑回陽，並加散寒藥味，主以新訂四逆加麻黃湯：

製附子 62g，乾薑 31g，炙甘草 31g，麻黃 12g。盡劑後，神識漸清，咳喘略減，能吃粥一小碗，但四肢仍厥冷，上方加重分量治之：

製附子 124g，乾薑 62g，炙甘草 62g，麻黃 18g。服 1 劑，咳喘大減，已能平睡，膿臭痰化為泡沫痰，四肢漸溫和。舌苔黃膩減少，脈仍沉細。以新訂麻黃附子細辛湯溫經散寒，平咳定喘：

麻黃 9g，製附子 62g，細辛 3g，桂枝 15g，生薑 62g，甘草 31g。連服 2 劑，諸症悉退。唯胃納不佳，微咳，吐清稀水痰。法當溫脾健胃，處以附子理中湯去參加砂、蔻：

製附子 62g，白朮 31g，乾薑 31g，炙甘草 31g，砂仁 15g，白豆蔻 15g。又服 2 劑，咳喘痊癒，飲食漸增，囑以附子、生薑燉羊肉湯調理，以竟全功：

製附子 62g，生薑 62g，羊肉 500g。患者燉服羊肉湯 2 次，有如平人，不怕冷，能做些家務。第二年冬季，咳喘亦未復發。

點評：咳吐膿臭痰，兼之舌苔黃膩，一般辨為肺熱痰火。但脈沉遲而細，四肢厥冷，神識不清，不進飲食已 3 日，腹痛身疼，一派陰寒之象。膿臭痰係宿痰鬱積而致，不可按痰火認證，舌苔黃膩也不單主熱象，慢性咳喘久病常見此等症狀，不可惑此而投寒涼之品。當從全身陰象陰色著眼，看出陽虛本質。

四逆加麻黃湯組成：製附子、乾薑、炙甘草、麻黃，

唐氏稱之為新訂四逆加麻黃湯。

方解：四逆湯為回陽之主方。《傷寒論》原文治下利清穀，三陰厥逆，惡寒，脈沉而微者。凡一切陽虛陰盛為病者皆可服也。四逆湯不獨為少陰立法，凡太陽病脈沉與寒入三陰及一切陽虛之證，俱能治之。麻黃為太陽證傷寒之主藥，又為肺家專藥，能開腠散寒，用以發汗解表，附子溫經扶陽，麻、附配伍，使汗出表解無損於陽氣。

7. 咳喘──四逆湯加蔥白／附子理中湯／苓桂朮甘湯加乾薑、半夏

文某，女，45歲，農民。咳嗽氣緊，吐白泡沫清痰，全身軟弱無力，已臥床不起，2日未進飲食。大便不通，力乏喘促，但面赤唇紅，一咳連續一二十聲，神識恍惚，說話不清，兩足厥逆。舌質淡，苔白膩，脈沉細，有時右寸脈不顯。元陽有欲從上脫之勢，此乃危候。大劑四逆湯加蔥白回陽救急，通達內外之陽：

製附子62g，乾薑62g，炙甘草62g，蔥白引。連服2劑，神識已清，兩足漸溫，此陽回之驗。咳嗽喘促，有所減輕，嘴唇烏黯，語言細小，惡寒，舌苔白潤而滑，兩脇脹痛，右寸脈微弱。此肺陽虛肺氣不足之咳喘。法當辛甘助陽，溫補肺氣。又肺腎為子母之髒，故必兼補腎陽，附子理中湯治之：

製附子62g，泡參31g，白朮31g，乾薑31g，炙甘草31g。又盡2劑，諸症大減。唯喘促仍盛，白泡沫清痰多。因上方用泡參，服後使虛氣上升，故見喘促。清痰多者，

乃水濕未能得陽所化。上方去參，加茯苓通陽利水，止咳逆：

製附子 62g，白朮 31g，乾薑 31g，炙甘草 31g，茯苓 18g。連服 2 劑，四肢溫和，微咳，白泡清痰仍多，痰飲尚重，苓桂朮甘湯加味和之：

茯苓 18g，桂枝 15g，白朮 18g，甘草 15g，半夏 18g，乾薑 18g。盡 2 劑後，咳喘告癒。唯飲食不多，精神欠佳，理中湯加砂、蔻，鞏固療效：

黨參 15g，白朮 18g，炮薑 18g，炙甘草 15g，乾薑 15g，砂仁 9g，白豆蔻 9g。

又服 2 劑，飲食增而痊癒。

8. 咳喘——麻黃湯加蘇、防／麻黃湯加生薑、半夏

敬某，男，35 歲，農民。從事農業生產，在田間感受風寒而致咳嗽，經歷數年，久之兼喘。受涼後咳喘更重，對治療失去信心。此次發病較以往為重，頭痛，一身酸痛，惡寒發熱，咽喉發癢，則咳嗽氣喘不已，吐白泡沫清痰，口不渴，需飲極熱之茶水，喘咳能稍緩解。舌質淡，口中有津液，舌苔白膩而微黃，脈象浮緊而滑。此乃外感寒邪所致。法當辛溫解表，麻黃湯加蘇、防治之：

麻黃 8g，杏仁 18g，桂枝 12g，甘草 15g，紫蘇 12g，防風 12g。服藥 2 劑，惡寒、發熱、頭痛、身痛俱大減輕，喉已不癢，咳喘隨之亦減。但表寒尚重，麻黃湯加生薑、半夏散表寒而降逆：

麻黃 9g，杏仁 18g，桂枝 12g，甘草 15g，生薑 31g，

半夏 18g。又服 2 劑，而告痊癒。

9.小兒咳喘——麻黃湯加半夏、生薑／六君子湯

李某，女，4 歲。患兒生下後即托人照護，時常感冒。從 1 歲起，隨時咳嗽，一月半月始能告癒，不久復發，1 年內，即有三四個月咳嗽，經檢查診斷為百日咳。中西醫治療，迄無良效。咳時兼喘，頭痛，口不渴，有時惡寒，有時又發熱，無汗，咳時吐清泡沫痰，晚上更甚，一咳連續一二十聲。唇白，舌質淡紅，苔微黃。受涼即發，或受涼後加重。乃屬感寒之百日咳，應以麻黃湯之辛溫發表為之劑。但現時咳而發嘔，故加半夏、生薑治之：

麻黃 6g，杏仁 15g，桂枝 6g，甘草 12g，半夏 9g，生薑 15g。盡劑後，晚上睡覺時出汗，咳嗽大大減輕，已不發嘔，清泡沫痰亦減少，繼續用麻黃湯原方治之：

麻黃 6g，杏仁 15g，桂枝 6g，甘草 12g。又盡 2 劑，咳嗽痊癒。患兒之所以感寒咳嗽，因身體虛弱，缺乏抵抗外邪侵襲能力，必須增強體質，乃以六君子湯補陽益氣，調和營衛，鞏固療效：

黨參 9g，茯苓 9g，白朮 9g，炙甘草 9g，半夏 6g，陳皮 6g。共服 4 劑，迄今已 10 年，小兒身體健康，未曾復發咳嗽。

10.咳喘——小青龍湯／新訂四逆加麻黃湯／新訂麻黃附子細辛湯／附子理中湯去參加公丁香

鐘某，男，63 歲，農民。咳嗽痰多，喘不能臥，心累心跳，微熱不渴，一身重痛，早晨咳吐清痰更多。舌苔薄

白，脈浮而微弦。此內挾水飲，外受寒邪之侵，小青龍湯治之：

麻黃 9g，桂枝 18g，白芍 12g，甘草 18g，乾薑 31g，五味子 6g，細辛 3g，半夏 18g。服藥 2 劑後，清痰減少，喘咳亦輕。但仍寒冷，面色青黯，脈轉沉遲，是陽虛寒邪入裏，新訂四逆加麻黃湯以溫隔上之飲，利肺氣而止咳喘：

製附子 62g，乾薑 31g，炙甘草 31g，麻黃 9g。又盡 2 劑，病現平穩，此是病重藥輕，原方加重劑量治之：

製附子 124g，乾薑 62g，炙甘草 62g，麻黃 15g。服 1 劑後，精神轉好，心累心跳及咳喘均減輕，但清晨仍多清稀痰沫，微惡風寒，脈仍沉遲，是內外之寒皆未祛盡，新訂麻黃附子細辛湯治之：

麻黃 9g，製附子 62g，細辛 3g，桂枝 15g，乾薑 31g，甘草 31g。又盡 1 劑，諸症悉減，唯胃納不佳，法當溫建中宮，處以附子理中湯去參加公丁香，健脾胃以復元氣：

製附子 31g，白朮 31g，炮薑 31g，炙甘草 31g，公丁香 15g。連盡 2 劑，元氣復而咳止。

點評：老年慢性支氣管炎病人反覆咳喘，急性發作，是臨床常見症情。此案治療套路頗具典型性：先予小青龍湯（或麻黃湯）解表治標為主，次以新訂四逆加麻黃湯溫陽治本，再以新訂麻黃附子細辛湯溫陽解表兼顧，終以附子理中湯扶正固本善後，思路清晰，層次分明。此老治這類病證，多係這種套路。

11. 咳嗽——小半夏加茯苓湯／苓桂朮甘湯加半夏、生薑／四君子湯加砂仁、白豆蔻

王某，男，45歲，工人。喜食生冷，復愛飲茶，以致水濕阻於胸膈，上逆而咳。面色蒼黃微腫，人困無神，咳嗽而吐涎痰，嘔吐清水、頭重、目眩，滿口津液。舌苔白膩，脈弦細而濡。法當利濕降逆，止嘔平咳，小半夏加茯苓湯加味治之：

半夏15g，生薑31g，茯苓15g，乾薑15g。服藥後小便增多，咳嗽減輕，不再嘔吐清水但痰涎多，上方加味潤肺化痰止咳：

半夏15g，生薑31g，茯苓15g，乾薑15g，紫菀6g，旋覆花6g。盡劑後，諸症大減。唯感覺心下逆滿，短氣而咳，當溫陽利濕，降逆止咳，苓桂朮甘湯加味治之：

茯苓15g，桂枝15g，白朮18g，甘草15g，半夏15g，生薑31g。服藥1劑，咳嗽即癒。唯胃納不佳，乃以四君子湯加砂、蔻治之：

黨參15g，茯苓15g，白朮24g，炙甘草18g，砂仁9g，白豆蔻9g。盡劑後，飲食日增而痊癒。

原按：新訂小半夏加茯苓湯乃唐氏所擬，用治水濕為患，咳而兼嘔吐者，收效極佳。其方為：半夏、生薑、茯苓、旋覆花、紫菀。

方解：水氣上逆則嘔，水停膈間則痞，上乾頭部則眩，凌於心胸則悸。半夏、生薑行水氣而散逆氣，能止嘔

吐，生薑兼以散寒；茯苓淡滲利竅，祛濕瀉熱而下通膀胱。《金匱要略》用治卒嘔吐，心下痞，膈間有水，眩悸者也；新訂加旋覆花、紫菀二味。前者下氣行水，溫通血脈，入肺大腸經，消痰；後者辛溫潤肺，苦溫下氣，消痰止渴，治咳逆上氣。合之治水濕為患，咳而兼嘔吐者，收效極佳。但旋覆花、紫菀不宜多用，多用則傷正氣，體虛之人更宜慎用。

12. 小兒咳嗽——小半夏加茯苓湯加甘草、紫菀／附子理中湯去參加茯苓／六君子湯加砂、蔻

陳女，1歲。每日咳嗽不止，一咳連續一二十聲，有時涕淚俱出，咳痰不易吐出，經檢查為百日咳，服中、西藥無效，有增無已，半年來未有寧日。面色青黯唇白，舌質淡紅，苔白膩。此乃初傷於水濕，繼化痰涎，痰飲積聚而引起之百日咳。法當祛痰飲而降逆止咳，小半夏加茯苓湯加味治之：

半夏9g，生薑9g，茯苓9g，甘草6g，紫菀3g。連服2劑後，咳嗽有所減輕，患兒因水濕化痰飲為患，以致陽虛，必須溫陽逐水化痰，附子理中湯去參加茯苓治之：

製附子18g，白朮12g，乾薑15g，炙甘草15g，茯苓15g。又盡2劑，咳嗽即告痊癒。但面色蒼白，唇口及舌質淡紅，苔白潤，飲食不佳，用六君子湯加砂、蔻健脾胃而祛痰飲，鞏固療效：

黨參15g，茯苓9g，白朮12g，炙甘草15g，半夏9g，陳皮6g，砂仁6g，白豆蔻6g。服2劑，恢復健康。

13.小兒咳喘——小半夏加茯苓湯／新訂麻黃附子細辛湯／苓桂朮甘湯加半夏、生薑

葛某，女，半歲。患兒生下半月即咳嗽兼喘，經檢查診斷為百日咳，迄未治癒。面容㿠白，額上顯出青紋，口唇青白，有時嘔吐清水，或吐奶汁，一咳連續一二十聲，咳不出痰，有時感到喉中有痰，隨即咽下，大便屙稀，哭時聲不洪亮。舌質淡紅，苔白膩。其母在妊娠期中，喜吃生冷、瓜果、冰糕等。此係胎兒在母體內受損，生下後現陽虛之象。嬰兒吸食母乳，母親身體不健康，奶汁不濃。以致嬰兒因陽虛而傷水飲咳嗽，法當溫陽逐水以利咳，小半夏加茯苓湯治之：

茯苓 6g，半夏 6g，生薑 12g，甘草 12g。盡劑後，咳嗽微有減輕。由於其母有病，故必須兼治其母，俗云娘壯兒肥，又可由乳汁過藥。其母 22 歲，所現症狀為一身痛，心累，感覺疲倦，嗜睡，全身怕冷。舌苔微黃，脈浮緊而細。此陽虛而寒中三陰，法當溫經散寒，新訂麻黃附子細辛湯治之，嬰兒亦同服此藥：

麻黃 9g，製附子 31g，細辛 3g，桂枝 15g，生薑 31g，甘草 31g。連服 2 劑，嬰兒喘咳有所減輕，但水濕仍重。其母服藥後，全身疼痛告癒，仍感無神，不思飲食，此為陽虛之象。為之分別處方用藥，嬰兒用苓桂朮甘湯加半夏、生薑，祛濕降逆而止咳：

茯苓 6g，桂枝 6g，白朮 6g，甘草 12g，半夏 6g，生薑 15g。

其母用附子理中湯扶陽：

製附子 31g，黨參 31g，白朮 24g，乾薑 31g，炙甘草 31g。

嬰兒服藥後，咳喘大減，但陽虛甚，必須扶陽固本止咳。其母服藥後，精神漸佳，飲食增多，但仍疲乏嗜睡，行走仍覺心累，乃為陽不足之徵。故母子皆須扶陽，同服通脈四逆湯：

乾薑 62g，炙甘草 31g，製附子 31g，蔥白引。服藥 2 劑，諸症均減輕，嬰兒僅微咳，母親精神亦轉好。仍用四逆加茯苓湯扶陽利水以平咳：

製附子 31g，乾薑 31g，炙甘草 31g，茯苓 24g。母子共服 2 劑，諸症悉癒。因母子身體皆虛，故用六君子湯加桂枝補其虛，鞏固療效：

黨參 31g，茯苓 24g，白朮 24g，炙甘草 31g，半夏 18g，陳皮 15g，肉桂 9g。

點評：此案母嬰同治，同時服藥頗有新意，所謂娘衰兒弱，且嬰兒吸食母乳，故須兼治其母，且可由乳汁過藥於兒，實一舉兩得。

四、祝味菊醫案

祝味菊（1884—1951），浙江紹興人，晚年自號「傲霜軒主」。滬上名醫，重視陽氣，擅用附子，人譽「祝附子」，為火神派中獨樹一幟的著名醫家。

先祖世代業醫，弱冠隨父入蜀，遍覽中醫典籍，又從

宿儒劉雨笙等學習，穎悟過人，好發疑問，以致兩任老師不能答其疑難而自辭。後入軍醫學校學習西醫，攻讀兩年後赴日本考察西醫，翌年回國。1926 年為避川亂趕赴上海，隱跡考察一年，深感滬上醫家在傷寒方面偏重清涼。遂一反俗風，開業倡用附子、麻黃等溫熱藥建功，醫名大噪滬上，逐漸形成一個以注重陽氣、擅用附子為特色的醫學流派，成為上海灘影響頗著的「祝氏醫派」。1937 年，馮伯賢主編《上海名醫醫案選粹》時，收其代表性醫案 21則，將祝氏列為上海名醫。

祝氏主要著作有《傷寒新義》、《金匱新義》、《傷寒質難》等。其中代表作為《傷寒質難》，係陳蘇生到祝家探討學問，反覆辨難，筆錄當日之問答，積 3 年工夫，仿《內經》問答形式整理而成，是書集中體現了祝氏學術思想。《中醫火神派醫案全解》中，曾選用祝氏醫案 38 例，本書再選祝氏醫案 11 例，主要出自《上海名醫醫案選粹》。

1. 咳嗽——小青龍湯加附子

范小軍：中氣虛寒，衛氣不達，表邪留戀，肌熱起伏，咳嗆苔白，溲澀長，脈虛數，當與溫中達表：

黃厚附子 15g，活磁石 45g，生龍齒 30g，酸棗仁 18g，炙細辛 1.2g，桂枝 4.5g，水炙麻黃 6g，淡乾薑 4.5g，仙半夏 12g，陳皮 6g，生白朮 12g。

二診：表氣較和，咳嗆略爽，脈仍虛數，再與前法損益：

黃厚附子 15g，活磁石 45g，生龍齒 30g，酸棗仁 15g，茯神 12g，桂枝 6g，蜜炙麻黃 3g，白杏仁 9g，生白朮

6g，炙細辛 1.5g，淡乾薑 4.5g，枳殼 4.5g。

三診：咳嗆減，表當未和，營氣不足，脈息虛數，再與溫中達表。前後共九診，基本以上方為主，出入藥物還有：柴胡 4.5g，白芥子 6g，炒茅朮 12g，生白芍 9g，五味子 2.4g，炙百部 6g，生穀芽 12g，炙蘇子 6g 等。

點評：細揣前後用藥，顯然含有小青龍湯加附子之意。用附子時則選用了祝氏所創「附子藥對」——龍齒、磁石、棗仁、茯神與附子組合。有意思的是，此老用附子多不配伍甘草。

2. 胃痞——真武湯加減

譚小姐：中寒脾弱，三焦失化，胃痞，面浮，溲短，脈細遲，當溫中。處方：

黃厚附子 12g，淫羊藿 15g，西砂殼 6g，上安桂 2.4g，炒白朮 15g，帶皮砂仁 9g，黃鬱金 6g，帶皮苓 15g，淡乾薑 6g，藿梗 9g。

二診：與溫中理脾，溲增，胸痞，納少，脾運未復，仍以前法損益：

黃厚附子 5g，生牡蠣 30g，生白芍 12g，薑半夏 12g，帶皮苓 15g，上安桂 3g，藿梗 6g，淡乾薑 3g，西砂殼 6g，炒白朮 15g。

三診：溲行較增，水腫減，納食增，脈仍細遲。再與扶陽理脾：

黃厚附子 15g，淫羊藿 12g，淡乾薑 6g，生白朮 15g，帶皮苓 9g，帶皮砂仁 18g，生穀芽 15g，藿梗 6g，上安桂

3g，大腹皮 12g，川椒目 6g。

點評：此案診為「胃痞」，兼見面浮，溲短，施以溫中利水，似以真武湯為主。針對胃痞，施以理氣和中，以砂仁、鬱金、大腹皮、薑半夏、藿梗、白朮出入其中，是此老貫常套路。

3. 帶下——附子理中湯加味

盛小姐：陽虛中寒，脾濕下陷，帶下，脈息濡細，當與溫中理脾：

黃厚附子 9g，炮薑炭 6g，大腹皮 9g，帶皮苓 15g，蒼朮 6g，生白朮 9g，大黃炭 12g，葫蘆巴 6g，白雞冠炭 9g，桑寄生 12g。

二診：帶下已瘥，腹瀉，脈細遲，再與溫中理脾：

黃厚附子 12g，補骨脂 12g，大黃炭 6g，生白朮 15g，炮薑 6g，生穀芽 12g，川桂枝 5g，西砂仁 6g，帶皮苓 15g，益智仁 9g。

點評：雖說溫中理脾，用方有附子理中湯之意，但一直未投人參，想必嫌其戀陰，與濕盛帶下之證不宜，讀案當於無字處看出學問來。

4. 泄瀉——溫脾湯加減

鄒先生：下虛中寒，腹如寒侵，痛下不爽，欲作滯象，脈細濡，當與溫通：

製川烏 15g，淡乾薑 9g，生大黃 6g，川羌活 6g，蒼朮

15g，大腹皮 12g，川桂枝 6g，廣木香 5g。

二診：痛下瘥，脈息細遲，再予前法損益：

製川烏 15g，川桂枝 6g，大腹皮 3g，漂蒼朮 15g，生穀芽 15g，陳艾絨 5g，酒大黃 3g，淡乾薑 9g，廣木香 5g，仙半夏 12g。

點評：此老治腹痛善用製川烏代替附子，化濕和中善用鬱金、半夏、大腹皮、蒼朮、白朮、木香等，亦是祝氏套路。

5. 痢疾——溫脾湯加減

王太太：寒邪外感，腹痛下痢，不爽，脈息濡細，與溫導法：

製川烏 15g，淡乾薑 9g，酒大黃 5g，陳薤白 9g，漂蒼朮 15g，廣木香 5g，帶皮檳榔 9g，川羌活 5g，川桂枝 9g，薑半夏 15g。

二診：表解熱平，滯下稍瘥，脈仍濡細，再與溫中行滯：

製川烏 15g，淡乾薑 12g，桔梗 9g，漂蒼朮 15g，酒大黃 3g，薑半夏 15g，廣木香 5g，川桂枝 6g，陳薤白 9g，制川朴 5g。

三診：滯下瘥，中滿泛惡，月事淋漓，脈息虛細，再與溫調脾腎：

製川烏 15g，漂蒼朮 15g，朱茯神 12g，活磁石 45g，巴戟天 18g，淡乾薑 12g，大腹皮 12g，生穀芽 15g，川杜仲 15g，薑半夏 24g，廣木香 12g。

6. 痢疾——溫脾湯加減

陳君：濕滯於中，涼風外襲，腹痛滯下，舌黃膩，脈結，治以溫通：

川羌活 4.5g，製川烏 12g，酒大黃 4.5g，炮薑炭 9g，廣木香 4.5g，薤白 9g，蒼朮 6g，大腹皮 9g。

二診：滯下瘥，中氣虛寒，腹痛，苔白，脈細遲，再與溫中理脾：

黃厚附子 15g，淡乾薑 9g，砂仁 9g，炒白朮 15g，吳茱萸 9g，廣木香 4.5g，桂枝 6g，薑半夏 15g，大腹皮 12g，陳薤白 9g，帶皮苓 9g。

7. 水腫——眞武湯加味

譚小姐：中寒脾弱，三焦失化，胃痞，面浮，溲短，脈細遲，當溫中：

黃厚附子 12g，淡乾薑 9g，炒白朮 15g，帶皮苓 15g，淫羊藿 15g，肉桂 2.4g，西砂殼 6g，帶皮砂仁 9g，黃鬱金 6g，藿香 9g。

二診：溲增，胸痞納少，脾運未復，仍與前法損益：

黃厚附片 15g，淡乾薑 3g，炒白朮 15g，帶皮苓 15g，生白芍 12g，肉桂 3g，生牡蠣 30g，大腹皮 12g，薑半夏 12g，藿梗 6g，西砂殼 6g。

三診：溲行較增，水腫減，納食增，脈仍細遲，再與扶陽理脾：

黃厚附片 15g，淡乾薑 6g，生白朮 15g，帶皮苓 9g，淫羊藿 12g，帶皮砂仁 18g，生穀芽 15g，藿梗 6g，上安桂

8. 傷寒自汗氣促——眞武湯加減

王君：傷寒已達二候，自汗氣促，鼻扇，脈息虛緩，舌潤無苔。心腎水虛，真陽泄越，與攝胃潛陽為主：

烏附塊 15g，朱茯神 15g，炮薑 9g，炒白朮 12g，雞子黃 1 枚，仙半夏 12g，生龍齒 30g，生牡蠣 30g，黑錫丹 15g。

二診：自汗氣促稍瘥，真陽已有潛藏之勢，脈息仍虛數，氣衰，仍當攝陽益腎為主：

烏附塊 15g，朱茯神 15g，仙半夏 15g，生龍齒 30g，補骨脂 15g，生牡蠣 30g，覆盆子 9g，黑錫丹 15g，巴戟天 18g，炮薑 6g。

三診：連進益陽補腎，脈象緩而斂，吸氣亦深，腎之攝納漸復，再與前意出入。

點評：傷寒自汗，氣促鼻扇，判為「真陽泄越」，用藥似有真武湯意，另加龍牡鎮潛，補骨脂、覆盆子溫腎攝納，半夏降逆，雞子黃滋陰，用藥大概如此。

9. 痹痛——附子、桂枝等

康小君：體質虛寒，陽氣不能溫養筋骨。左偏環跳痹痛，骨癆初期，脈息虛緩，當與溫養：

烏附塊 9g，川桂枝 4.5g，巴戟天 15g，淫羊藿 9g，桑寄生 12g，生黃芪 9g，土炒當歸 6g，川獨活 3g。

二診：骨癆初期，與溫養尚安，再守前法為治：

烏附塊 9g，川桂枝 4.5g，巴戟天 4.5g，淫羊藿 9g，炒杜仲 9g，生黃芪12g，土炒當歸 3g，生龍骨 24g，獨活 3g，焦續斷 9g。

三診：連進溫養，脈息沉緩，眠食尚安，溲前見瀉，虛寒挾假，仍以前法損益：

烏附塊 9g，川桂枝 4.5g，巴戟天 15g，淫羊藿 9g，生黃芪12g，土炒當歸 6g，川牛膝 4.5g，生薏苡仁 18g，川獨活 3g，生龍齒 24g。

四診：連進溫養，脈轉緩和，左腿動作亦進佳，正氣漸充，仍守前法為主。

點評：此老用藥常常自有套路，半數案例似無成方可查，本例左偏環跳痹痛，以附塊、桂枝溫陽袪寒，是為「溫」；巴戟天、淫羊藿、桑寄生添精補腎，黃芪、當歸補益氣血，合而為「養」；少佐獨活散邪，大意如此。

10. 會陰脹痛──金鈴子、川烏等

謝先生：淋病後，尿道壓小，腎虛失化，會陰脹痛，脈息細緊，當與溫化為治：

金鈴子 9g，製川烏 12g，淫羊藿 12g，葫蘆巴 12g，黑大豆 30g，藿梗 9g，川桂枝 6g，炒橘核 15g，煨乾薑 9g。

二診：服前方後痛脹減，脈息轉緩，再與前方增損：

金鈴子 9g，製川烏 15g，淫羊藿 12g，炒車前子 9g，川桂枝 9g，炒橘核 6g，鹽水炒小茴香 9g，煨乾薑 6g，黑大豆 30g，藿香 9g。

點評：本案會陰脹痛，以川烏、桂枝、煨乾薑祛寒止痛，淫羊藿、葫蘆巴補腎壯陽，藿梗理氣開鬱，金鈴子、橘核行氣止痛兼有引經之意，黑大豆緩解川烏藥性，雖無成方可言，卻也絲絲入扣。

11. 濕溫——麻黃、附子、大腹皮等

沈君：濕溫已及兩候，肌熱未平，苔膩，咳嗽氣逆，脈息浮弦，當與溫中達表：

活磁石 30g，川羌活 6g，蜜炙麻黃 3g，厚附子 15g，炒茅朮 12g，白芥子 9g，川桂枝 6g，仙半夏 12g，大腹皮 12g，陳皮 4.5g，生薑 9g。

二診：肌熱稍平，脈息略緩，咳嗆氣逆，再與潛陽和表：

活磁石 45g，川羌活 6g，白芥子 9g，厚附子 18g，炒茅朮 15g，大腹皮 12g，陳皮 6g，川桂枝 6g，薑半夏 15g，製川朴 4.5g，生薑 9g。

三診：肌熱平，營衛不能自和，脈息虛緩，再與前法損益：

厚附子 24g，薑半夏 15g，朱茯神 15g，活磁石 30g，川桂枝 6g，酸棗仁 18g，陳皮 6g，炒白朮 15g，白芥子 9g，陳枳殼 6g，生薑 9g。

點評：本例濕溫已及兩候，肌熱未平，苔膩，乃內有濕濁，外感客邪，釀成濕溫之證。初診即以麻、桂、羌活辛散祛邪，以附子、磁石扶陽潛鎮，半夏、茅朮、白芥子、大腹皮、陳皮燥濕化痰，調中理氣，合而稱為「溫中

達表」。

五、盧鑄之醫案

盧鑄之（1876－1963），名禹臣，晚號金壽老人，四川德陽人，鄭欽安入室弟子。生於中醫世家，少年時隨姑父顏龍臣學文習醫，「倏忽十年，學漸有進，又承師命赴蓉從鄭師欽安學用法用方之訣，三載親炙，有聞必錄，忽鄭師他往，命歸里，乃攜筆記百本再從顏師遊。」（《盧氏臨證實驗錄・自序》）

光緒末年在成都開設「養正醫館」，正式行醫。繼承發揚鄭欽安扶陽理念，臨證經驗豐富，善用辛溫重劑而獨樹一幟，有「盧火神」之譽。建國後，曾受聘於中共四川省委黨校醫院，任主任醫師。著有《鄭欽安先生醫書集注》、《金匱要略恒解》、《盧氏醫學心法》、《盧氏臨證實驗錄》等，惜多散失。盧氏之子盧永定、孫子盧崇漢皆傳其衣缽，擅用薑附扶陽，俱有「盧火神」之名。

1. 惡性子宮瘤——附子理中湯加味

向某，女，27 歲，住成都市。1953 年 5 月 12 日因月經久停不行腹部脹痛，食眠不得，入四川醫學院附屬醫院治療，經檢查後認為係惡性子宮瘤。用鐳電放療，二便因此閉塞不通，復用洗腸法，二便仍然不通，住院數月，病勢日重，遂回家調養。經人介紹邀盧氏診治。

查其面色枯槁，形容憔悴，呻吟不已，細問情由，生

子之時，惡露未盡，房事不謹，精瘀相裹，時常隱痛，已數年之久。診脈兩尺堅沉，兩關緊急，兩寸浮空，與面色情由相對，是陽虛陰盛，阻礙沖任之機。

根據以上診斷，首先撥通陰陽道路，使脈道通調，然後用陽化陰之法，使陰凝易解，陽氣易行。

第一次處方：製升麻 12g，老蔻（帶殼）15g，西砂殼 9g，茅朮 9g，廣紫菀 15g，炙甘草 6g，灶心土 1 塊。服後打嗝排氣，小便較前通利，解大便 1 次，飲食略增。

第二次處方：製附子 45g，朱茯神 15g，老蔻（帶殼）15g，西砂仁 12g，製升麻 15g，炙甘草 6g，蔥白 5 莖。服後飲食睡眠均較前好，二便已不覺閉塞，腹部脹痛稍減。

第三次處方：製附子 60g，白朮 12g，製升麻 15g，杜仲 18g，砂仁 12g，朱茯神 15g，黨參 15g，炙甘草 6g，生薑 30g。服後腹脹痛更減，食眠更進。

第四次處方：製附子 60g，白朮 15g，肉桂 9g，砂仁 12g，筠薑 18g，南藿香 15g，黨參 18g，炙甘草 6g，生薑 30g。服後下瘀濁血塊極多，腹痛大減，能下床步行。

第五次處方：製附子 90g，砂仁 18g，葫蘆巴 18g，杜仲 30g，補骨脂 18g，麒麟竭 9g（沖服），黨參 24g，製升麻 15g，朱茯神 15g，炙甘草 9g，煨乾薑 60g。

服後腹不痛脹，二便如常，精神增長，心志愉快，其他症狀均消失。

點評：雖然辨為「陽虛陰盛」，理應扶陽，但要「首先撥通陰陽道路，使脈道通調」，選用第一次處方以砂蔻、升麻、茅朮理氣升降，重在「撥通陰陽道路」，這是

盧氏一個重要思路——扶陽之前先須開通鬱滯，「然後用陽化陰之法，使陰凝易解，陽氣易行」。

除第一次處方外，其餘處方似乎圍繞附子理中湯為中心，加入杜仲、葫蘆巴、補骨脂等補腎之品，同時善於重用生薑、筠薑、煨乾薑等不同製法諸薑入方。

此老用附子由 45g 而 60g、90g，是在逐漸加量，並非出手即用大劑。其他藥物也是在逐漸加量，其案例俱是如此章法。

關於子宮癌瘤，盧氏認為：「此病之起，多由月信愆期而來。月信愆期的原因，甚為複雜，有在月信時六淫相擾而病的，有由七情六欲相擾而病的，有由飲食睡眠起居不慎而病的，有由男女房事不謹或由產後惡露未盡而病的，病因雖殊，總以經信愆期，不知避忌，防護疏虞所致，病後治療未當，久久釀成癥瘕痞塊。因而內之五臟六腑，相互不調，疼痛難安；外之筋骨肌肉，亦受影響，逐漸憔悴，更兼營衛不和，時有惡寒發熱之象。治療之法，應以調和氣血，助其生化，使陽能化陰，陰能附陽，則一切陰凝，自然消化。」本例及下面 2 例，皆盧氏親筆報導，信是真傳。

2. 子宮頸癌——附子理中湯加味

王某，女，49 歲，住成都市。月經錯亂，時有白帶或黃水，或清水，或瘀血，少腹內覺有包塊幾個，食眠均不如常，大便閉塞，乃入四川醫學院附屬醫院住院治療。經檢查後認為所患係子宮頸癌，感覺氣墜異常，疼痛難安，復經該院檢查，謂所患係腸瘤，乃出院邀盧氏診治。

　　察其面色，印堂與山根青黑相阻，是為生者不生，化者不化，地道將壞，沖任不調。診其脈兩尺沉滯，兩關緊縮，兩寸虛浮，據云初由月信愆期，其後逐漸變生其他症狀，食眠難安，病將 1 年，現氣往下墜，疼痛難忍。

　　根據以上診斷，知其由經信終了之際，突被寒濕與氣凝於胞室，久久不解，釀成下元虛冷，陰陽不分，以致氣化不行，傳及脾肝，竟成氣不統血，血不榮內，且病既久，氣血大虧，應宜扶正為主，使正復邪消，瘀血自化，若專化瘀血，正更難起，邪更難除。

　　第一次處方：製升麻 12g，朱茯神 15g，當歸 12g，老蔻 9g，砂仁 9g，炙甘草 6g，黑木耳 9g，韭菜 10 根。服後飲食略增，氣墜稍減，唯仍疼痛。

　　第二次處方：製附子 60g，白朮 12g，黨參 18g，砂仁 6g，朱茯神 15g，炒棗仁 12g，杜仲 15g，炙甘草 9g，韭菜 10 根，灶心土 1 塊。服後飲食更加，氣墜疼痛均減。

　　第三次處方：製附子 60g，朱茯神 15g，砂仁 12g，白朮 12g，黨參 24g，當歸 24g，炙甘草 6g，生薑 30g，韭菜 10 根。服後病勢更減，唯仍有白帶，或黃水，或清水。

　　第四次處方：製附子 60g，桂尖 15g，淫羊藿 30g，白朮 12g，黨參 24g，砂仁 12g，杜仲 15g，益智仁 15g，炙甘草 6g，煨乾薑 60g。服後感覺腹中包塊時有時無，白帶少些。

　　第五次處方：製附子 75g，筠薑 24g，杜仲 30g，葫蘆巴 24g，砂仁 12g，補骨脂 18g，白朮 15g，炙甘草 9g，煨乾薑 60g。服後精神飲食都比前好，腹已不痛，微有白帶。

　　第六次處方：製附子 75g，白朮 15g，黨參 24g，砂仁 12g，當歸 15g，肉蓯蓉 15g，製黃芪18g，炙甘草 9g，煨乾

薑 60g，韭菜 10 根。服後其症狀消失。

3. 子宮頸癌——附子理中湯加味

　　王某，女，34 歲，住成都市。陰道不規則流血，有烏紅血塊，腰及下腹脹痛約半年，頭重眼花，時發寒熱，面部及周身水腫，出虛汗，食慾睡眠均不如常。病發已有 9 個月，曾到四川醫學院附屬醫院診治，診為子宮頸癌二期，自覺病勢加重，血流不止，疼痛加劇，身體更覺難支，求盧氏診治。

　　經查眼泡面腫，膚冷神倦，聲音不起，喉間有痰水之聲，呼吸喘促，四肢無力而冷。尺脈不接於寸，寸脈與關脈不通，六部都現緩緊之象。飲食難下，疼痛難忍，睡眠不安，均是下元衰憊，相火不位，水泉不溫，氣機不化，阻塞沖任所致。治宜用陽化陰，引陽交陰，使陰陽兩相浹洽，神志自有分明之時。

　　第一次處方：製升麻 18g，茅朮 15g，小茴香 18g，杜仲 18g，補骨脂 18g，朱茯神 15g，當歸 12g，炙甘草 9g，生薑 30g，灶心土 1 塊。服後陰道流血較少，流血渣甚多，腹痛，氣仍不能連續，痛可稍忍，小便多。

　　第二次處方：製附子 60g，白朮 15g，製升麻 15g，泡參 18g，當歸 15g，朱茯神 15g，小茴香 18g，益智仁 15g，炙甘草 9g，灶心土 60g。服後痛較以前輕，睡眠較好，昨日淌血一次，有黑色坨坨。

　　第三次處方：製附子 75g，白朮 15g，當歸 15g，黨參 18g，肉桂 9g，朱茯神 15g，砂仁 12g，製升麻 18g，炙甘草 9g，灶心土 60g。服後流血已止，但有黃水，飲食增加，精

神好轉，腹痛亦減。

　　第四次處方：製附子 90g，白朮 15g，砂仁 12g，益智仁 18g，小茴香 18g，肉桂 12g，朱茯神 15g，淫羊藿 24g，炙甘草 9g，生薑 60g。服後腹腰均已不痛，食眠亦佳，口乾想喝熱湯，黃水亦未流，但時有白帶。

　　第五次處方：製附子 90g，白朮 18g，砂仁 15g，黃芪 30g，當歸 15g，補骨脂 24g，朱茯神 15g，肉桂 15g，炙甘草 9g，煨乾薑 90g。服後精神轉旺，食眠亦佳，唯仍有白帶。

　　第六次處方：製附子 120g，白朮 21g，砂仁 15g，黃芪 60g，當歸 15g，補骨脂 30g，益智仁 24g，肉桂 15g，炙甘草 12g，煨乾薑 105g。服後飯量大增，二便正常，一切症狀均已消失，為開末藥方繼服：

　　製附子 150g，白朮 30g，砂仁 18g，黃芪 90g，肉桂 24g，筠薑 75g，益智仁 60g，補骨脂 60g，炙甘草 15g。共為細末，白開水吞服，日服 3 次，每服 7.5g。

　　點評：以上兩案與第一例治理思路、章法大致相近，都是「首先撥通陰陽道路」，「然後用陽化陰之法」，用藥雖稍有出入，如補腎藥增加了益智仁、淫羊藿等，但原則未變。唯第二案一直加用韭菜 10 根。第二、第三案均加用了黃芪等。仔細對比，還有其他細微出入，讀者可再揣摩。

　　盧氏總結說：「由臨床觀察，我們體會中醫用藥從整體出發，能獲得顯著成效……所用的方法和藥物，多屬強壯氣血，健胃扶陽之類，可能是應用這些方法和藥物，調整了整個的功能而戰勝了病理所獲得的成果。」

六、黎庇留醫案

黎庇留（1846—1925），廣東順德人，與陳伯壇、易巨蓀、譚彤暉皆以鑽研經方著稱，合稱嶺南「四大金剛」，擅用附子，案中常見「人多謂庇留好大劑，好熱藥」，「好用熱藥」之語。1988 年就有學者稱：「近代善於遣用本品（指附子）且素以得心應手著稱者，當以嶺南黎庇留、陳伯壇和巴蜀劉民叔氏為巨擘。」（《著名中醫學家吳佩衡誕辰一百週年紀念專集・張志遠文》）可知黎庇留、陳伯壇擅用附子影響之廣。

已故名醫何紹奇先生對黎氏醫案十分讚賞：「黎庇留先生用藥果敢而又審慎，非學識與經驗俱老到者不可為此。」著有《傷寒論崇正篇》、《黎庇留經方醫案》，本書所選醫案即出自後書。

1. 下利厥逆——四逆湯

馮婦，僅有一女，八九歲，愛如掌上明珠，患下利之證，日趨沉重。請某名醫至，開出貴重藥散，處以普通利濕止屙劑。服藥後，傍晚則四肢厥逆，以為不治，置於地上。

其親人冒雨延醫，困憊無賴，酌酒消遣，適予在酒肆診病，因詢問予曰：先生能為小兒醫乎？予曰：醫學固有分科，理則一也。遂邀予診，視之則四逆證也，脈沉微欲絕，手冷過肘，足冷過膝，予以四逆湯。囑抬之上床，小心灌藥，下利漸減。明日再診，復與前藥，屙止厥癒，五

六日復原。

2.下利——四逆湯／黃連阿膠湯

馮某，父子俱以搜取肥料為業。其父年已古稀，忽患下利清穀。請高姓醫診治數日。高醫固負盛名，熟讀傷寒，用藥俱大補大溫之劑，以附子理中湯更重加歸芪之類。服藥以來，下利不減，且四肢厥逆，無脈，胃氣已敗。

予診畢斷曰：證誠重篤，但必利止後，脈漸出始有生理。即用四逆湯日夜連服，次日下利止，而脈仍未出。即於原方加人參續進。是日頗能納食。次早診之，脈漸可循，生氣還出也。復診據言昨夜不能成寐，蓋由下後，心陰已虛，心腎未能相交，故心煩難以入睡，於是改用黃連阿膠湯，1劑即能熟睡。

原按：此證連用薑附，忽改芩連，所謂帆隨風轉也。由是調養數日，即告復原。夫以七十老翁，病危乃爾，而收效之速竟復若是，益知仲景之方固不可易，而六經之法，胥在運用之妙耳。

點評：此案下利清穀，高醫雖然「熟讀傷寒」，然用藥「以附子理中湯更重加歸芪之類」溫補，似無不妥，但「下利不減，且四肢厥逆，無脈，胃氣已敗」。毛病出在扶陽而夾以參朮芪一類補藥。鄭欽安屢次誡人：「今人亦有知得此方（四逆湯）者，信之不真，認之不定，既用四逆湯，而又加以參、歸、熟地，羈絆附子回陽之力，亦不見效。病家等斃，醫生束手，自以為用藥無差，不知用藥

之未當甚矣。」（《醫理真傳・卷四》）

本案即是明證，黎氏深諳此中訣竅，改以四逆湯單刀直入，挽回敗局。

患者服用四逆湯後，出現心煩難眠，黎氏認為陰證轉陽。鄭欽安在「服藥須知」裏說道：「凡服此等熱藥，總要服至周身、腹中發熱難安時，然後予以1劑滋陰。此乃全身陰邪化去，真陽已復，即予以1劑滋陰之品，以斂其所復之陽，陽得陰斂，而陽有所依，自然互根相濟，而體健身輕矣。」（《醫法圓通・卷三》）

至於滋陰的具體方藥，鄭氏未提，據唐步祺先生經驗，薦用黃連阿膠湯，黎氏此案正是用的該方。

3. 下利腹痛——四逆湯

醫生潘少乾，日中多飲水，已數日未大便也。睡至四鼓，大便初硬後溏，頗以得大便為快。嗣後連下三四行。次早回家，延余診之。予以真武湯去芍藥加乾薑，服後，下利不減，且腹痛。下午余復往診。至則客座為滿，多係業醫者。

有愛余者，悄然問曰：「病勢如何？」余曰：「君愛我甚厚！然今日之事，我苟不負責，則無人能治焉。前方非不對症，奈法高一丈，魔高十丈何！當以大劑猛藥為之，必效。」遂主以大劑四逆湯。病家睹方疑信參半，延至入夜，湯成而尚未服。余又至其家，見案頭置濃煎之藥1碗，而眾口紛紛莫衷一是。余慨然曰：「若藥有不合，我當任其咎！」正議論間，病人已手足厥矣，牙關閉矣，其妻彷徨無措。余命將藥漸次灌入，並速其再煎1劑。湯

未成，而病者能言，歎息不已。然手足未暖，又屙。余續進此劑，並與飯焦茶，疾遂告止。次日用理中湯加附子，以開其胃，盡日無屙。

次日邀診，稱夜半復屙。其妻謂：「入晚口渴難忍，因少與之茶，豈由是耶？」遂嚴禁茶粥，潘之疾即癒。

點評：從扶陽角度看，真武湯藥力顯然不敵四逆湯，黎氏雖然去芍藥加乾薑，猶不如四逆湯藥專力宏，此案證明這一點。觀黎案中多有四逆湯服過以真武湯善後者，亦證明此點。

4. 下利——四逆湯

譚某，販繭綢為業，適由佛山回鄉，多飲茶水，晚膳後，精神如常。睡至四更，下利。至曉下利已三四次，急迎余診。按左手脈未畢，患者即不能忍，急忙如廁。持其六脈皆沉，與大劑四逆湯，囑其連買兩劑，蓋恐藥肆遠隔，購藥不便也。翌早，病者自來門診，若無病狀。據云：昨日藥未及煎，屙嘔殊急，吐於枕畔，不能起床。服藥後得酣睡。即醒復屙，乃服第二劑。遂進飯焦半碗，下午屙嘔俱止。晚食飯焦1碗，安睡如常。霍亂證傷人最速，善治之則其癒亦速。

5. 吐利厥逆——四逆湯／真武湯加桂枝

某年輕盲女，患霍亂，上吐下利，往診時，吐出黃水，衣為之濕；四肢厥逆，脈微欲絕，急投四逆湯——此午間情事也。傍晚著人來問，據云：「嘔屙已止，唯頭微

痛，身有微熱，得毋藥性過熱歟？」予曰：「不然，乃藥力透達之故，蓋病勢已從陰出陽也。」

次日精神稍定，與理中湯以溫開脾胃。又次日告稱「舉動無力」，遂處以真武湯加桂枝善後。據患者云：服藥入腹後，桂枝之氣直達腳趾。

點評：鄭欽安擅用薑附，對熱藥之反應有著豐富的經驗和深刻的體會，這也是其擅用薑附的重要體現。「其中尚有辛溫回陽，而周身反見大痛大熱者，陰陷於內，得陽運而外解也，半日即癒。」本例服四逆湯後「頭微痛，身有微熱」，正是「陽藥運行，陰邪化去」的反應，應當「半日即癒」，本例確實「次日精神稍定」，可知鄭氏所言不虛。

6.月經過多——四逆湯加祁艾、赤石脂

醫生潘少乾最折服我之醫學也，其妻常患月經多來，頭眩心悸，面無華色。補氣補血之藥屢服罔效，延予往診。至其診所病人已滿，遂登樓診之。其脈沉微，先以大劑四逆湯加祁艾，並以赤石脂入煎。服數劑，經水始斷。續予真武湯加祁艾，漸趨強健焉。

原按：夫以經方劫藥，起沉痾於瞬間；薑附峻劑，回衰羸於反掌，益證長沙之術，體實而用玄，事有微驗，非好大喜功之謀也。邵餐芝曰：「婦人病後，脈弱則用真武湯加薯蕷，其茯苓半夏皆重至二兩，薯蕷重至四兩，附子重至五錢。服後瞑眩者達半日許。每任重劑，見者咋舌，

然皆復杯取效！余乃亟歎經方功用之神奇，豈金元諸家與夫吳下派所能夢見萬一者？」此言蓋針對時醫不尊仲景，而轉視長沙之門為畏途者而發，非欲黜時方於不用也。

7. 失血誤治——四逆湯／眞武湯

陳村歐玉心之妻，誤觸頭部，微傷已癒。唯是流血多，體氣不強，胃氣亦弱。諸醫俱以隔靴搔癢之藥與之，日甚一日。有以六味地黃湯加入清潤之品與服者。是晚頭眩汗出，四肢厥逆。三更時邀余診，意在定其死於何時也。見其閉目臥床，衣履一新，環俟榻旁者有二十餘人。余診之，脈甚沉微，索紙書其病變之由：「因去血誤治而陽虛，因陽虛多服陰藥乃至陽脫」云云，振筆直書二百餘字，擬方為四逆湯。

次日復診，舉家大喜，言：「病已臥床十餘日，不能成寐，昨日服藥已即得安睡。今早可自起盥漱，顧此不啻仙丹之藥，何以僅三味也？」乃再與真武湯或理中加附子，可六七劑已能行動。自是余之醫名大噪於陳村。

8. 吐血——四逆湯合柏葉湯／柏葉湯加白朮、附子

某店員，男。吐血盈盆，臥床不起，稍動則頭眩血出，脈微欲絕。此乃出血過多，亡陰而陽無所附，亡陽在即。急用大劑四逆湯合柏葉湯與服。次早能起，眩減血止。第三日可到門診，再以柏葉湯加朮、附，數劑而癒。

9. 中寒嘔吐——附子理中湯／眞武湯加減

述圃園主人之子，患腹痛，嘔吐不止，得食必嘔，幾成膈證，百藥罔效，以為無可治也，已停藥 10 餘日矣。有人以余向病家推薦，病家姑以試之。

余曰：「症雖大而可治，不過中寒而陽虛生寒耳。治病若不識症，雖百藥遍嘗，安有幸中之理？」乃訂附子理中湯，2 劑而嘔止，再加吳茱萸，胃納漸進。後主以真武湯加減而精神爽慧。總計服藥 20 餘劑，轉弱為強矣。

10. 下後體軟——桃仁承氣湯／眞武湯

潘少乾（前面下利腹痛案病人），人甚虛心。自下利之患為予挽回後，無日不相過從。頗似日讀一字，亦必以仲聖為依歸。因忙於醫事，目不暇給，致屢作屢止，引以為憾。余謂仲聖之門雅不易入，但寒熱虛實四者，略加留意，殆亦可矣。

端陽節時，少乾著人來請，余以為握要大症，彼已粗識，無待余妄參末議。所診視者為伊之次子，發熱數日不癒，不大便。最奇者，面起堆凸若痳風然。其人素虛，今復感外邪未淨，不可純攻。為擬桃仁承氣湯治之，蓋太陽未癒而歸血分，不得不借此為出路也。服藥次日，血熱即收，唯覺周身軟弱如無骨者，乃改用真武湯。熱盡退，數日胃氣進遂癒。

原按：余初以為治虛證，彼已有端倪，不知所不能辨識者，乃在實證。總之不讀仲聖書，則認證處方，殊覺茫無

把握耳。

　　點評：學習火神派，談到陰陽兩綱時要注意兩點：

　　①除外表證。有表證時當先顧表，鄭氏反覆強調「審無表證」，方可再辨陰陽，所謂「內外兩法，切勿混淆」（《醫法圓通・卷一》）。

　　②除外實證。即所謂「有餘之候」，如飲食、氣滯、血瘀、痰濕等，當按實證處理，不可一例扶陽。如論治「胸腹脇背、腰肘胯膝痛腫」各證時，他說：「各部腫與痛而不喜手按者，或發熱，或不發熱，惡寒喜熱，舌黃、便赤，脈息有神，乃為氣血壅滯，皆有余之候，宜活血、行氣、清涼之品」（《醫理真傳・卷四》）。

　　在論治胃病不食等多種雜病時，鄭氏亦反覆強調，所謂「飲食積滯，仍當推蕩」（《醫法圓通・卷四》）。總之，按鄭氏所說，要「察究外內虛實」，「按定陰陽虛實、外感內傷治之」，這是嚴密完整的說法。

　　本案黎氏所批：「不知所不能辨識者，乃在實證。」即說明這一點。

11.久瘧誤下發狂——真武湯加桂枝、龍骨、牡蠣

　　某人之侄，患瘧疾數月未癒，多服涼藥。仍有微熱，腳腫，耳聾，心悸，不寐，精神恍惚，胃氣弱極，手足無力，是早尚服甘遂等攻藥。

　　予擬真武湯加桂枝、龍牡，見其已服大攻之劑，知恐有變，囑明日乃可服此方。過後 2 小時，患者忽自起，挾其臥席狂奔至後門，後門即海。其父大驚，急擁之歸床。

當時診脈，手足尚不能動，今忽然狂奔，此孤陽浮越也，虛極自有此症狀。其叔曰：「先生囑勿服此方者，或恐以此歸咎耳？今若此，宜速煎服之。」服後酣睡數小時，為十日來所未有者。醒即寒戰，蓋被再睡。明晨清爽，能自起矣，是此藥驅出寒氣之力也。

是午檢前方再服，前後連服五六劑，腳腫全消，諸病霍然，且胃氣大增。調養數日，精神復原。

點評：瘧疾「多服涼藥」，且予甘遂攻下，元陽受損，已從寒化，「今忽然狂奔，此孤陽浮越也，虛極自有此症狀」。萬勿以為陽熱狂躁也。

12. 足心痛——眞武湯

龍田坊吳某，中年人，患腳板底痛，不能履地。面白，唇舌白，胃納減少。屢醫不效，因就診於予，問其有花柳餘患乎？曰：前治花柳，服清涼敗毒劑，今則痊癒矣。予曰：足心為湧泉穴，是腎脈所發源者。腎敗則痛，不能履地也。先以真武湯加茵陳，令其餘邪從小便而解。繼以真武，連服 10 餘劑而癒。

點評：揣摩黎氏問病人「有花柳餘患乎」之意，是考慮到腳板底痛或因花柳餘患所致，得知「前治花柳，服清涼敗毒劑」，方悟誤於寒涼，「腎敗則痛」。雖然「今則痊癒」，猶加茵陳，「令其餘邪從小便而解」。

13. 脇痛——眞武湯

譚平端之母，病發左季脇滿痛，上沖左脇，破心部，苦不能耐，有余姓醫生醫治已兩月餘矣：用藥香砂六君子湯，服至 70 餘劑，非不溫也，其病有加無減。

延予診治：見其面黃黯唇白，舌上苔滑，脈沉弦而遲，予斷曰：此寒水用事也。脈弦為水，沉為裏，遲為寒。腎中之陽，不能為水之主，則陰寒挾水迫於心部。遂訂真武原方，無加無減。平端謂曰：「方中各味，皆已備嘗之矣。」予告之曰：「備嘗之乎？諸藥分別用之，則既不成方，安能有效？此方名真武者，蓋取義於鎮水之神。夫經方苟能對症，固捷如桴鼓之相應也。」

次早，平端來告曰：「服方後得熟睡，是前月來所無者。今晨痛已不知消散何處矣。凡 70 餘日，治之不驗者，竟一旦而廓清之！」相約午刻往診。及至，見患者頭束縐帶，告予曰：「脇痛若失，轉覺頭痛若破。」予脈之，告曰：「此元陽虛損也。頭為諸陽之首，陽虛不能貫頂，腦髓空虛，故爾。」改用吳茱萸湯，頭痛遂癒。次日復診，脈象沉遲，而周身疼痛。作桂枝新加湯服之，身痛又止。

再診，只云胃呆，餘無所苦。擬理中湯，俾理中健胃。連服 10 餘劑，以善其後。

點評：鄭欽安有「邪從虛處竊發」論：「要知人之所以奉生而不死者，恃此先天一點真氣耳。真氣衰於何部，內邪外邪即在此處竊發。治之但扶其真元，內外兩邪皆能絕滅，是不治邪而實以治邪⋯⋯握要之法也。」（《醫理

真傳・卷二》）

本案初病脇痛上攻，診為真陽虧虛，「陰寒挾水迫於心部」，用真武原方收效。並未顧及病在脇肋而選肝經之藥，是遵「治之但扶其真元」之旨，確顯扶陽風格。繼而頭痛，則以「真氣衰於何部，內邪外邪即在此處竊發」為依據，判定邪從厥陰虛處竊發，故用吳茱萸湯，皆得欽安心法。

14. 咳嗽——真武湯加減

黃燦之媳，患咳嗽，服黎貢南醫生之天冬、麥冬、地黃一派清潤藥，計過百劑，竟至陰霾四布，咳喘，無胃（沒有食慾），夜不成寐，幾成大肉陷下之死症，乃邀余診。余以其家素服貢南醫生，中貢南之毒已久，乍投與貢南相反之藥，必因少見而多怪，姑作二陳湯加尤與之。次日復來請診，據云「已效」。

余曉之曰：「此證用二陳湯，不過杯水車薪，烏能癒？」對曰：「薦之者謂先生高明也。」余曰：「高明者，非處此等方劑之謂。若出好方，第恐駭怪而不願服之。」病家肅然曰：「服藥過百劑，癒醫癒弊，豈欲復蹈前車之失？先生但用先生之法可也。」

余乃出大劑以糾前藥之偏，以真武湯加減，附子由五六錢，用至一兩；乾薑由三錢，用至七八錢。漸有起色，由是而喘平而胃納增進，而咳亦漸少。囑其守服此方，至痊癒後，仍續服二三劑，則血氣加增，轉弱為強，幸毋杜我之苦心也。

待清明時節遇其大伯，則稱謝不置，謂不特大病已

癒，且血氣充盈，容貌光澤，勝未病時遠甚，擬以厚酬為謝云。余曰：「能受吾之方治者，即吾之知己也。今睹此好景，余之喜何可言喻？詎思望報耶。」

不及端午節余返家，忽聞此婦已死。據云：「貢南語其大伯云：庇留之方無病者尚不可服，況陰虛證乎？」自請為之診視。時此婦肥美勝常，照舊操作，唯以繅絲近火，覺得口渴，貢南遂揚言熱證。不知此乃身體壯健之徵也，竟以天冬、麥冬等與之。初服猶未見弊，再服三兩劑，痰飲復生，咳痰再作。自是癒服癒咳，貢南更歸咎附子毒發，更投重劑。不數日而咳喘息高，遂死。

原按：此君自詡世醫，實則未知仲景之道為何，抑未知醫道為何物也。無怪以陽虛為陰虛，置人於死地而不悟也。何不深加省察，以窮流溯源耶？蓋前次服藥百餘劑乃幾瀕於死。而服庇留之薑附百餘劑，竟強壯異於昔時——個中機竅，終茫然而弗之覺。傷哉此醫，惜哉此婦！

點評：此案令人頗多感慨。鄭欽安曰：「以三陽之方治三陽病，雖失不遠；以三陽之方治三陰病，則失之遠矣。」本案即是明證。黎貢南醫生「自詡世醫」，對此證「以陽虛為陰虛」，一誤再誤，「前次服藥百餘劑乃幾瀕於死」；繼則「置人於死地而不悟」，真所謂「庸醫殺人不用刀」也。此輩「名醫」，根本「未知仲景之道為何，抑未知醫道為何物也」。願天下名醫常懷反省之心。

黎庇留諸案中但言附子，未提劑量，此案則明確「附子由五六錢，用至一兩；乾薑由三錢，用至七八錢」，可

知其附子具體用量。

15. 孤陽浮越——真武湯

譚濂叔，某年六七月，抱病邀余，云：「初醫治月餘未癒。盛暑時穿棉襖，戴小帽。而身有微熱，隨起隨過。胃氣大減，口不渴，大小便如常，神形疲倦——初非不知其虛也。處方總不外四君、六君、八珍等，癒服而形神癒敗。」

余為之診曰：「此熱乃孤陽浮越而然。若散之清之是速其死也。前服之藥非不對症，乃力所不及，故雖多亦奚以為？幸藥無相反，否則即不堪設想矣。」乃主以真武湯，逐日增重其量。二三日胃氣漸增，日食數頓，每頓一小碗。繼而熱力漸長，略減其衣。再服五六日，可去小帽理髮，談笑自若焉。

時熱力漸增，神氣煥發，自顧無前此危象，頗引為慰。然家人心急，殊以未能痊癒為憂。適有人薦陳世如醫生，其人亦讀仲景書，乃延之與余互勘。

余為人命計，不得不切實與之討論，因問曰：「家人所焦慮者，為身有熱耳，先生何以教我耶？」陳曰：「此暑氣伏熱之病也。蓋四月間因送殯而感暑者。」曰：「四月感暑，六月始發熱，有是理乎？」曰：「伏氣也。」余曰：「身熱而渴，為暑；何此症不作渴？且前服溫藥數十劑，近服真武數劑，薑附之量已重達數兩，何以病反略減，而熱勢不加乎？」陳曰：「非體素虛，則溫熱之藥何以克當？」陳主以小柴胡湯加入桂、苓、甘、朮、葛根等。余曰：「小柴胡湯為少陽病之方。少陽病有往來寒熱，口苦，咽乾。而此病無苦渴，安得認作少陽？」答

曰：「身有熱而多衣，乃其症也。」曰：「少陽之熱是發熱；寒是惡寒，而此熱不過隨起隨過，弗能炙手。且棉襖小帽，為熱力不足之故。今服薑附而衣帽減去，若係伏氣則又何故耶？」陳曰：「余謂感暑，則是實證，顧以平素體虛，所以又能受薑附之劑耳。余今認其屬外感，故用小柴胡湯；因其素虛，故加桂苓甘朮，可謂面面照顧矣。」

據陳君之言，知其運用經方實無定見，余即不復言。最奇者，陳謂：「此症從未服過消導之劑，今特試用之。」陳去後，家人問此方可服否？余直言不諱，認為是信石（毒藥）之方。瀼君聽余所論，亦頗以陳君之見為騎牆者。但旁人有力主用其方者，豈料一服而下利不止，遂無可挽救。譚君，朱門之高足也，惜哉！譚君臨終時，曾有「無顏子之德，而有顏子之壽，蓋亦幸事」云。

點評：此又庸醫殺人之一例。問答之間，實為陰陽辨證之爭也。唯願天下醫家先過陰陽認證這一關，再出世行醫，否則如陳醫殺人在於反掌之間。鄭欽安早曾指明：「世之業斯道者，書要多讀，理要細玩，人命生死在於反掌之間，此理不明，切切不可妄主方藥，糊口事小，獲罪事大。苟能細心研究，自問無愧，方可言醫。」

16. 水腫──真武湯加桂枝

同鄉左朝東之女正月患腳痛，余斷為風濕相搏，與以甘草附子湯。四月時，夜有叩門者，問之，左氏女也。見其面貌手足，似甚豐滿如水腫，心頗疑之。詢前此腳痛之病，諒健復久矣？答曰：「未也，畏服藥，遂因循於

茲。」既診，云：「周身皆腫，乃有水氣也。」以大劑真武加桂枝，囑其多服勿斷。嗣服 40 餘劑，獲癒。

17. 腰腳攣痛──甘草附子湯／真武湯加桂枝、細辛

陳村余某，以果園為業。其妻患腰痛，腳拘急，痛甚，筋脈抽搐。余某背負之而出，延予調治。予斷為風濕病候之劇者。症由風濕相搏，以甘草附子湯大劑，日夜各一。後以真武湯加入桂枝、細辛，10 餘劑而癒。

18. 陰疽──真武湯加味研末外敷

雇工房某，忽一日不能行動。其左膝之後，結一大疽，敷藥無效。余曰：「此係大證。」憐其貧困，贈以真武湯，加大溫之藥研末，以薑蔥汁煎敷之。數日，氣化膿盡而平復矣。

點評：「外治之理即內治之理，外治之藥即內治之藥，所異者法耳。」外治宗師吳師機之語竟在此案中找到注解，為扶陽法別開法門。黎氏所謂「大溫之藥」未指何品，據云「當時所用的大溫之藥一般為四生散（生南星、生半夏、生川烏、生草烏），錄出供讀者參考。」（《廣州近代老中醫醫案醫話選編》）

19. 上搭手──三生料加玉桂、北細辛等／真武湯加味

馮某小孩，家境貧極。生陰瘡在背項之下，大如鴨

蛋。渾腫無頭，皮色不變，余斷為陰疽——上搭手也。以三生料加玉桂、北細辛等為散，煎熬。稍癒。孰料其父母為旁人所惑，雜以他醫醫治，疽穿，痛甚，復來求余。囑仍用前藥外敷，而內服真武湯加味，數劑而癒。

點評：此案亦用外治法，三生料不知是否為三生飲？即生川烏、生附子、生南星和木香，留待高明識之。

20. 遺精——烏梅丸

李某之子，年20餘，形容枯槁，瘦骨柴立。問其有何病苦？答云：「我漏！」余曰：「何所謂漏？」伊指下部曰：「此處漏。」余問：「是遺精乎，起於何時？」曰：「數月矣。」問「每月遺幾次？」曰：「40餘次。」余曰：「無怪形容枯槁，有如是也！」唯是雙目紅筋纏繞，舌焦唇紅，喉痛，上腭爛，口爛，一派虛火上炎之象。余訂以烏梅丸料。有人曰：「此方時醫見之必不贊成。」適其父歸，聞而取藥潑諸地。

次日復邀診，余曰：「不服我藥，何再診為？」伊始告曰：「昨日之不服烏梅劑者，因已服羚羊、犀角、芩、連之大涼藥也。先生斷我證為虛火，則癒食涼藥而癒漏也，懇請先生救我。」余以前方加減，連服20餘劑。上部之虛火，以漸而降；全身之精血，以漸而生。

凡一切鎖精補氣補血之品，從未犯過筆端；然累月遺精之孱弱，竟收效於兼旬之內。籲，此用烏梅丸之變化也。且此方乍視之，似與遺精無涉，而不知其窈妙，直窮肝腎之源！

　　點評：遺精漏精之證，能以烏梅丸治之而癒，似屬創舉。而且「凡一切鎖精補氣補血之品，從未犯過筆端，然累月遺精之孱弱，竟收效於兼旬之內」。確顯黎氏才高識妙，功底不凡。

　　確實，「此方乍視之，似與遺精無涉，而不知其竅妙，其實直窮肝腎之源」！所謂「雙目紅筋纏繞，舌焦唇紅，喉痛，上腭爛，口爛」，判為「一派虛火上炎之象」，當指陽虛上浮之陰火，非謂陰虛之火。雖然，陰火亦是虛火之一種，究竟不同於陽虛之火，不可混淆。再看烏梅丸除黃連黃柏外，薑桂椒辛附子皆為熱藥，多於陰藥，治此陰火遺精，確實巧妙，聊備一格，供人參考。

七、李繼昌醫案

　　李繼昌（1879—1982），字文楨，雲南昆明人，雲南四大名醫之一，任職於昆明市盤龍區醫院，歷任雲南省一至四屆政協委員。出生於中醫世家，13歲入衡源號中藥店為徒，歷時5年遍識中藥之性，博覽中醫典籍，18歲開始行醫。28歲又入法國醫院附屬專科學校學習西醫，貫通中西。一生鑽研《傷寒論》，著有《傷寒衣缽》一書。認為，「有邪必先祛邪，祛邪不可手軟；邪去然後扶正，正虛特甚者，亦當扶正祛邪並用。」

　　李氏用藥精練，疏方不過數味，很少超過10味，劑量一般也是常用量，唯烏、附類用量較大，成人常用30～60g，天雄曾用至120g，頗顯火神派風格。其附子（包括製

川烏、製草烏）煎煮，開水先煎 3 小時左右，以嘗之無麻辣味為度，然後再將其他藥物放入同煎半小時。李氏重視醫德，立座右銘曰：「人無貧富，求無不診。」

1978 年整理出版的《李繼昌醫案》，彙集其一生的醫學經驗，本節所錄均出自該書。

1. 感冒誤治——四逆湯合六君子湯加減

尹某，男，35 歲。病起於風寒食積，寒熱交作，自服表裏兩解之劑，病減。因外出又復感風邪，發熱惡風，頭疼汗出，復進麻黃湯燒熱雖退，反冷汗不止，腹中仍痛，手足厥冷，難以伸縮，寒飲上逆作嘔，舌青苔滑，脈微欲絕。證屬亡陽虛脫在即，治宜回陽固脫，方用四逆湯加味：

附子 60g（開水先煎透），乾薑 18g，黨參 60g，茯苓 15g，白朮 24g，半夏 12g，五味子 6g，炙甘草 6g。

先將患者家存老乾薑兩塊約 30g，撻火煎湯先服，再服上述方藥，急煎急服 1 劑。藥後腹痛汗止，四肢轉溫，繼用下藥：

附子 60g（開水先煎透），肉桂 6g（研末調服），黨參 30g，白朮 18g，炙甘草 6g，補骨脂 15g，益智仁 9g，砂仁 9g，半夏 12g。連服 3 劑而癒。

原按：患者惡風、汗出見症，卻用麻黃湯發汗，以致冷汗不止、腹痛、肢厥、作嘔，舌青苔滑，脈微欲絕，亡陽虛脫在即，李氏當機立斷先用老乾薑兩塊，撻火煎湯先服，再用大劑附子益氣溫中，回陽固脫，終獲痊癒。

2. 帶下——四逆湯合當歸補血湯加味

鄒某，女，24 歲。因在水中勞動，接觸污水患尿路感染，經抗生素治療基本痊癒，經某醫院確診為「黴菌性陰道炎、雙側附件炎」，屢用消炎止痛藥及清熱滲濕之劑不效，纏綿 3 年未癒。

現症：白帶逐日增多，腥臭而濃，侵蝕外陰部刺痛，且帶中常混有血絲，小腹脹痛而冷，走動時足跟疼，月經後延，2～3 個月 1 次，量中等，色淡，行經第 1 天腰痛，大便常稀，日約 2 次，舌苔薄白潤，脈關尺細小。證屬脾腎久虧，帶脈虛寒，治宜溫腎健脾，補益帶脈，暖其下元，方用四逆湯加味：

附子 30g（開水先煎透），吳茱萸 6g，肉桂 3g（研末調服），黃芪30g，當歸 15g，白朮 15g，山藥 15g，蓮鬚 6g，海螵蛸 24g，炮薑 9g，炙甘草 3g。每天 1 劑，3 劑。服藥後，小腹轉溫，脹滿漸消，足跟痛減，白帶減少，質變稀薄，已無臭味，舌仍白潤，脈兩尺細弱。前方有效，加減續治：

附子 60g（開水先煎透），吳茱萸 6g，肉桂 6g（研末調服），黃芪30g，枸杞子 15g，白朮 15g，山藥 24g，芡實 24g，煅牡蠣 24g，海螵蛸 24g，炮薑 9g，炙甘草 6g。5 劑。

三診：腰腹及足跟痛漸止，白帶已不多，月經來潮推後 10 天，後延時間大為縮短，舌苔薄白潤，脈細弱而緩，痛苦之狀若失。

點評：此證白帶量多，腥臭而濃，西醫診為「黴菌性陰道炎、雙側附件炎」，憑此常醫多辨為濕熱下注，但從「舌苔薄白潤，脈關尺細小」來看，顯屬陰寒之證，這才是辨證眼目，難怪「屢用消炎止痛藥及清熱滲濕之劑不效，纏綿 3 年未癒」了。臨證切勿「只見樹木，不見森林」，鄭欽安陰陽辨訣此際最有效用。

3. 帶下——四逆湯合黃芪建中湯加味

王某，女，42 歲。已生 4 胎，2 年內又人工流產 3 次，正元虧耗，面色不華，頭昏眼花，腰酸肢涼，食少疲乏，每次月經量較多，半年來清帶如溺，經某醫院婦科檢查，診斷為「輕度宮頸炎」，經抗炎、理療及中藥六君、完帶、理中等方藥治療未效。脈細緩無力，舌淡，苔白滑，此脾腎陽虛，帶脈不束，非辛溫重劑難以消其陰霾，方用四逆建中化裁以治，忌食酸冷。處方：

附子 30g（開水先煎透），黃芪30g，肉桂 3g（研末調服），炒杭白芍 12g，白朮 15g，蒼朮 12g，芡實 24g，煅牡蠣 24g，蓮鬚 6g，炮薑 15g，炙甘草 6g。服 3 劑後，自覺症狀改善，又照方自服 3 劑，精神食慾漸增，清帶減少過半，四肢漸溫，腰酸緩解，守上方加赤石脂 12g、炒杜仲 15g 以壯腰腎而固帶脈，續服 6 劑即癒。

4. 傷寒誤治變證——麻黃附子細辛湯／真武湯／補中益氣湯

同道孫某之孫，16 歲。因高熱 6 日不退而邀李氏往診。據云初病起於風寒，因誤作濕溫而服三仁湯加石膏 1

劑，病勢轉增。視患者惡寒發熱，無汗，頭身痛，四肢酸楚，神志迷蒙，肢冷，舌質淡苔薄白，脈沉緊。此屬傷寒失汗，誤用滲利清裏，導邪入於少陰而太陽之邪未罷之候。當即投以麻黃附子細辛湯加味 1 劑，溫少陰之裏而祛太陽之寒：

麻黃 6g，附子 30g（開水先煎透），細辛 6g，甘草 3g，生薑 2 片，大棗 2 枚。服藥後，夜間煩熱加劇，繼則得汗而熱退，頭身疼痛亦覺減輕，唯肢冷脈弱，大便微溏，此為太陽表寒已解，少陰裏寒未罷，陽氣未復，兼有水濕之故，以真武湯續治：

附子 30g（開水先煎透），茯苓 18g，白朮 9g，杭白芍 9g，生薑 3 片。服 1 劑後各症均減，手溫思食，二便正常，仍覺精神倦怠，此陽氣漸復，守上方以乾薑 9g 易生薑，助其回陽溫裏之力，連服 2 劑，各症均解，脈和神復，以補中益氣湯調理善後。

點評：*初病風寒，本應辛溫發表，卻誤用石膏、滑石等寒涼冰伏，致陽氣大傷，表邪內陷，這種誤傷寒涼之案頗為常見，本例即為典型。其關鍵在於不識表邪猶在，見發熱徑予清裏，乃至引邪入裏而成太、少兩感局面。*

今用麻黃附子細辛湯，以麻黃外解表寒，附子溫少陰裏陽，細辛散少陰寒邪，薑、棗調和營衛，甘草和諸藥，於扶陽之中寓以解表。少陰證本無發汗之理，但此為太、少兩感，非發汗不能解其表，非溫經不能扶其陽，故溫陽發汗並用，待 1 劑表解，即去麻黃、細辛之散，轉為溫陽、升陽以扶正，以真武湯溫壯腎陽，終以補中益氣湯調

理善後，層次分明。

5. 痹證——麻黃附子細辛湯加味

劉某，男，36歲。環跳穴處疼痛兩月不癒，痛引腰中，痛劇不能轉側，且艱於行動，脈沉細而緊，舌淡苔白膩。此為風寒之邪襲入少陰，以祛風散寒溫腎之品治之：

製川烏30g，製草烏3g，附子90g（以上3味，開水先煎透），麻黃9g，細辛6g，生薑9g，獨活15g，甘草6g。僅服1劑，疼痛即減，知藥已對症，守上方令其再服2劑，隔日1劑，先後共服3劑，疼痛全癒，唯覺腰膝酸軟，脈細弦，為病後體虛，肝腎不足之象，擬下方令其常服：

枸杞子24g，巴戟天24g，補骨脂15g，益智仁12g。

6. 牙痛——四逆湯加細辛

李某，女，61歲。牙痛甚重，牙齦無紅腫，四肢不溫，不思飲水，自汗食少，舌淡苔白滑，一派少陰虛寒之象。法宜助陽散寒，溫通經脈，方用：

附子30g（開水先煎透），乾薑12g，細辛1.8g，甘草6g。令其煎服，1劑而癒。

7. 牙痛——清胃散加減

曾某，女，28歲。因牙痛難忍來診，牙齦紅腫，微有寒熱，六脈洪大，為風邪夾陽明胃火上沖所致，非陰虛之疾可比，當清胃瀉火，散風止痛，方用：

生石膏24g，荊芥9g，粉丹皮6g，骨碎補9g，青皮6g，燈心草3g，1劑即癒。

點評：上面兩例牙痛案，一陰一陽，兩相對比，寒熱自易分明。

8. 痹證——甘草附子湯加味

董某，男，25歲，體虛至極，全身關節疼痛日久不癒，行動需人攙扶。尿短而濁，左脈沉弦兼緊，右脈沉細無力，舌淡苔白膩，此風寒濕三氣合而為痹也。法當溫陽化濕，祛風散寒，宣通氣機，方用：

附子、乾薑、蒼朮、防己、金毛狗脊、威靈仙、續斷、桂枝、白朮、細辛、甘草。此方加減使用數劑，附子量由24g加至120g（開水先煎透），乾薑加至24g，細辛加至6g，蒼朮、白朮加至30g，其他藥9～15g。疼痛大減，唯腰膝酸軟，艱於行走，此久病腎虛氣弱之故，續以上方加減使用，並分別增入黨參、黃芪、補骨脂、胡盧巴、懷牛膝、炒杭白芍、巴戟天等品，歷時半載，共服藥36劑而癒。

9. 小兒泄瀉——桂附理中湯加減／六君子湯加味

張某，女，1歲零3個月。便瀉日久，瘦弱，輕微水腫，四肢厥冷，大便日約10次，量時多時少，色黃綠質稀，或如水樣，完穀不化，尿少而不禁，睡時露睛，乾噦不能食，啼哭無涕淚，神氣衰頹，住某醫院診斷為「小兒慢性腹瀉」，轉院來診。

脈沉弱，指紋色淡而青，面白夾青，唇紫晦，舌質淡，苔薄白滑，此脾弱中寒，運化無權，恐變慢驚危症。宜溫中健脾，澀腸止瀉以治，擬桂附理中湯加減：

附子 15g（開水先煎透），肉桂 3g（泡水對服），生曬參 6g，訶子 3g（另煎對入），肉蔻霜 3g，白朮 9g，公丁香 15 粒，炮薑 6g，大棗 5 枚。服 2 劑而神氣較振，乾噦止，稍進食，大便已減至日五六次，質轉溏，脈沉細，指紋淡紅，舌質淡，苔薄潤，此為陰寒漸散，脾陽未復，仍宜溫化，守上方加赤石脂 6g，續服 2 劑。

三診：神氣漸復，食量亦增，大便日 2～3 次，色黃質仍溏，脈沉緩，指紋淡紅，舌質淡紅，苔薄潤，陰寒雖散，脾胃尚虛，還當繼續調治，方用：

吉林參 6g（另煎對服），白朮 9g，茯苓 9g，陳皮 3g半，法半夏 9g，公丁香、訶子各 3g，肉蔻霜 3g 半，炮薑 6g，甘草 3g。上方連服 5 劑，瀉止神復，囑用開胃健脾丸善後。

10. 慢驚風──六君子湯加附子等

李某，1 歲零 3 個月。患結核性腦膜炎住某醫院兒科，因病情危重，入院時即下病危通知，邀李氏會診。

患兒泄瀉月餘不止，日 2～4 次，色綠黃，蛋花狀。一週來高熱 39℃以上，出冷汗，口鼻氣冷，沉睡露睛，雙目凹陷，瞳左大右小，手足瘛瘲，微咳作嘔，時吐清涎，嘔時爪甲面目俱青，頸項強直，四肢厥冷，舌質淡，苔薄白，脈虛數，指紋青紫，射至氣關以上。

此脾腎陽虛，陰寒至極，元氣無根，孤陽外越，脾虛則風木乘之，發為瘛厥。蓋因患兒先天稟賦不足，後天缺乳失調，又患「肺門淋巴結核」疏於治療，邪留傷正，加之久瀉不已，脾腎陽氣虛衰，陰盛格陽所致。法當溫補脾

腎，回陽救逆，佐以息風定痙，方用：

　　川附子 15g（開水先煎透），小白附子 9g（開水先煎 1 小時），吉林紅參 6g（另煎對服），白朮 9g，磁石 15g，明天麻 9g，全蠍 4 條，化橘紅 4.5g，法半夏 6g，茯神 12g，甘草 4.5g，生薑汁 1 小酒杯（分次對服）。連服 3 劑，體溫降至 37.8℃，指紋退至氣關以下，色轉淡紅，舌質淡，苔薄白潤，脈虛細，咳嘔瀉均減，仍沉睡，咽中痰聲，手足瘈瘲，病有轉機，守前方加減續治：

　　川附子 15g（開水先煎透），小白附子 9g（開水先煎 1 小時），吉林紅參 6g（另煎對服），製南星 3g，化橘紅 6g，京半夏 6g，石菖蒲 4.5g，炙遠志 6g，鬱金 4.5g，乾薑 6g，甘草 3g，八寶鹽蛇散 1 瓶，分次調入藥湯服。連服 3 劑，脈靜身涼，飲食略進，咳嘔瀉均止，唯身體羸弱，神志呆鈍，驚惕，口唇手足瞤動，有時頭搖，此正元未復，餘風未淨，清竅不利之故。方用：

　　天麻、石菖蒲、炙遠志、琥珀各 15g，碾為末，每日 6g 用豬脊髓 30g，蒸熟和藥粉 3 次服，服完痙厥一直未作。

11. 咳嗽——金匱腎氣丸加味

　　李氏早年至富民縣訪友，友人留宿，夜闌入寐，聞間壁咳聲頻頻，達旦未止，經詢問，方知夜咳者乃一年近 70 之老嫗，病已半載，屢治罔效。

　　李即登門予以診治，其咳多甚於夜間，每臥即痰壅作咳，以致難以入寐。咳時氣短難接，痰有鹹味，屢服化痰止咳之藥，總難奏效。脈兩寸俱大，兩尺則微細欲絕，參其脈症，知此病不單在肺，腎亦病矣，乃腎虛不納之候。

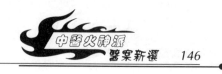

遂以金匱腎氣丸方加味治之：

附子 30g（開水先煎透），肉桂 6g（研末調服），熟地 15g，山茱萸 6g，懷山藥 15g，茯苓 15g，粉丹皮 9g，澤瀉 9g，炙麻黃根 9g，五味子 6g。僅服 1 劑，當晚咳即減半，知藥已對症，令其再服 5 劑，並購金匱腎氣丸常服，未及半月而癒。

原按：李氏云：「治咳首當辨明新久虛實，大凡新病實證，病多在肺，應以祛邪為先，不可早投斂肺之藥；久病虛證，病多在腎，當以攝納為急，不宜過用宣散之劑。」臨證應慎之。

八、姚貞白醫案

姚貞白（1910—1979），名志恒，雲南四大名醫之一，曾任昆明市中醫院院長。出生於中醫世家，博收百家，尊崇仲景，擅用附子治療疑難雜病，劑量 30～45g，生附子有時用到 30g，一般是開水先煎煨透，至少 2 小時以上。著有《姚貞白醫案》，以下所選案例即出自該書。

1. 傷寒誤治邪陷少陰——白通湯加味／桂附理中湯加味

楊某，女，13 歲。1946 年 4 月診：燒熱月餘不退，曾服雙解散、小柴胡湯、銀翹散、加味白虎湯等方藥，病勢癒趨嚴重。家屬惶恐，深夜冒雨前來約余往診。

症見發熱，神識昏蒙，脣乾齒焦。腹瀉，下利清穀，小便短少。乾嘔，肢冷，自汗。脈象沉細而數，舌質淡苔黑潤。乃傷寒失於汗下，由表傳裏，邪陷少陰，症現表熱裏寒，真陽欲絕之象，急擬下方救治：

川附子 60g（開水先煨透），川乾薑 12g，大蔥白 2個，法半夏 9g，砂仁 9g，茯苓 12g，肉桂 3g（開水沖服），甘草 3g。服藥後，神識較清，發熱漸退，手足轉溫，仍腸鳴，下利清穀，小便稍長。時作乾嘔，自汗。脈沉細，舌黑苔減退，此陽回寒散之兆，續用下方：

川附子 45g（開水先煨透），乾薑 12g，白茯苓 12g，肉桂 3g（開水沖服），砂仁 6g，甘草 3g，燒雞內金 6g，大蔥白 2個。服 2劑，燒熱全退，汗收厥回，神識清楚。乾嘔、下利已止，思飲食。舌轉粉潤，脈和緩無力。此少陰寒邪散後，陽氣已回，脾胃虛弱，再擬下方調理：

米炒黨參 15g，焦白朮 12g，茯神 15g，砂仁 6g，川附子 30g（開水先煨透），肉桂 3g，廣陳皮 6g，炙甘草 6g，燒生薑 2片，大棗 3枚。

原按：傷寒誤治，失其汗下之機，反以涼遏，無異雪上加霜，乃見邪陷少陰，表熱裏寒之危候。本例執仲景法，投白通化裁，撥霾回陽，反掌收效。

2. 慢驚風——四逆湯合六君子湯

楊某，男，3 歲，住昆明市。病經半月，始發燒咳嗽，嘔吐腹瀉，經服中西藥物，燒熱漸退而腹瀉不止，嘔吐仍頻。又進清涼退熱劑，反而抽風陣作。延 3日，神迷

抽搐，面目指甲青暗，指紋發紺，透過三關。且自汗，便溏，嘔逆，手足厥冷。舌淡苔白，脈細微。此因發熱後，脾胃虛弱，誤服寒涼，傷及中陽，發為慢風之證，急擬下方：

川附子 9g（開水先煨透），焦白朮 9g，茯苓 9g，黨參 9g，法半夏 9g，廣陳皮 3g，西砂仁 3g（沖），生甘草 2.1g，川乾薑 4.5g，炒老米 6g。服 1 劑後，神迷未全蘇，抽搐尚作，而脈較起，略進飲食，啼聲不揚。此脾胃陽虛，驚風未平，原方加減：

川附子 9g（開水先煨透），川乾薑 4.5g，黨參 9g，焦白朮 9g，茯苓 9g，炒吳茱萸 1.5g，西砂仁 3g，鉤藤 2.4g，生甘草 3g，炒老米 6g，燒雞金 1 個。此方進 2 劑，神識全蘇，抽搐、嘔瀉均止。手足轉溫，面色轉潤，指甲口唇青暗全消，啼聲清揚。指紋淡紅，退至風關，舌潤，脈調。此驚風已平，中陽漸復。仍氣虛脾弱，續宜溫暖調理：

黨參 9g，焦白朮 9g，茯苓 9g，西砂仁 3g，川乾薑 4.5g，炒杭白芍 3g，生甘草 3g，大棗 2 枚，炒玉米、老米各 6g，川附子 9g（開水先煨透）。連進 5 劑，痊癒。

原按：燒熱嘔瀉，誤進涼過，致脾虛氣弱，陰寒難散。心陽不振，神明不安，筋脈失濡，遂發抽搐。《內經》云：「陽氣者若天與日，失其所則折壽而不彰，故天運當與日光明。」方投加味理中，溫寒健運，陰霾散，日照當空，病遂癒。

3. 慢驚風——逐寒蕩驚湯加味／桂附理中湯加味

金某，男，3 歲，昆明市人。泄瀉旬餘，色黃綠，質

稀薄，日七八行。嘔吐不食，時有自汗。自服參苓白朮散等方無效。繼見唇口青，四肢厥冷，服附子理中湯，病勢仍無轉機，竟趨垂危，抱負來診：顏面及口唇蒼白夾青，神迷，肢厥，抽搐陣作。口流白沫，下利不止。舌淡苔白，脈象沉微，指紋隱沒。此因久病吐瀉，脾陽欲絕，虛寒至極，厥逆生風，急用逐寒蕩驚湯加味挽救，處方：

　　肉桂 4.5g（開水對服），公丁香 3g，白胡椒 1.5g（沖），川乾薑 6g，川附子 6g（開水先煨透），蓽澄茄 3g，炙吳茱萸 3g，灶心土 1 塊（燒紅淬開水）。服此方 2 劑，抽搐漸平，嘔吐減少。下利未止，面色蒼白，四肢未溫，神迷嗜睡，脈稍起。此裏寒稍化，而瀉久中虛，真陽不足，以前方加減：

　　肉桂 4.5g（開水對服），公丁香 2.4g，川附子 9g（開水先煨透），川乾薑 6g，西砂仁 3g（沖），炒老米 9g，生甘草 1.5g，白胡椒 1.5g（沖），燒大棗 2 枚。服 2 劑後，抽搐已止，嘔瀉輕減，四肢轉溫，神識漸清，發聲啼哭。能進少量飲食，但面色仍蒼白。舌淡紅，脈象較前有力，指紋顯露，色淡青。此真陽漸復，脾虛中弱，續以溫固調理：

　　紅人參 4.5g（另煨分次對服），炒白朮 6g，肉桂 3g（開水對服），雲茯神 6g，川附子 9g，西砂仁 3g（沖），川乾薑 6g，生甘草 3g，大棗 2 枚，2 劑。

　　四診：症情大見好轉，嘔瀉均止，四肢溫暖。食增，面色紅潤。舌粉紅，苔薄，脈象調和。再擬下方調理：

　　黨參 6g，炒白朮 6g，白茯苓 9g，炙甘草 3g，川附子 6g（開水先煨透），廣陳皮 3g，川乾薑 6g，西砂仁 3g

（沖），大棗 2 枚，炒玉米、老米各 6g。

原按：臟腑陰寒至極，驚抽厥逆，故投加味逐寒蕩驚湯。此方疊用肉桂、丁香、胡椒、附子、乾薑、吳茱萸等一派溫熱峻品，直驅臟腑陰霾沉寒，蕩驚回陽。患兒服後陰寒漸散，脾陽復甦，驚定風平，體現了「寒者熱之」的治療大法。

4. 陰黃——茵陳四逆湯加味／茵陳四逆湯合五苓散加減／附子理中湯加味

李某，男，31 歲，教師。病經兩三個月，周身黃疸，曾服柴胡平胃、茵陳蒿湯多劑，療效不顯。症見面目全身晦黃不榮，肌膚水腫，四肢冷，自汗淋漓，衣被盡染黃色。胸膈痞悶，食少神疲，大便稀溏，小便黃短。脈象濡滯，舌質淡苔白膩。此屬久病過服苦寒，脾腎之陽受損，運化失司，邪從寒化，呈現陰黃之候，法當溫運滲利兼理氣和胃：

炙附子 30g（開水先煨透），茵陳蒿 12g，桂枝木 9g，茯苓 30g，西砂仁 9g（沖），廣陳皮 6g，川乾薑 9g，炒薏苡仁 12g，小紅棗 11 枚。此方服 2 劑，面目全身黃疸、水腫、自汗均減，肢冷轉溫，胸膈舒暢，小便清長，大便漸乾。脈濡緩，舌白膩退。此陽氣漸回，脾運復甦。寒濕未盡，續宜溫運滲化：

炙附子 30g（開水先煨透），茵陳蒿 12g，茯苓 30g，豬苓 9g，桂枝 9g，炒澤瀉 9g，川乾薑 9g，大棗 5 枚。此方連服 4 劑，黃疸、水腫、自汗諸症消失。脈弱緩，舌粉

紅而潤。飲食增加，二便正常。病後體虛，脾腎未強，再擬下方調補，數劑而安：

炙附子 30g（開水先煨透），黨參 15g，白朮 12g，茯神 15g，西砂仁 6g（沖），廣陳皮 6g，炒薏苡仁 12g，生甘草 3g，川乾薑 6g，大棗 3 枚。

點評：陰黃之候，立溫運滲化治則，通常選用茵陳朮附湯。而姚氏始以茵陳四逆湯加味，繼以茵陳四逆湯合五苓散加減，俱未投白朮、甘草，揣摩是嫌其壅滯之弊。至黃疸、水腫退淨，始以附子理中湯雙補脾腎，知宜知避，可供借鑒。

5. 寒霍亂——附子理中湯加減

蘇某，女，52 歲。1941 年夏診：因於田間勞動至午，暑熱渴飲溝水數捧，旋覺腹中雷鳴絞痛，吐瀉交作。余時因抗日疏散在鄉，家屬延往救治。症見神識昏蒙，面青唇紺，四肢厥逆，冷汗不止，診脈濡微沉細，舌淡白。余謂此寒霍亂也，卒中陰寒，脾陽大傷，脫變之勢甚危，急擬下方挽救：

黨參 15g，附子 30g（開水先煨透），炒蒼朮 12g，茯苓 15g，蘇合香 4.5g，西砂仁 9g（沖），公丁香 3g（沖），肉桂 6g（泡水對服），煅龍骨 12g，炙吳茱萸 4.5g，灶心土 1 塊（燒紅淬水）。此方急煎，頻頻灌服，晝夜盡劑。翌日，神識漸蘇。厥回、汗收，吐瀉輕減。面仍蒼白，呃逆，腸鳴。脈象漸起，舌轉淡紅。此陽回中虛，胃滯氣逆，續以溫運：

黨參 15g，附子 30g（開水先煨透），炒蒼朮 9g，茯苓 15g，西砂仁 6g，法半夏 9g，肉桂 6g（泡水對服），丁香 3g（沖），乾薑 9g，秫米 12g，陳米 15g，小棗 10 枚。

三診：胃氣漸復，思飲食，能起坐，脈弱緩，舌粉潤。脫危之象已解，正虛體弱。當溫調兼補，數劑而安，處方：

黨參 15g，白朮 12g，乾薑 9g，西砂仁 9g，肉桂 6g（泡水對服），附子 30g（開水先煨透），甘草 3g，大棗 3 枚，炒玉米、老米各 12g。

6. 胃痛（胃下垂）——桂附理中湯加味／補中益氣湯加乾薑、附子等／十全大補湯

周某，女，44 歲，新疆某機關幹部。胃痛多年，時發時止，發則吞酸嘔吐，飲食不下，胸膈脹悶，腹中雷鳴，大便稀溏，日數行。日漸消瘦，氣短自汗，胃部自覺下墜作痛。稍事勞動則身倦乏力，西醫確診：胃下垂。

已在新疆診治，一度好轉後又復發，故遠道來昆求治：時值盛夏，手足厥冷，面色蒼白，形體消瘦。六脈沉細，濡弱無力，舌淡白。此係病久陽虛裏寒，中氣不足，腸胃消化不良而引起。治當以溫中回陽，健脾益氣，和胃止痛，擬方如下：

紅人參 9g（另煨對服），黃芪24g，白朮 12g，茯苓 12g，川附子 30g（開水先煨透），肉桂 6g（開水對服），西砂仁 9g，炒補骨脂 9g，甘草 3g，川乾薑 9g，大棗 5 枚，炒玉米、老米各 15g。服 5 劑後，便溏、腹痛減輕，手足厥冷漸回，可進少量飲食。腹部仍下墜，有時作痛。

脾胃漸調，中陽尚弱，氣虛下墜。上方已現略效，守原意加重劑量以治：

紅人參 12g，黃芪30g，土炒白朮 12g，茯神 15g，川附子 30g（開水先煨透），肉桂 6g，炙升麻 4.5g，炒柴胡 6g，補骨脂 9g，甘草 3g，川乾薑 9g，大棗 5 枚。連服 10 劑後，食慾增加，精神好轉，臉色轉紅，腹痛便溏日漸減輕，身冷肢厥漸回暖，腹中偶然不適，微感下墜。經復查，胃下垂顯著改善。脈轉調和有力，舌苔紅潤。陽虛及中氣下陷之象已漸好轉，氣血不足，沖任兩虛，改用溫補之劑：

黃芪24g，當歸 12g，炒杭白芍 9g，茯苓 15g，菟絲子 15g，炒補骨脂 9g，白朮 12g，炙升麻 3g，鹿膠 15g（烊化對服），西砂仁 6g，炙甘草 6g，川附子 30g（開水先煨透），乾薑 9g，大棗 5 枚。服 10 餘劑後，身體好轉，已能步行數里。腹中亦無下墜感覺，精力充沛，食眠均佳，胃下垂症基本痊癒。診脈兩手調和，舌紅潤，此病症已退，氣血漸充，擬用下方十數劑後，常服補中益氣丸以資鞏固。處方：

熟地 15g，當歸 15g，炒杭白芍 9g，川芎 6g，黨參 15g，白朮 12g，茯苓 15g，炙甘草 3g，黃芪18g，肉桂 6g，燒薑 2 片，大棗 5 枚。

原按：此例根據李東垣《脾胃論》升陽益胃、補中益氣之理，並重溫中回陽和補血調肝之法，結合患者體質，靈活用藥。先以參、朮、芪、附治其虛寒，薑、桂、砂、苓止痛止瀉，補骨脂澀其滑脫，升麻、柴胡升提下陷之

氣，菟絲子、炒玉米、老米溫腎益胃，甘草、大棗健脾調中。以後配入鹿膠、歸、芍、熟地、川芎補血調肝。似此重視全面，綜合論治，易收良效。

7. 痛痺——烏頭湯加細辛、牛膝、桑枝／腎氣丸加當歸、白芍

梁某，女，45歲。1952年7月診：務農數十年，風雨寒暑，常在田間。寒濕之邪侵入，伏於筋絡腠理，關節時痛。此次先是沐雨受寒，惡冷發燒，頭痛項強，身疼。服麻黃桂枝等藥得汗，熱雖退而周身關節疼痛不止。兩足痛，水腫，屈伸不利，行動困難。復用中西藥及藥酒揉擦按摩，月餘疼痛更甚，水腫加劇，不能行動，乃由家屬肩負來診。

症見形體羸瘦，腳腫如脫。脈沉緊而弦，舌淡苔白膩。是屬寒濕痺於筋脈關節肌肉之間，遂劇痛不可屈伸，所謂寒氣勝者痛痺也。宗金匱法，以烏頭湯加味治之：

炙川烏30g（開水先煨透），細辛4.5g，去節麻黃9g，炒白芍9g，甘草3g，生黃芪18g，懷牛膝9g，桑枝24g，生薑15g，大棗5枚。

另用外治法：好礬石60g加水1500mL，煎煮令沸，每日浸泡兩足2～3次。

二診：上方連服5劑，兩足水腫顯著消退，關節肌肉疼痛減輕。久病體虛足軟，尚不能起立行動。診脈緊象已減，尚弦細，舌淡白有滓，苔膩較退。症勢緩解，續擬下方為治：

炙川烏18g，川附子18g（上兩味開水先煨透），去節

麻黃 6g，細辛 3g，生黃芪15g，全當歸 12g，炒白芍 9g，桂枝木 6g，桑枝 18g，薏苡仁 12g，甘草 3g，大棗 5 枚，生薑片 9g。外治法同前。

上方連服 10 餘劑，已能拄杖行走前來就診，兩足水腫將消失，周身疼痛大減。飲食日增，但身體瘦弱，精神尚差。診脈轉現弱緩調和，舌白淡。此乃氣弱血虛，筋絡未強。擬宗崔氏八味丸調理善後：

生地黃 90g，山茱萸 30g，炒懷山藥 90g，澤瀉 60g，茯苓 90g，粉丹皮 60g，川附子 120g（開水先煨透），桂枝 60g，全當歸 90g，白芍 60g。共為細末，煉蜜為丸，梧桐子大，每服 10 丸，溫酒送服。

原按：沐雨受寒，邪舍脾腎，重感於寒濕之氣而發為痛痹。《內經》云：「痛者，寒氣多也，有寒故痛也。」寒濕內伏，其性黏滯，加以病重體贏，致病纏綿。方用大劑加味烏頭湯，溫經散寒，以治其標，再擬加味崔氏八味丸，以固其本。標本先後，內外配合，獲取卓效。

8. 腦血管意外——三生飲加味

徐某，女，75 歲，昆明市人。痰濕素盛，常感頭眩、耳鳴，肢麻。晨起突然跌仆，不省人事，面白唇青，急來求診。症見：四肢逆冷，牙關緊閉，鼻息有鼾，痰聲轆轆，口眼喎斜，脈弦大而滑，兩尺細弱。證屬高年陽虛，寒濕內盛，痰厥生風，方用三生飲加味：

生附子 30g，生川烏 15g，生南星 15g，半夏 15g，陳皮 6g，木香 3g。前 3 味藥先煨 2 小時，再下餘藥。為了救

急，速用牙皂、細辛研末吹鼻取嚏，然後再服藥液。

二診：上方服後有頃，吐出風沫痰涎，鼾聲痰聲減少，神識稍蘇，四肢厥逆轉溫。原方加石菖蒲 4.5g，代赭石 9g 再服。

三診：神識漸清，痰涎已少，略能張口，但言謇舌強，左側肢體偏癱。舌苔白膩，脈虛弦而滑。此為心包痰凝漸豁，經絡風邪未化，氣機不利，再用下方：

川附子 30g（開水先煨透），薑南星 6g，半夏 9g，茯神 18g，桑枝 30g，鉤藤 9g，石菖蒲 4.5g，代赭石 9g，木香 4.5g，甘草 3g，生薑 15g，大棗 3 枚。

四診：服用 2 劑，神識全蘇，痰涎大減，稍能進食，口眼微斜，偶作咳，左側偏癱不用，舌如前，脈細弦而滑，兩尺較前有力，續以溫陽化痰祛風，養血舒絡：

炙附子 30g（開水先煨透），薑南星 15g，半夏 9g，桑枝 15g，茯神 15g，懷牛膝 9g，首烏 15g，當歸 15g，黑芝麻 15g，木香 9g，地龍 4.5g，豨薟草 9g，陳皮 6g，生甘草 3g，生薑片 9g，三七末 4.5g，大棗 7 枚。

五診：服用 10 餘劑後，漸能扶持緩步，食、眠及二便均正常，但左半身仍麻痹不靈，乃屬高年血虛，絡脈失調，此一時不易全瘥。囑用上方加倍製成丸劑，每天早晚常服。

點評：知其陽虛痰盛之體，發病見突然跌仆，面白唇青，脈弦大而滑，兩尺細弱，四肢厥冷，故用回陽、祛風、豁痰之三生飲加味，迅速扭轉病勢。本案用三生飲係用生附子、生川烏、生南星，病重藥峻，頗見膽識。

9. 少陰中寒——麻辛附子湯加味／真武湯合二陳湯加味

張某，女，40 歲，1939 年冬診。患者係賣餅小商販，平素操勞過度，身體虛弱。時值嚴冬，又兼雨雪，外出營業受寒。上午發病，下午即不能行動，家屬背來就診。

症見脈沉細而緊，舌淡苔薄白。惡寒發熱，神倦納呆，頭疼身痛，四肢厥冷，咳嗽不宣。此屬寒入少陰，兼肺胃不清，治宜溫經散寒，和胃化痰，擬麻辛附子湯加味治之：

川附子 30g（開水先煎透），麻茸 6g，細辛 2.4g，法半夏 6g，廣陳皮 6g，炒厚朴 9g，生甘草 3g，生薑 2 片，小棗 9 枚，雞內金 1 枚（燒）。服藥後，夜得微汗，身痛頓減，四肢溫暖，燒熱惡寒已罷。天明時能進稀粥，咳嗽有痰，咳時胸脅牽痛。自汗，頭眩。脈轉緩滑稍弦，舌淡苔白。此少陰寒邪散後，營衛未和，肝肺氣滯，伏風未淨，脾胃不足，擬方：

川附子 30g（開水先煎透），法半夏 9g，廣陳皮 6g，桂枝木 6g，茯神 12g，炒杭白芍 9g，炙麻根 4.5g，甘草 3g，燒薑 2 片，大棗 3 枚。

三診：諸症漸癒，脈緩和，舌粉潤。飲食增加，唯睡眠欠安，神疲。乃陽虛脾弱，心神不足之候，以下方調理：

川附子 30g（開水先煎透），白朮 12g，炒杭白芍 9g，茯苓 12g，法半夏 9g，廣陳皮 6g（炙），遠志 6g，炙甘草 3g，燒薑 2 片，大棗 3 枚。

原按：少陰中寒，麻辛附子湯療效甚捷。此案兼見肺胃不清，故加和中化痰之品，標本相須，是使用經方靈活化裁突出之點。

10. 咳喘——小青龍湯加味／苓桂朮甘湯加味／眞武湯加味

黃某，男，70歲。病已月餘，初起畏寒，身困，頭眩，咳嗽，痰吐泡沫，繼之咳嗽加重，痰凝氣滯，動則胸滿喘促，心悸氣短，夜不能臥，面、足微浮。大便溏，小便清。曾服杏蘇飲、二陳湯、麻辛附子湯，用過四環素、土黴素、氨茶鹼，注射青、鏈黴素均無效。

診見舌苔白潤，脈浮滑而弦。證屬表寒外束，痰飲內滯。治宜溫肺散寒，止咳定喘，小青龍湯加味：

麻黃9g，桂枝9g，法半夏9g，細辛3g，炒杭白芍9g，五味子3g，杏仁9g，川厚朴6g，生甘草3g，生薑3片，大棗3枚。服藥2劑，咳嗽稍平，白痰仍多，自覺心悸，氣短，胸悶，肢冷，惡寒。面足尚浮，夜難入睡，飲食少，二便如前。脈濡滑，苔薄白潤。

此表寒解後，陽虛脾弱，肺風痰飲未淨，仿金匱治痰飲法，投苓桂朮甘湯加味：

白茯苓18g，桂枝木9g，白朮12g，生甘草3g，法半夏9g，廣陳皮6g，生薑2片，大棗3枚。服藥2劑，咳已稀，痰涎減，思飲食。但神倦嗜睡，動則喘促，面足仍現輕度水腫。脈濡緩，兩尺沉細，舌白淡。此屬痰飲漸消，高年心腎陽虛作喘，用真武湯加味，服10餘劑後，症遂平緩。處方：

川附子 30g（開水先煨透），白朮 12g，白茯苓 15g，廣陳皮 6g，炒杭白芍 9g，生甘草 3g，生薑 3 片，大棗 5 枚。

點評： 此案咳喘，始以小青龍湯加厚朴、杏仁散寒開表為主；繼以苓桂術甘湯合二陳湯溫肺化痰，理脾為重；終以真武湯加味溫陽固本，收功在腎，層次分明，思路清晰。

11. 放射病——瓜蔞薤白半夏湯加減／四逆湯合五苓散加味／四逆湯合歸脾湯加減

楊某，男，42 歲，某醫院職工。在某醫院從事放射工作 16 年，平日體力強健，雖常在暗室工作，而食眠均佳，未患過重病。去冬以來，常感頭眩神昏，夜寐不寧，失眠多夢，漸至胸悶氣短，嘔逆痰涎，面目及四肢皆現水腫，兩足尤甚，眼皮及手指有時發抖，溺短便溏，體重減輕。至今春已不能支持工作。

化驗發現白細胞、紅細胞、血小板及血紅蛋白均低於正常值，曾用西醫治療未見改善。現症見：水腫加劇，胸悶加劇，起床則頭眩，嘔吐痰涎，食慾不振，夜寐煩躁，舌苔白膩，苔潤滑，脈濡滑沉細。證屬心陽不足，脾腎兩虛，濕滯中焦，痰凝胸痹。治分三步，先宣胸豁痰，理肺止嘔，方用瓜蔞薤白半夏湯加減：

全瓜蔞 1 枚，薤白 9g，半夏 9g，桂枝 9g，陳皮 6g，茯苓 12g，枳實 9g，薏苡仁 12g，生薑 3 片，大棗 5 枚。水煎服，每天 1 劑。服 5 劑後，胸膈漸感寬暢，氣短痰凝有所減輕。夜寐未寧，起床仍感頭眩欲嘔，眼瞼四肢尚有輕

度水腫，手指及雙目不時顫抖，便溏薄，溺短，飲食不思，精神倦怠，行動遲緩。

此胸痹較舒，痰凝漸化，濕滯中焦日久脾失健運，水濕有泛溢之虞，唇白舌潤，苔淡薄，脈濡滑而緩。擬用第二步療法，溫脾健運，利水消腫：

附子 30g（開水先煨透），白朮 12g，茯苓 24g，砂仁 6g，半夏 9g，桂枝 9g，豬苓 9g，澤瀉 6g，乾薑 9g，大棗 5枚。服 6 劑後，小便漸利，大便溏薄已少，面部水腫明顯消退，能進少量飲食，可以起床緩步行走，雖數百步亦不覺頭眩。嘔逆已止，睡臥多夢，舌白滑，脈濡緩。病久心腎陽虛，心神不寧，續用下方調理：

附子 30g（開水先煨透），白朮 12g，茯神 15g，酸棗仁 16g，遠志 6g，半夏 9g，砂仁 6g，甘草 3g，乾薑 9g，蓮子 15g，大棗 3 枚。連續服用 10 餘劑，病情日趨好轉，面目四肢水腫消退，小便清長，大便微溏，日 1 行，食量增加，夜夢已少，膚色轉紅潤。擬用第三步療法，養心固腎，益氣補血：

附子 30g（開水先煨透），黨參 18g，茯神 15g，當歸 15g，白朮 12g，枸杞子 15g，砂仁 6g，黃芪15g，炙甘草 3g，蓮子 15g，生薑 2 片，大棗 3 枚，龍眼 10 個。

六診：上方服 20 餘劑，病癒出院。

點評：放射病是現代醫學中的一種職業病，中醫學沒有這樣的記載。姚氏診治時，以辨證論治為法，不為西醫病名所惑。分析患者在暗室工作多年，陽虛體弱，肺氣不宣，有胸痹症狀，兼之脾弱胃寒，濕邪凝滯，故常嘔吐頭

眩。日久未癒，食少眠差，精神委頓，虛象已露。

姚氏分期辨證，第一步宣痹化痰，痰濕漸化；第二步溫脾健運，利水消腫；第三步養心固腎，益氣補血。先治邪後治本，步步為營，頗有章法。

12. 厥陰傷寒——烏梅丸／當歸四逆加吳茱萸生薑湯／當歸建中湯加味

陳某，女，34 歲。1940 年 3 月診：始因傷食感寒，發熱惡冷身痛，經服發散消導之藥 2 劑，雖得微汗不徹，後即氣沖上逆撞心，疼痛甚劇，晝夜煩躁不寧。顏面潮紅，咽乾喉痛，嘔吐痰涎甚多，吐甚氣即上沖，四肢厥冷，昏厥不省人事，已 10 餘日。

屢更數醫，或謂汗出未徹，病仍在表，當以汗解；或謂氣逆嘔吐，裏寒積滯，當再消導和胃，莫衷一是。

最後延余往診，脈弦細微浮，舌苔黑，邊尖俱紅。根據症狀，此係傷寒厥陰證，陰盛格陽，兼有太陽表邪未淨，治當平肝和胃，回厥止嘔，急以仲景烏梅丸 3 丸，加生薑 3 片，大棗 3 枚，煎化分次灌服。

服後，嘔吐漸止，氣撞心痛較平，仍不時煩躁。肢冷，厥逆，面赤，咽乾，脈舌如前。此肝胃稍安，沖氣漸平，厥陰伏寒尚盛，格陽於外，改用下方：

當歸 15g，炒杭白芍 12g，桂枝 9g，附子 24g（開水先煨透），細辛 3g，甘草 3g，通草 3g，法半夏 9g，黃連 2.4g，吳茱萸 3g，生薑 3 片，大棗 5 枚，每服點清酒 10 餘滴為引。連服 2 劑，嘔止厥回，心中沖氣疼熱逐漸消失，煩躁及痰涎亦減，面轉黃瘦，稍能飲食。脈轉緩和，舌黑全

退，苔薄白。

此厥陰寒邪已散，肝胃漸調，唯感頭昏神倦，嗜臥，上方去掉附子，仍守原意出入，服 10 餘劑而癒。

原按：本證傷寒誤用發表消導，病入厥陰，勢已垂危。若因咽痛面赤煩躁再服清涼，必致於死，即用一般方劑或純用辛溫助陽，亦恐難於挽救。余在診治本病時，根據臨床脈症，認為是病入厥陰，勢已危殆，急以烏梅丸原方調和肝胃，安中止嘔。繼用當歸四逆加吳茱萸生薑湯，回陽救逆。後以當歸建中加人參左金等藥加減，使病轉危為安，遂獲痊癒。

13. 陰疽出陽——陽和湯加減

張某，女，42 歲，農民。右股脛部疼痛，臥床已三四月，難以轉側。余適因秋收義務勞動住其家，家屬告曰：曾送往昆市各醫院診治，中西藥盡皆服用，兼針灸、穴位注射及外科敷藥，毫無效果。外科因診斷不明，拒絕手術。飲食、體力日減，患部牽連腰部，天候陰雨，疼痛尤劇，呻吟不休。

診脈沉細而緊，舌淡苔白。觸診患部，一片冰涼，肌肉堅硬，無紅腫、癰膿。患者二便尚通，經期不調，數月一行。面黃肌瘦，表情痛楚，顏容憔悴。

思慮再三，認為此屬痹證。《內經》云：「風寒濕三邪雜至，合而為痹。」由於局部筋絡兼有損傷，氣血不通，與邪相結，日久不散，陽氣虛弱，邪不得出，轉為「陰疽」，昆明俗呼「附骨疽」是也。證屬難治，且有內

陷之機，勢不可延，當為速擬固氣回陽、散寒活血之陽和湯加減，托毒外出：

生麻黃 9g，熟地黃 15g，白芥子 9g，鹿角膠 15g（烊化對服），當歸 15g，肉桂 6g（對服），川芎 6g，桑寄生 15g，甘草梢 3g。

二診：余因秋收勞動完畢返昆，囑將上方多服數劑。1個月後，家屬用車推患者至醫院復診，上方已服 8 劑，病情好轉，患部冰涼轉溫，疼痛減輕，由人扶持已能站立，並可慢步行動。診脈弦數有力，舌亦轉紅。飲食增加，心情喜悅。此屬氣血漸增，寒濕較化，筋絡漸舒，症有由陰出陽之勢。續宗原意，滋養氣血，調和陰陽，舒筋活絡，托毒散寒：

生麻黃 9g，熟地黃 15g，細辛 3g，桂枝 6g，鹿角膠 12g，白芥 6g（沖），當歸 15g，川芎 6g，生黃芪30g，川附子 18g（開水先煨透），甘草 3g。此方服 6 劑，已能單獨拄杖慢行，並能蹲下立起，食增眠安。患部轉呈灼熱，發紅且腫，腫處有核桃大小一枚凸起，按之疼痛，牽及腰部亦痛。脈弦數，舌紅潤。此陰疽出陽之勢明顯，不足慮矣，續宜扶正除邪：

生黃芪30g，當歸 15g，川芎 6g，川獨活 6g，桑寄生 15g，白芷 12g，北細辛 3g，川附子 18g（開水先煨透），忍冬藤 15g，透骨草 12g，生甘草 3g。連服 10 劑後，疼痛日減，能單獨行走。但患部紅腫日加，灼熱癒甚。脈弦滑數，舌紅苔薄黃。食眠及二便正常。此症已由陰出陽，化膿將潰，宜由外科診治處理，因囑服下方 5 劑後，可往外科手術。處方：

生黃芪24g，全當歸 15g，川獨活 6g，桑寄生 15g，白芷 9g，忍冬藤 12g，透骨草 9g，生甘草 3g。

2 個月後，家屬來告，經外科檢查，確定為腿部膿腫，施行手術，過程良好，已能參加生產勞動。

原按：陽氣虛弱，陰疽內陷，實堪深慮！治本「寒者熱之」、「陷者舉之」大法，投陽和湯配伍芪、附、歸、芎等峻劑，鼓邪外出，化險為夷。

點評：陰疽選用陽和湯當屬正治，值得玩味的是，陰疽經溫補扶陽治療，由陰轉陽，此老稱「陰疽出陽」，再由外科處置，或由其自潰而癒，確實屬本病演變規律，醫當識之。

九、周連三醫案

周連三（1889—1969），生前供職於河南省鄧縣中醫院，河南省名醫。1908 年懸壺，行醫 60 餘載。平生深研《內經》、《難經》，對仲景著作極為推崇，對黃元御學說研究頗深，認為：「陽虛之證十之七八，陰虛之證十無二三。」此話與祝味菊所言「余治醫 30 年，習見可溫者十之八九，可清者百無一二」可謂英雄所見略同。

臨床廣用經方於各科，用藥精簡不雜，喜用峻劑，每起沉疴。「平生喜用溫劑，尤常用附子、乾薑二藥」，對外科疔瘡、眼科疾患、精神病等均擅用附子，經驗嫻熟，

頗有獨到心法，堪稱民間火神派的代表，《中醫火神派醫案全解》曾選其 6 案，今再選其 14 案以饗讀者，各案均由周氏高足、名醫唐祖宣先生整理發表。

1. 肺心病——茯苓四逆湯加桂枝

寧某，女，60 歲。1968 年 12 月 15 日就診。患有哮喘、咳嗽病已 20 餘年，冬重夏輕，遇寒即發，經診斷為支氣管擴張、肺氣腫、肺結核，曾用抗結核、抗感染藥物治療，時輕時重，纏綿不癒，近 2 年來併發心悸、氣喘、水腫等症，嚴重時四肢厥冷，伴發紺，小便不利，脈搏 120 次／分。診為肺源性心臟病，經用強心利尿和抗感染藥物治療無效，又用中藥數劑也無效，反致病情加重。

現症見：咳喘又作，胸悶氣急，喘促加劇，面色蒼白，全身水腫，喘咳倚息，胸悶心悸，四肢厥冷，冷汗出，煩躁不安，小便清長，大便溏薄，伴發紺，咳吐血痰，舌淡苔白，脈沉細數，心率 124 次／分。證屬真陽不足，治宜回陽救逆，方用茯苓四逆湯加味：

茯苓 30g，炮附子 30g，乾薑 30g，炙甘草 15g，桂枝 15g，高麗參 12g。用法：濃煎，少量頻服。

復診：服藥 1 劑，汗止陽回，四肢轉溫，咳喘減輕，煩躁止，脈搏 96 次／分。繼服上方 15 劑，諸症減輕，調治而癒，能參加輕微活動。

點評：關於冠心病、風心病、肺心病等心臟三病的論治，周氏認為該三病均具有「實不受攻，虛不受補」之共同點，強調「有陽則生，無陽則死」。嘗謂：「心臟三病

到後期的共同病機以心、肺、脾、腎陽氣不足、命門火衰為本，邪氣有餘為標，形成本虛標實之疾。溫陽祛邪，方可收功。」

對於冠心病常用通陽化濁法，多用瓜蔞薤白半夏湯加味；風心病多用溫陽化飲、補虛散寒法，多用木防己湯加減；肺心病用宣上運中、導水下行、前後分消法，多用己椒藶黃丸治之，且常於3方中加入附子溫腎助陽。

如出現四肢厥冷，大汗淋漓，面白唇淡，呼吸微弱，聲音低微，舌淡苔白，脈微欲絕之危症，必回陽救逆，以挽命於頃刻。常用茯苓30g，附子15g，乾薑12g，黨參15g，炙甘草12g，桂枝30g處治，已成套路。

桂枝為通心陽之佳品，附子為溫腎陽之主藥，兩藥合用，一溫一通，每能收效。心悸者重用桂枝、茯苓、炙甘草；脈遲酌加麻黃、細辛；脈細數者重用參、附，酌加五味子、麥冬；脈結或代者重用炙甘草。

2. 亡陽煩躁——茯苓四逆湯

故友段某，素體衰弱，形體消瘦，患病年餘，久治不癒。症見兩目欲脫，煩躁欲死，以頭衝牆，高聲呼煩。家屬訴：初起微煩頭疼，屢經診治，因其煩躁，均用寒涼清熱之劑，多劑無效，病反增劇。面色青黑，精神極憊，氣喘不足以息，急汗如油而涼，四肢厥逆，脈沉細欲絕。擬方如下：

茯苓30g，高麗參30g，炮附子30g，炮乾薑30g，甘草30g，急煎服之。服後煩躁自止，後減其量，繼服10餘劑而癒（中醫雜誌，1965（1），下同）。

原按：煩躁證，病因頗多，治法各異，有邪在表而煩躁者，治宜清熱解表；有邪在裏而煩躁者，治宜苦寒清下；此例煩躁，年高體弱，正氣素虧，真陽衰敗，加之久病誤服寒涼瀉下，伐其腎陽，敗其脾胃，正虛陽亡，則大汗出；汗出多則不僅亡陽，亦亡其陰，陰陽不相順接，則四肢厥逆；真陽欲絕，無陽鼓血脈運行，脾胃衰敗，不能生血，則脈細欲絕。

蓋神發於陽而根於陰，陰精者，神之宅也。故陽氣升，陰精不足以濟上陽之亢則煩；陰氣降，陰虛無陽以濟之，陽根欲脫，則躁。本例微陽飛走，本根欲斷，故生煩躁。仲景說：「發汗若下之，病仍不解，煩躁者，茯苓四逆湯主之。」故用此方回陽固正。陽壯正復，腠理固密，其汗自止。用此方而不用四逆者，以四逆為回陽抑陰之劑，無補虛之功。不用四逆加人參湯者，以兼有煩躁欲死之證，故以茯苓為君，補脾以止煩。恐藥輕不能挽垂絕之陽，故以大劑頻頻飲之，療效頗速。

3. 亡陽——茯苓四逆湯

李某，女，35歲，農民。患者素陽不足，外感寒邪，發熱惡寒，寒多熱少，入夜尤甚，常增被而不暖。初用辛涼解表，繼用苦寒泄下，以致病重，臥床不起已三月矣。現症見：面色㿠白無華，精神恍惚，形體消瘦，涼汗大出，面頰溝汗滿下流，語聲低微，氣息奄奄，四肢厥逆，六脈欲絕。擬方：

茯苓 30g，炮附子 15g，黨參 15g，乾薑 15g，甘草 15g。此方 2 日內連服 7 劑，汗止足溫，六脈來復，繼服

20 餘劑而癒。

原按：外感之病，本應解表。但素體陽虛外感風寒者，辛涼解散、苦寒瀉下均不宜用。若誤用之則伐其脾胃，敗其腎陽，必至陰陽俱亡，精神離散，變成壞證。本證前醫癒治癒重的原因即在於此。此時急宜溫腎中之陽，培土固正、燥脾去濕而溫中，庶可挽回。服後果獲良效。

4. 虛寒眼痛──茯苓四逆湯

姬某，女，45 歲。乳子年餘，月經淋瀝不斷，經量過多。繼發眼疾，目昏，視物不清，劇烈疼痛，特來求治：眼目紅腫，內有白翳，其淚滿眼，睜目則下流，劇烈疼痛，頭暈目眩，面色青黑，舌白多津，精神萎靡，肢節困痛，腰痛如折，腹疼如絞，四肢欠溫，六脈沉弦。

分析本案，經血過多，淋瀝不斷，經血下注，血不充目而致病。脾統血而肝藏血，木氣不達，土虛失統，則經血陷流；陽虛不能溫運四肢則厥逆；腰為腎之府，腎寒失溫則腰疼；眼目紅腫，內有白翳，睜眼即流水，此為陽虛不能溫陽化氣，證屬虛寒，宜溫腎陽、補脾胃、疏肝木、止血補榮。處方：

茯苓 30g，桂枝 15g，炮附子 15g，乾薑 15g，何首烏 15g，白芍 15g，甘草 15g，黨參 15g。服藥 2 劑，痛止，月經恢復正常，改服苓桂朮甘湯加白芍、首烏、丹皮，4 劑翳消病癒。

點評：周氏曾說：「我 30 年前治療眼疾多用清熱瀉火

滋陰之劑，以為眼疾全為陽熱之證，而無虛寒之理，後治眼疾，一遇虛寒，多治不癒。」清‧黃元御說：「竅開而光露，是以無微而不燭，一有微陰不降，則霧露暖空，神氣障蔽，陽陷而光損矣。」昔時周氏閱《黃氏醫書八種》，見其創用烏肝湯（即茯苓四逆湯加白芍、桂枝、首烏）治療眼疾，即合書不觀，以為眼疾全為陽熱之證，而無虛寒之理也。後治眼疾，一遇虛寒證，多治不癒。又細閱黃氏方書，細審其理，才知前者之非。

自此以後，治療眼疾，若辨證為虛寒者，每用茯苓四逆湯加減治之，療效確為滿意，本案即為例證。《中醫火神派醫案全解》曾收周氏另一虛寒眼疾案，亦用茯苓四逆湯加首烏、白芍而癒，可互參。

5. 癲狂——茯苓四逆湯加龍骨、牡蠣

李某，女，41 歲。因和丈夫爭吵而發病，初起喧擾不寧，躁狂打罵，動而多怒，罵詈日夜不休，經醫用大劑大黃、芒硝瀉下，轉為沉默癡呆，舌白多津，語無倫次，心悸易驚，頭痛失眠，時喜時悲，四肢厥冷，六脈沉微。處方：

茯苓 30g，黨參 15g，炮附子 15g，乾薑 15g，甘草12g，牡蠣 30g，龍骨 15g。服 3 劑後，神志清醒，頭疼止，四肢溫，改用苓桂朮甘湯加龍骨、牡蠣，服 10 餘劑而癒。

點評：癲狂之病，多屬實熱之證，病機多為氣鬱痰火，治療多以鎮心安神、滌痰清熱、解鬱散結等法。但周氏認為：「癲狂之疾，屬熱證者有之，屬寒者亦為常見。」緣於脾氣不伸，運化失調，痰濁內生，痰氣上逆，

蒙蔽清竅，正陽不足，運化無權，以致濁陰填塞於上，亦能發病，故每見沉默癡呆，語無倫次，時悲時喜，四肢厥冷，六脈沉微，汗出遺尿等陽虛證，治療即以溫腎補土，助陽扶正；水邪痰飲伏留，故以茯苓滲濕利水，水邪去盡，神志自清。

本案即為例證。周氏常用茯苓四逆湯為基本方，若痰盛者瓜蒂散先吐之，再以上方加陳皮、半夏治之。語無倫次，時悲時喜者加代赭石、磁石潛陽安神；氣短聲微加黃芪，汗出不止加白芍，並用金匱腎氣丸以善後。《中醫火神派醫案全解》曾收周氏另一癲狂案，亦用茯苓四逆湯加龍牡、朮桂而癒，可互參。

6. 泄瀉——茯苓四逆湯加赤石脂、肉桂、砂仁

李某，女，22 歲。久有下利病史，經常腹疼腸鳴，大便日 4～5 次，狀若清穀而少臭，食後腹脹，經常少腹發涼疼痛，腰疼如折，面色青黑，精神極憊，舌白多津，眼瞼經常水腫如臥蠶狀，四肢常厥冷，身有微熱，反欲增衣，月經淋瀝，白帶多，六脈沉細。處方：

茯苓 30g，炮附子 21g，乾薑 15g，甘草 12g，赤石脂 30g，肉桂 9g，砂仁 9g。連服 20 餘劑而癒。

原按：此病由於久瀉，傷及腎陽，脾濕下陷。腎陽衰敗，則四肢常冷；陽不足而不能腐熟水穀，則下利淡薄無臭，狀若清穀；水濕內停，陽不化氣而出現水腫；虛陽外脫，故有微熱，而反近衣；正弱不能固，則經血淋瀝；濕邪鬱滯，而為白帶。初用四逆湯以溫陽抑陰，服後即癒，

停藥又發，此正氣虛極，故改用茯苓四逆湯大補元陽，兼固正氣。因其腸滑下利不止，故加赤石脂以固澀，肉桂、砂仁以燥脾健胃而壯陽。

7.三陰瘧疾──茯苓四逆湯

馬某，82歲，住城關旭光社。久患瘧疾，觸邪而發，六脈沉弦，寒熱往來，發作有時。發則高熱譫語，胸滿悶而疼，曾用大柴胡湯治療，服後下利虛脫，急請搶救。

症見：虛脫，倒臥於地，面色脫落，下利黑屎滿身，牙關緊閉，不能言語，僅有微息，六脈沉微欲絕，四肢厥逆。擬方：

茯苓30g，炮附子24g，炮乾薑15g，人參15g，甘草15g，急煎服之。1劑瀉止足溫，能言氣壯，六脈來復，繼服3劑，瘧疾亦隨之而癒。

原按：《內經》云：「邪之所湊，其氣必虛；真氣內守，病安從來。」高齡患瘧，感邪即發，標為熱象，本為內虛，誤服瀉下，必伐共正。腎中真陽飛走，脾敗下利，正虛陽亡，則厥逆脈絕，已現虛脫之象。茯苓四逆湯壯腎陽、補脾胃，陽氣來復，正氣壯盛，正復而邪自去，故瘧亦隨之而癒。

點評：以上7案，均用茯苓四逆湯為主治之，周氏善用本方，其體會如下：

茯苓四逆湯主治，仲景僅提出汗、下後「煩躁」一證，而分析其組成，卻包括了四逆湯、四逆加人參湯、乾

薑附子湯3個方劑的藥物。四逆湯具有回陽救逆的功能，主治少陰病厥逆，惡寒蜷臥，下利清穀，腹疼吐利，脈沉等症，乃陽虛陰盛陽亡之證，故急以薑、附回陽。

此方比四逆湯多茯苓、人參2味，茯苓能補脾滲水利濕，人參補益氣血。四逆湯純為回陽，本方兼以固正。

乾薑附子湯治療汗、下之後，「晝日煩躁不得眠，夜而安靜，不嘔不渴，脈沉微」之證，乃汗、下後陽虛陰盛，勢急而病輕，故僅用薑、附2味，不用甘草，扶陽以抑陰。

茯苓四逆證，雖亦發於汗、下之後，但陽虛而正亦虛，勢緩病重，故用大劑複方，扶陽以補正。四逆加人參湯比茯苓四逆僅少茯苓1味，主治「惡寒脈微而復利，利止，亡血也」之證，本方為陽亡正亦虛而設，故加人參以固正。陽虛者由於寒盛；正虛者源於脾弱。寒則多為水邪克火，脾弱多為水濕不化，故茯苓四逆以茯苓為君，伐水補脾而利濕。其力較以上3方為緩，而具有3方之總合作用，並有利水去濕之功，臨床運用範圍較上3方為廣，具體有3點體會：

（1）茯苓四逆湯溫腎而燥濕，補虛而回陽，凡眼疾、下利、瘧疾等病，只要具有四肢厥逆、脈沉微欲絕或浮弦、面青黑無華、舌白多津等腎寒、脾濕、正虛、陽弱症候者均可用茯苓四逆湯，溫腎而燥濕，補陽而固正。

（2）病有輕重之不同，證有緩急之別，故在用藥上也必須靈活加減，方能切中病機。如陽亡正虛煩躁之證，可重用人參以固正、茯苓以去煩；陽亡正虛的虛脫證，可重用附子、人參以溫陽固正；久利不止，虛寒滑脫，可加赤

石脂以固澀；癲狂後期，病轉虛寒，可加龍骨、牡蠣以潛陽斂神；虛寒眼疾，血不充目，可加芍藥、首烏以補血疏肝；若外感久不癒，陽弱正虛，可加桂枝、柴胡以疏利去邪等。

（3）周氏平生喜用溫劑，尤常用附子、乾薑2藥，對某些重症，每能應手取效。附子辛溫，通行十二經，《神農本草經》列附子為下品；乾薑燥烈，最易耗傷津液。但若用於寒證，切中病機，病雖危急，每收立竿見影之效。若辨證不明陰陽表裏、虛實寒熱，治熱以熱，就不可避免要發生副作用。

8. 血栓閉塞性脈管炎（脫疽）——四逆湯加黨參、黃芪、當歸、白芍、乳香、沒藥、紅花

徐某，男，57歲。1969年4月12日就診。1967年因嚴冬涉水，受寒冷刺激而誘發左下肢發涼、麻木，跛行，疼痛，色變黯紫，北京協和醫院確診為血栓閉塞性脈管炎。後於某醫院做左側下肢腰神經交感神經節切除術，又服中西藥物無效。

現症見：四肢麻木涼困，劇烈疼痛，夜難成眠，痛時發涼，暖則稍減，左下肢呈潮紅，抬高蒼白，下垂黯紫，左第2、4趾尖部幹性壞死，其他足趾黯紫，趾甲乾枯不長，肌肉萎縮，汗毛脫落，肌膚枯槁，左腿肚29.5cm，右腿肚32cm，腿不能伸直，左足背、脛後動脈搏動消失，合併淺靜脈炎。形體消瘦，腰背痛，小便清長，面色青黑，舌質淡，苔薄白，脈沉遲細。血壓140/88mmHg。證屬陽虛正虧，脈絡瘀阻。

治宜溫陽益氣，通瘀活血，方用四逆湯加味：

炮附子 30g，乾薑 30g，黨參 30g，黃芪 30g，甘草 30g，當歸 30g，白芍 30g，乳香 9g，沒藥 9g，紅花 15g。水煎服，每天 1 劑。

復診：上方服用 20 劑時，疼痛消失，35 劑時傷口癒合，共服 116 劑，溫度恢復正常，行走 10 里無跛行感，趾甲汗毛開始生長，肌肉明顯恢復，右腿肚 33cm，左腿肚 31.5cm，脛後動脈搏動恢復，足背動脈仍無，能參加工作。

點評：周氏認為脫疽一證，是由於心陽不足，功能紊亂，影響到氣血運行，致使氣滯血瘀，當寒邪內侵，腎陽式微，一派寒象相繼出現。心腎失調，肝鬱不舒，則經絡阻塞，氣血不通，不通則痛，諸症叢生，此乃心、肝、腎三經之證，病屬陰證範疇。治療以溫腎舒肝，通陽復脈之法。常用四逆湯加味，有發熱者去乾薑，但附子不可去，否則無效。

9. 大汗亡陽——真武湯

張某，男，34 歲。1963 年 8 月 17 日初診。素體虛弱，外感風寒，服解表藥後高熱退，但午後潮熱不退，繼服辛涼解表之劑，則發熱漸高，持續不退，又投涼藥瀉下，致大汗不止，諸法救之無效，抬院診治。

症見：形體消瘦，精神萎靡，汗出如雨，擔架衣被浸濕，低燒仍不退，筋脈拘急，眩暈不能站立，二便均無，四肢厥冷，脈沉細。此表陽不固，虛陽外越。

治宜溫陽固表，處方：

炮附子（先煎）、白芍、白朮、茯苓各 60g，生薑 30g。大劑頻頻飲之，汗出稍止而神氣復，繼服上方 7 劑，汗止，發熱隨之亦退（中醫雜誌，1978，12）。

原按：發熱之證，解表除熱為正治之法。若長期服用解表藥不解者，必須求其病源，治其根本。若辨證不明，妄投清熱解表之劑，最易伐傷其陽，陽虧腠理失於固密，則大汗出矣。汗大出則傷陰傷陽，乃致過汗亡陽，虛陽外越。故用《傷寒論》真武湯，方中苓朮培土制水。據臨床體會，白朮有較好的止汗作用；白芍、生薑補營而和衛；附子回陽益火，故能補營和衛，溫陽固表以止汗。

10. **疔毒——真武湯加麻黃**

張某，男，64 歲。因使用疫死牲畜之皮後，右手食指尖部起小疱疹，接著潰破，色呈黯黑，多癢少痛，周圍觸之堅硬，繼則患部劇痛，瘡面流水無膿，發熱，脈弦緊。此疫毒侵入，陽虛水泛，不能發洩於外。治宜溫陽發汗利濕，方用：

茯苓 30g，白朮、白芍、麻黃各 15g，炮附子 24g。服 2 劑後，汗出熱退，疼痛減輕，傷口流出黯黃色毒水。繼服上方去麻黃加黃芪30g，疔出而癒（上海中醫藥雜誌，1982，5）。

點評：歷代方書多認為疔瘡為火毒結聚，治療多以清熱解毒為主。周氏遵《內經》「氣血喜溫而惡寒，寒則泣

不能流，溫則消而去之」之旨，認為「諸毒皆以外發，外發則吉，內陷則凶」。嘗謂：「吾非據方以對病矣，用溫陽治療必據其有陽虛之證。陽證瘡瘍多紅腫高大，舌多黃燥，脈多數大等；陰病則色晦黯，疔堅硬，伏於筋骨之間；舌多白或膩，口中多津，脈多浮緩或浮緊。走黃時脈浮乃正虛陽脫之象，故其病機屬寒濕鬱結者居多。」他提出「毒在血中蘊，溫化邪自除」的治療原則，多選用溫經散寒、通陽破結、補營托毒、燥脾祛濕之劑。臨床常選用炮附子、白芍、白朮、茯苓、麻黃等。

《中醫火神派醫案全解》曾收周氏另外疔毒2案，亦用真武湯加麻黃而癒，可互參。

11. 臌脹——眞武湯合理中湯減白芍加澤瀉、大腹皮

陳某，男，54歲。因嗜酒過度，生活不節而致發腹脹。初起腹部脹大，按之柔軟，繼則病勢加重，按之堅硬，不能飲食，多醫診治無效而就診。

症見面色灰黑，神采困憊，呼吸喘促，腹大如鼓，捫之堅硬，臍心突出，脈絡顯露，四肢消瘦，肌膚乾燥，大便溏薄，色呈灰黑，小便短少，胸脘脹悶，不能飲食，四肢厥冷，舌苔白膩，脈弦大無力。

此陽虛濕停，治宜溫陽祛濕，處方：

炮附子（先煎）、乾薑、黨參、澤瀉、白朮各30g，茯苓60g，大腹皮45g，甘草12g，生薑15g。此方服5劑，陽復足溫，小便通利。增利水之藥茯苓、桂枝等，繼服20餘劑，諸症好轉，後以益氣養血，健脾疏肝藥物調治，5個月

後隨訪，已能作輕微勞動（中醫雜誌，1978，12）。

原按：脾陽不振，水蓄不行，則腹大脹滿。中陽不運，故胸悶腹脹。寒濕困脾，傷及腎陽，不能溫陽化氣，則小便少而大便溏，肢厥脈大。治脾宜燥濕，補腎當溫陽。腎暖脾燥，功能健運。此時最慮腎陽之敗，當扶陽為主，利濕為輔，故用溫陽扶正，燥脾祛濕，兼以通利之品，使陽壯而水去，病自向癒矣。

點評：所用之藥含真武湯合理中湯之意，但去掉白芍防其斂陰，加澤瀉利水，大腹皮消脹治標。

12. 胎脹——附子湯

張某，女，22歲。妊娠6個月，經常少腹冷痛，又感受寒邪，引起劇痛，腹脹如鼓，不能入眠，微覺惡寒，小便清長，大便溏薄，劇痛眉皺，舌白多津，四肢常冷，痛時尤甚，脈弦有力。此乃腎寒陽微，胞宮失於溫煦，治以溫經散寒，扶陽抑陰，方用：

炮附子、茯苓、白芍、白朮各30g，黨參15g。服藥後，疼痛止，脹滿減，少腹仍冷。繼服上方10餘劑，諸症悉除，至10個月順產一男嬰（河南中醫學院學報，1979，3）。

原按：此案由於腎陽衰微，胞宮失於溫養，故少腹冷痛。陰寒之氣壅遏於內，則腹脹肢冷。微惡寒發熱者為陰盛格陽之證，病機屬虛寒。思仲景《金匱》「婦人懷孕六

七月，脈弦，發熱，其胎愈脹，腹痛惡寒者，少腹如扇，所以然者，子臟開故也，當以附子湯溫其臟」的論述，用附子湯以溫經散寒，益氣止痛。治合病機，故能獲效。歷代醫家多認為「附子墮胎為百藥長」，故妊娠時很少運用。本案用附子，乃遵《內經》「有故無損，亦無殞也」之旨，辨證正確，治合病機，故有祛邪之功，而無墮胎之弊，何況仲景垂法，症脈分明，焉有不用之理？

13. 寒疝——桂枝湯加附子、黃芪／當歸生薑羊肉湯

楊某，男，32歲。1965年3月10日初診。因寒冬涉水，兼以房事不節，誘發睪丸劇痛，多方診治無效而就診。症見面色青黑，神采困憊，舌白多津，喜暖畏寒，睪丸腫硬劇烈疼痛，牽引少腹，發作則小便帶白濁，左睪丸偏大，腫硬下垂，少腹常冷，陰囊汗多，四肢厥冷，脈象沉弦，此乃陰寒凝聚，治宜溫經散寒。處方：

炮附子（先煎）、白芍、桂枝、炙甘草、生薑各30g，黃芪60g，大棗12枚，12劑。兼服食療方：當歸120g，生薑250g，羊肉1000g。服藥後，陽回痛止，參加工作（中醫雜誌，1978，12）。

原按：涉水受寒，寒濕凝滯，聚於三陰，加之房事不節，傷及腎陽，內外相因，發為寒病。仿《金匱要略》抵當烏頭桂枝湯治之，方用附子以治沉寒痼冷，桂枝湯以補營疏肝。輔用當歸生薑羊肉湯以溫血散寒，補益氣血，使陽旺血充，經脈疏暢。由於病深寒重，不用重劑難起沉

屙，囑其大劑頻服，短兵相接，故獲良效。

14. 小便失禁——桂枝附子湯去桂加白朮

史某，男，40歲。行房之後，腎精排泄，繼服生冷而致宿食內停，腹脹滿不通，劇烈疼痛。某醫投以九痛丸後，大便瀉下，疼痛止，但小便不利。繼投以桂枝、白芍、丹皮、茯苓、澤瀉、甘草各15g，服後瀉止，但小便失禁，於1956年8月，延周氏診治。症見形體消瘦，面晦暗少華，舌白多津，畏寒戰慄，手足相並，萎縮一團，不能站立，小便失約，淋瀝不斷，筋惕肉瞤，脈沉而弱。此為腎陽不足，下元不固。治宜溫腎固脾，方用：

白朮、附子、甘草各15g。日服3劑，小便正常，但筋脈仍拘急。原方加白芍15g，服5劑後，諸症皆癒（河南中醫學院學報，1979，3）。

原按：行房之後，腎精排泄，腎陽亦傷。繼服生冷，陽氣衰微，不能溫化而形成陰結之證。服九痛丸溫而兼攻，使陰結下泄，微陽下注。三焦相火陷於膀胱，鬱熱積蓄，轉為「癃閉」之證。繼服通利小便之品，導致三焦相火泄下，陽虛無以固之，形成「虛則遺泄不止」。陰陽俱傷，筋脈失養則筋惕肉瞤；衛陽敗泄則畏寒戰慄。

今以止尿為急務，此時大便變硬而小便自利，是津液偏滲，病純為裏。思仲景《金匱要略》「傷寒八九日，風濕相搏，身體疼煩，不能自轉側，不嘔不渴，脈浮虛而澀者，桂枝附子湯主之。若大便堅、小便自利者，去桂加白朮湯主之」的教導，溫回敗泄之陽，使腎陽內固，小便則

閉藏。朮附合用，溫陽固脾，加芍藥以斂陰，芍附合用，剛柔相濟，溫經而舒筋，故獲良效。

十、李統華醫案

李統華，河南中醫學院教授，河南省已故名醫。對真寒假熱之證的辨治頗有經驗，將陰盛陽浮而出現的症候稱為真寒假熱證，又稱寒極似火之證，其原因有：先天不足，稟賦薄弱；起居不慎，屢感寒邪；勞倦傷脾，房事不節；誤服寒涼，誤下誤汗；年至五旬，感寒傷陽。這些導致腎陽虧虛，陰寒內盛，逼陽浮越而成。

其假熱證的表現，逼陽上浮者有面赤如妝，口鼻乾燥，口舌生瘡，咽喉疼痛，齒齦腫痛等；逼陽外越者有手足心烙，肌膚發熱，但喜衣被等。對真假寒熱證的辨別，尤其強調舌象的作用，「因為舌最能反映病性之寒熱，據舌以甄別寒熱，則爽而不謬。凡舌質淡白，舌體胖潤有齒痕，舌面濕潤或津液欲滴，患者反有某些熱性症狀時，多為真寒假熱證。若苔黃或黃膩，但舌面反而多津，且有真寒症狀者，不可誤認為濕熱。」他解釋說：「可將舌質喻為土地，舌苔喻為禾苗，比如淫雨霏霏，連月不開，地如沼澤（舌面多津），禾苗淹沒，則苗也黃（舌苔黃）；若久雨轉晴，陽光普照，則禾可復甦（黃苔可退），若視此苗為乾旱所致，復灌以寒水，則禾必溺死。」由此，他得出結論：「判斷寒熱不取決於舌苔之黃白，而取決於舌質之紅淡，津液之多寡。」

李氏對本證的治療，常用四逆湯合六君子或四君子湯，效果頗佳。《中醫火神派醫案全解》曾選其 4 案，今再選其 7 案以饗讀者，各案均由李氏本人或其傳人整理發表。

1. 慢性支氣管炎合併肺氣腫——四逆湯合六君子湯加味

吳某，男，54 歲。1978 年 12 月 28 日來診。咳喘 8 年，此次發作月餘，自覺口鼻冒火，口苦口乾，渴喜冷飲，劇咳多痰，痰濁色黃，每日吐痰百口以上，稍動則張口抬肩，夜晚咳喘不得臥，肌膚發熱，自汗淋漓，手足心烙，舌質淡，苔薄白而潤，脈象細弱。西醫診斷為慢性支氣管炎合併肺氣腫。

此證頗似肺腎陰虛，而舌脈均為陽虛之症。蓋咳喘日久，肺病累腎，腎陽已衰，虛陽上浮，故自覺口鼻冒火；口苦咽乾，虛火浮游於胃，故得冷飲則舒；陽虛水泛，上漬於肺，虛火灼津，故痰量多而色黃；痰阻氣管，肺失宣肅，腎失攝納，故咳喘氣逆；陰盛陽浮，故肌膚發熱，手足心烙，陽虛則衛氣不固，故自汗淋漓。

治宜健脾化痰，溫腎納氣，處方：

附子 25g，乾薑 10g，黨參 15g，蒼朮、白朮各 15g，茯苓 15g，陳皮 10g，半夏 10g，補骨脂 15g，菟絲子 15g，皂莢 10g，椒目 10g，白芥子 10g，甘草 3g。服藥 3 劑，喘咳吐痰基本消失，餘症悉癒。按上方去皂苷、椒目、白芥子、蒼朮，加枸杞子 12g，沙苑子 12g，杏仁 12g，款冬花 15g，紫菀 15g，調理而安。

2. 慢性支氣管炎兼急性化膿性扁桃體炎——四逆湯合六君子湯加味

孫某，男，41 歲。1978 年 11 月 18 日來診。宿有慢性支氣管炎病史，此次發熱、咳嗽、喉痛已 8 天。某醫院診為化膿性扁桃體炎，用慶大黴素、磺胺及清熱解毒劑治療，喉痛不減，體溫不降，咳嗽不止，故來求治。時值初冬，天未大寒，患者身穿皮襖，外披大衣，面色蒼白，扁桃體腫大、化膿，但扁桃體及其周圍黏膜色淡，體溫 39℃。舌質淡，苔薄白而潤，脈細數無力。

病者素體陽虛，復感寒邪，寒在骨髓，故重衣而不知暖；虛陽上浮，熱在皮膚，故體溫升高；扁桃體化膿，病灶局部腫大色淡；咳嗽乃肺感寒邪，失於宣肅；面色蒼白，舌淡苔薄白而潤，脈細數而無力，則為真寒之象。治宜溫陽健脾，化痰止嗽，引火歸原，處方：

附子 15g，乾薑 10g，黨參 15g，白朮 15g，陳皮 15g，半夏 10g，杏仁 12g，款冬花 15g，紫菀 12g，百部 15g，肉桂 2g（沖服），補骨脂 15g，菟絲子 15g，甘草 3g。3 劑。

11 月 19 日復診。述服藥 1 劑，咽痛止而熱退，咳嗽減輕。上方去肉桂續服而安。

3. 粟粒性肺結核——四逆湯合六君子湯、當歸補血湯加味

徐某，男，18 歲，學生。1978 年元月因低熱咳嗽住某醫院，X 光胸部攝片診斷為左下胸膜炎伴少量積液。長期應用抗結核藥、抗生素等，胸水形成包囊性積液。6 月 12

日，突然高熱畏寒，頭痛劇烈，急轉另一醫院經 X 光檢查，見兩肺有均勻、彌漫的細小顆粒狀病灶，左肺炎症部分有不規則透明區，體溫 39.8℃，白細胞 7.8×10^9／L，血沉 20mm／h，脈搏 100 次／分。

診斷：①結核性胸膜炎。②急性粟粒性肺結核。治以鏈黴素、利福平等，並用杜冷丁控制頭痛，效果不顯，精神萎靡，食納極差，呼吸急促，已下病危通知，邀余會診。

時值炎夏，患者身蓋厚被，面色㿠白，形瘦神疲，語言低沉，自述頭痛劇烈，食納極差，唇舌俱淡，舌根苔黃黑而潤，脈細數無根。《傷寒論》曰：「病人身大熱，反欲近衣者，熱在皮膚寒在骨髓也。」患者炎夏厚被，精神萎靡，實為腎陽虛衰、陰寒內盛之真寒假熱證。

腎陽為一身陽氣之根，腎陽不足，不能溫煦脾陽，則脾陽亦衰，是以食少形瘦；因氣血生化不足，故面色㿠白，唇舌俱淡，語音低沉；陰盛陽浮，故頭痛劇烈，體溫升高；舌根苔黃黑而潤，脈細數無根，為陰極似陽之象。治宜益氣養血，急溫少陰，處方：

附子 15g，乾薑 9g，黃芪30g，黨參 15g，白朮 12g，肉桂 1g（沖），陳皮 9g，半夏 9g，茯苓 12g，當歸 9g，甘草8g。每日 1 劑，連服 6 劑後，陽氣來復，體溫降至36.8℃，頭痛消失，換蓋薄被，食納稍增，但睡眠不佳。上方加酸棗仁 15g，合歡皮 15g，五味子 15g。服藥 1 週，體溫在正常範圍內，夜已安寐，但仍食少腹脹。上方加代代花 10g，麥芽 15g，繼續調理（河南中醫，1982，4）。

4. 肺炎——四逆湯合六君子湯加減

任某，男，71 歲。發熱咳嗽半月，用青、鏈黴素治療 2 週無效，於 1979 年 12 月 1 日來醫院門診就醫。體溫白天在 38℃以上，凌晨 1—3 時高達 40℃。咳嗽，吐黃痰，口苦，喜熱飲，喜重衣厚被，食少便溏。血象：白細胞 $18.3×10^9$／L，中性粒細胞 0.88。經 X 光透視，診為左下肺炎。患者面色晦暗，形瘦神疲，舌質淡藍，苔黃膩，脈細數而有間歇。

按中醫辨證，面色晦暗，形瘦神疲，畏寒喜暖，為陽虛陰盛；口苦吐痰黃濁，苔膩多津，為虛陽上浮所致；子夜後陽虛更甚，逼陽外越，故體溫升高；舌質淡藍，脈細數無力而間歇，亦為陰盛陽浮之象。

治宜溫腎健脾，化痰止嗽。處方：

附子 25g，乾薑 10g，黨參 25g，白朮 15g，陳皮 10g，半夏 10g，油桂 3g（沖），杏仁 12g，款冬花 15g，紫菀 12g，百部 15g，補骨脂 15g，菟絲子 15g，甘草 3g。服藥 3 劑，體溫降至 38℃以下，咳嗽減輕，精神好轉，飲食稍增，大便仍溏。繼服 3 劑，體溫恢復正常。胸透：左下肺仍稍有陰影。再服 3 劑，肺部陰影消失，食納好轉。上方去杏仁、款冬花、百部，加焦三仙、藿香、草豆蔻各 12g，調理而安（河南中醫，1982，4）。

5. 高熱——附子理中湯合當歸補血湯加肉桂

劉某，女，46 歲，民警。1980 年 7 月 19 日就診。發高燒已 20 天，自感寒熱往來，一日發作 3 次，或間日發作

一次，發作時不覺熱反而惡寒，體溫波動在 38.5～40℃ 之間。經檢查未見瘧原蟲，肥達氏反應陰性，白細胞 17.6× 10^9／L。經輸液治療無效，以銀翹散加減服藥 3 劑仍不效。上午自覺不發熱而憎寒，體溫多在 39℃ 上下，下午較輕，頭暈心慌，氣短，自汗，手足心熱，口不渴，四肢乏力，形體消瘦，舌質暗淡，舌苔薄白有津液，脈細數無力。

考心悸、氣短、自汗為心氣不足；手足心熱為血虧；面色晦暗，形瘦神疲為腎陽虛弱；體溫升高不覺熱而反畏寒，晝重夜輕乃陽虛氣弱；發熱時作時止為邪正交爭之象；舌質暗淡，苔薄白多津，脈細數無力為陰盛之證。治宜溫陽、益氣、養血。方藥：

附子 25g，乾薑 10g，黨參 15g，白朮 12g，黃芪25g，當歸 10g，油桂 2g（沖），甘草 3g。服藥 1 劑，體溫下降至 37.7℃。2 劑後體溫恢復正常，繼服 3 劑，體溫未再升高，但覺疲乏無力，胃脘不適，食少燒心，背痛，舌黯淡，脈細弱，治宜溫中健脾和胃：

附子 25g，乾薑 10g，黨參 15g，白朮 12g，當歸 10g，吳茱萸 10g，山楂 15g，陳皮 10g，半夏 10g，藿香 15g，羌活 10g，麥芽 15g，甘草 3g。

服藥 3 劑，飲食增進，背痛消失，仍感乏力。上方去羌活，繼服 3 劑（河南中醫，1982，4）。

6. 低熱——四逆湯合補中益氣湯加減

劉某，男，25 歲。1977 年 11 月 17 日來診。自述自 8 月 1 日開始發燒，咳嗽，鼻塞，流涕，已 3 月餘。服撲熱息痛、土黴素等，先後注射奎寧 12 支，同時服中藥 80 餘

劑，始服麻杏石甘湯，後服苦寒清熱、滋陰降火等方藥，目前已無頭痛、咳嗽、鼻塞等症，但體溫仍不正常，白天稍走幾步，體溫即上升至 37.6～37.8℃，自覺口乾、口苦，面部烘熱，手足冰冷，並生紫斑如凍瘡樣；動則心悸，汗出，四肢無力，大便溏薄。面色紅赤，唇舌俱紅，苔薄膩多津，脈洪大無力。

《傷寒論》云：「少陰病，下利清穀，裏寒外熱，手足厥逆，脈微欲絕，身反不惡寒，其人面色赤……」患者症狀與此論述相似。

本證初起緣由外感風寒，因誤治內傷，腎陽受損，陰寒內盛，故四肢涼如冰；寒凝血脈故手背形成紫斑；陰盛於下，陽浮於上，則面部烘熱，口乾口苦；稍事活動，體溫即升，晝輕夜重，乃陽虛氣弱；腎陽既虛，諸臟失其溫煦，脾虛則四肢無力而便溏；心陽虛則悸且汗；唇舌俱紅，苔薄膩多津，脈洪大無力亦為陰盛陽浮、陰極似陽之象。治宜益氣健脾，溫補腎陽。處方：

黃芪30g，黨參 15g，白朮 12g，附子 10g，肉桂 1g（沖），乾薑 9g，當歸 10g，白芍 12g，大棗 6 枚，炙甘草3g。服藥 6 劑，面部已不烘熱，口乾口苦消失，手足稍溫，精神氣力好轉，活動後體溫波動在 36.6～36.8℃ 之間，大便仍溏，脈緩弱。繼服 6 劑，體溫未回升。

原按：補中益氣湯為甘溫除熱劑，所治之證，病變在脾；四逆湯為辛溫除熱劑，所治之證，病變在腎。本案所用方劑中雖伍以參芪朮草，但並非甘溫除熱之意。因氣屬陽，陽虛者常兼氣虛，故用益氣藥以輔之（河南中醫，

1982，4）。

點評：本例著眼點在於陽虛氣弱，陽虛為本，氣弱為輔。因以四逆湯扶陽為主，李氏明言：「雖伍以參芪朮草，但並非甘溫除熱之意」，乃係「用益氣藥以輔之」，說得很清楚，彰顯火神派扶陽理念。

7. 失眠——四逆湯合四君子湯加味

田某，女，31 歲。失眠，伴心煩，頭痛、頭暈，咽乾，眠時自覺身熱，手足暴露於被外方覺舒適，腰疼，帶下清稀量多，大便乾溏無常。病已 2 年，曾服養陰清熱藥80 餘劑無效而來求治。

患者面色紅潤，舌質淡紅，苔薄白多津，脈沉細無力，證屬陰盛陽浮，脾腎兩虛。治當溫腎健脾，寧心安神。處方：

附子 25g，乾薑 10g，黨參 15g，白朮 15g，茯苓 16g，川斷 13g，合歡花 15g，煆龍骨、煆灶蠣各 25g，菟絲子15g，沙苑子 15g，炒棗仁 15g，肉桂 1.5g（沖），甘草3g。服藥 3 劑，諸症稍輕。上方加補骨脂 15g，又服 3 劑。除頭痛、頭暈外，諸症悉除。守方再加川芎 10g，白芷10g，繼服而癒。

原按：患者腰痛，帶下清稀量多，大便乾溏無常，為脾腎陽虛之候，舌質淡紅，苔薄白多津，脈沉細無力，均為陽虛之象，肌膚發熱，手足心烙，為陰盛陽浮，故用溫腎健脾之法取效甚捷（河南中醫，1985，3）。

十一、蕭琢如醫案

蕭琢如，名伯章，湖南名醫。幼侍先君學醫，崇尚仲景學說，認為「仲尼為儒家聖者，仲景則醫門之孔子也」。「仲景而後無完醫」。擅用薑附、四逆輩，劑量超常，對危重之症提倡晝夜服盡 2～3 劑，而非加大劑量於 1 劑中。凡用四逆輩，無論有無格陽假熱之象，均提倡冷服。尤其在湖湘江南地區，能用此等大劑，充分體現了火神派風格。本節醫案出自其《遯園醫案》。

1. 便結——四逆湯加生薑

從叔多昌，40 餘歲時，初患大便不利，醫者以滋潤藥服之。久之小便亦不利，肚腹飽脹漸增，胸膈亦痞滿不舒，飲食不入，時時欲嘔，前後服藥已數月，疾益劇。後有一醫謂當重用硝、黃大下，連進 3 劑，大小便閉塞不通，身體亦困疲不支。

余見其面色慘晦，骨瘦，起居甚艱，舌苔厚而灰白，切脈沉遲而緊。余曰：此症藥與病反，諸醫無一知者，病雖危險，尚有方救。但恐老叔不能堅信，搖於旁議，中道變更，反使余代他人受過，則不敢舉方，以於事無濟也。多叔曰：吾自分死矣，他醫之方，試之殆遍，今爾為吾立方，不論何藥，死亦甘休。遂疏方：

烏附 45g，北薑 45g，老生薑 30g，甘草 45g。囑其煎成冷服，每日當盡 3 劑，少必 2 劑，切勿疑畏自誤。囑用

大罐多汲清水,一次煎好,候冷分3次進服。究以疑畏不敢頻進,至夜僅服完1劑,次早嘔稍止,膈略舒,可進糜粥,是日服藥始敢頻進,盡2劑。其明日,嘔已止,胸膈頓寬,索糜粥,食如常人。余因語之曰:今日當不復疑餘藥矣。又於原方外加半硫丸2兩,每日清晨用淡薑湯送下3錢,分3日服完。第4日,天未明而腹中作響,似欲更衣,扶如廁,小便先至,大便隨出,先硬後溏,稠黏不斷,頃刻約半桶,病如失矣。

原按:早餐席間,多叔問余:此病緣何致之,前此許多醫藥,何以日劇?賢侄方何以如此神效?

余曰:此理深奧,即粗知醫者亦難悟此。人身腸胃,猶人家之陰溝,胸膈猶堂室然,疾係內臟陽氣式微,猶之天寒地凍也。試觀冬月,陰溝冰結,水道不通,求通之法,必候赤日當空,自然冰釋,此理婦孺咸知,醫者反茫然不覺。初以潤藥,是益之霜露,則陰溝冰結癒固,無怪二便不通,肚腹滿脹也;繼進硝、黃,是重以霜雪,陰溝即不通,層累而上,勢必漫延堂室,是即陰霾上逼,由肚腹而累及胸膈,遂至咽喉亦行閉塞,時而作嘔也。今余以辛溫大劑頻服,使重陰中復現陽光,堅冰立消,獲效所以神速。為疏通脈四逆加人參湯善後。

點評:此案大便不利,並非便秘,當屬大便澀滯不暢之證,古人多稱「便結」。本案一誤於滋潤,再誤於蠻攻,乃至病勢已危,蕭氏認定陰結而致厥逆,處以大劑四逆湯,且日進3劑,可見膽識非同常醫。本案標示了具體

劑量，蕭氏所謂「大劑」當即指此規格，以下案中未標劑量所謂「大劑」者，可仿此參照。

「原按」中蕭氏為病人講解病因機制時十分精妙，用比喻方式將陰結的形成說得通俗易懂，誤治、正治的道理講得淺顯易知，堪稱絕妙的科普宣傳，既在今日，亦值得醫家反覆玩味。

2. 便結——通脈四逆湯

某女，年近 40 歲。先患大便不利，醫者與玉竹、火麻仁、牛膝等藥，後來小便艱澀，久之月事亦不通，身微熱，已延 5 個月。腹滿脹，胸膈時痞時寬，飲食減少，困倦嗜臥，更換數醫，均用滋潤破氣及行血之品。診脈沉遲而澀，舌苔濕滑而暗。

余思疾本陰寒，今因誤藥，由氣分而累及血分，氣血交並，藥當氣血並治，才能有濟；繼思氣為血帥，氣行則血行，毋庸多惹葛藤；倘氣治而血不和，轉方調血，正自容易，遂決定單從氣分斬關奪隘。

疏方用大劑通脈四逆湯冷服，囑每日必服 2 劑；並用半硫丸 2 兩，分作 7 日，每早食前淡薑湯送下，許以服完即癒。嗣後不十日，藥完而疾癒，即授通脈四逆湯加人參，令其守服 10 餘劑，平復如常。

點評：此案與上案相似，均係陰證便結，誤用滋潤，導致小便也艱澀，全身陽氣大衰，雖有「月事亦不通」之血分見證，但遵「氣為血帥，氣行則血行」之理，「決定單從氣分斬關奪隘」，疏方用大劑通脈四逆湯投治，單刀直

入，不夾血分之藥，「服完即癒」。再次證明了火神派「萬病起於一元傷損」，「治之但扶其真元」觀點的正確性。

3. 寒疝——通脈四逆湯／烏頭桂枝湯

余某之妻，年近 40 歲，得陰寒大證已 1 年矣。初起時尚微，不甚介意，迨後每發益劇，踵門求診：左邊少腹內有塊，常結不散，痛時則塊膨脹如拳，手足痿軟，遍身冷汗，不省人事，或 2～3 日一發，或 5～6 日一發，醫藥訖無寸效，脈之沉緊，舌苔白厚而濕滑，面色晦暗。即與通脈四逆湯，烏附用 24 克，連進 3 劑，痛止。令其守方多服，免致再發。

嗣因停藥又發，另延他醫治之，逾二旬，痛如故，仍來求診。余曰：證本不易治，豈可付之毫無學識之輩，而以搔不著癢之藥圖治？閱方果皆庸俗不經之方，復以通脈四逆加吳茱萸、烏附每劑 30 克，續加至 60 克，服 10 餘劑，痛已不作，而內塊未散，因念《金匱》「寒疝腹中痛，逆冷，手足不仁，若身疼痛，灸刺諸藥不能治，抵當烏頭桂枝湯主之」，唯烏頭不可得，即用生附子 30g，照方煎服。至 4 帖，脈緊稍減，內塊漸小，食量增，精神益振。但藥方為俗所未見，莫不驚駭，群疑眾謗，時聞耳鼓。幸病者性頗慧，謂藥已與症對，當多服圖效，不肯更易，並求增加附子至 60g，余允之。又服數劑，內塊遞減。嗣復陸續增加附子至 4 兩，已服 2 帖，其丈夫慮其病久將死，謀劃歸鄉，因求另外開方。

余曰：方不必改，唯途中仍不宜缺藥，當預購以備服，即攜藥 4 帖而行。計旅行 3 日，服盡 3 帖，至第 4 日

抵家，體氣日健，喜出望外，即取餘藥1帖，濃煎大碗，
一飲而盡。頃之面熱如醉，手足拘攣，舌尖麻，已而嘔吐
汗出，即平復如初，曰：吾病其瘳矣！蕭先生先見之明，
果然不爽，自後毋庸服藥，竟不藥而諸症如失。

原按：嘗謂大病必須大藥，非特醫生必有確定之見，
又必病家信用之堅，兩者相須為用，方能奏回天手段。

點評：此證當屬寒疝，由於「烏頭不可得，即用生附
子一兩」代替。服藥後因「內塊漸小」，雖然「藥方為俗
所未見，莫不驚駭，群疑眾謗」，幸虧「病者性頗慧，謂
藥已與症對，當多服圖效」，並主動要求「增加附子至60
克」。服藥後，「頃之面熱如醉，手足拘攣，舌尖麻，已
而嘔吐汗出」，反應十分激烈，而疾病「即平復如初」，
如此「醫生必有確定之見，又必病家信用之堅，兩者相須
為用，方能奏回天手段」。說明醫患之間只有互相信任，
共同配合，才能取得療效。

4. 厥脫——通脈四逆湯／附子理中湯

某女，年30許，娩後10餘日，惡露已盡，偶因感冒
夾食，腹及脇痛。醫者疑瘀血為患，以破血、降氣藥與之
不效。繼更數醫，率用桃仁、紅花、三棱、莪朮等品，癒
治癒劇。一日醫用桃仁承氣湯煎好，進服1杯，隨即昏瞶
妄語。余診之，脈如蛛絲不絕，氣息奄奄，手足如冰，汗
出，面上黑氣滿布，口唇慘白，舌苔黑滑，即用大劑通脈
四逆冷服，1帖，蘇醒，厥回汗止，改用大劑附子理中湯3

帖，霍然而已。

點評：產後體弱，雖有實邪，不宜強攻，此證即傷於誤攻，而成四逆陽脫之證，此老凡用四逆輩，無論有無格陽之熱象，俱主冷服，各案均照此服法。

5.陰疽——四逆加人參湯／陽和湯加附子

從兄念農之長子莘耕，素羸弱，年10歲時，項背患疽。外科用藥內服外敷，潰久膿盡，流清汁，更以涼藥服之，身冷汗出，困頓不支，脈微弱，不可按指，為疏四逆加人參湯，大劑冷服。3日，諸症悉平，瘡口清汁轉膿，改用陽和湯加附子而瘳。

點評：外科必識陰陽，方能為人治病。否則藥與證反，或雜亂無紀律，勢必輕者變重，重者即死，害與內科同等，不可不慎。本案陰疽，外科顯然按陽瘡施治，致病人「身冷汗出，困頓不支」，危重已近陽脫，故先予四逆加人參湯回陽救逆，然後方選陰疽正方陽和湯加附子，此中有輕重緩急之分。

6.氣痛——烏頭赤石脂丸／附子理中湯

余之從兄念農，其室朱某，時年30歲，云患氣痛已數年，醫治益劇，時值冬月，怯風異於常人。詢知胸及背脇牽痛，頭重不舉，手足酸軟不溫，面色黧黑，舌苔濕滑而厚，時時欲嘔，脈沉遲而弦緊。

予瓜蔞薤白半夏湯不應，進人參湯亦不應。乃用烏頭

赤石脂丸併入蜜作湯冷服，痛稍減，即囑其相機遞加分量，連服不斷，以疾癒為度。後兩月烏頭、附子已增至每劑 60g，服藥時毫無痛苦；但停藥幾日，疾又作，根未拔，故再請方。余為改用生烏頭 2 個，計重 2 兩，入前湯內，以清水 7 大碗，煎至 4 大碗，候冷，分 7 次或 8 次，漸次增加進服。

奈朱某貪求速效，又因曾服附子近 10kg，有益無害，心信堅，膽亦壯，遂取進 1 / 3，約 2 小時後，不見變異，續進 1 / 3。忽面如火烘，手足頑痺，口中麻，知藥力發作，強忍之不令人知，擁被而臥。約 1 小時後，身漸漸汗出。次日促診，告以昨晚各情，並述今早諸病如失，後當不復作矣，請疏善後方。為疏理中湯加附子，並令以溫補美膳調養而痊。

原按：念兄以症奇方奇，詢余曰：閱歷多矣，從未見此等方並大劑者，其他醫皆不知耶？抑知之而不敢用耶？余曰：唐宋以來醫家，多以模稜兩可之方試病，又創古方不可今用之說，故《內經》之理，仲景之方，幾成絕學，間有一二卓犖者，倡而無和，道阻不行，亦如孔孟身當週末，終於窮老以死也。

醫者治病，必先練識，一識真病，一識真方。仲師之方即真方也，識既真則膽自壯，一遇大病，特患病家不堅信耳，信苟堅，除不治之症外，未有不癒者。

點評：此案胸背徹痛，投以烏頭赤石脂丸，「相機遞加分量，連服不斷」，直至「烏頭、附子已增至每劑 2

兩」，確實劑量超常。病人因服藥有效，自作主張，增加藥量，每次服藥由一劑的七八分之一增加到1/3，雖有「面如火烘，手足頑痹」諸般反應，「心信堅，膽亦壯」，認定係藥力發作，從容應對，終於獲癒。

「原按」中蕭氏一段議論頗顯見識，專予保留，以供學者揣摩。「醫者治病，必先練識，一識真病，一識真方。」說得何等深刻。

7. 慢驚風——附子理中湯加吳茱萸

劉孩，5歲，先患泄瀉，先請曾醫士診之，繼而轉為慢驚風。余觀其下利清穀，口不渴，身熱微汗，舌苔灰白厚滑，目上視，氣喘，手足躁擾而厥，切脈沉弦而勁，余難之，謝不出方。病家懇請再四，乃主附子理中湯加吳茱萸大劑冷服，囑其不避晨夜進服，勉希萬一。

次日其母舅以既進溫補大劑，即取關東鹿茸入藥並服。又明日，疾即大瘳。其父云嘗見醫士治風，必用鉤藤、蟬蛻、僵蠶等味，茲獨屏絕不取；數歲小兒以溫補大劑投之，將來必患別證。曾醫聞而憤甚，踵門以告。余曰：恩將仇報，古今同慨，非獨醫也。相與大笑而罷。

點評：患兒父親只知其一，不知其二，不懂裝懂，病雖告癒猶在埋怨醫生，真是不知其可也。

8. 痢疾——理中湯合小承氣湯

長沙劉某之子，年甫5歲。平日喜食糖點，久而成積，初不知覺，已而間作腹痛，所下之糞，雜有白膿，猶

謂偶然小恙，未曾醫治。繼乃漸劇，日常數次。

診之脈弦緩，舌苔淡白。因其稟賦薄弱，不敢徑施下劑，乃變通用理中湯加大黃服之，不應，遂以理中湯合小承氣 2 帖，下黑糞甚多而癒。

點評：此證久而成積，腹痛，下利膿白，當屬痢疾，古稱「滯下」。「因其稟賦薄弱，不敢徑施下劑」，乃變通用攻補兼施治法，是為圓機活法。

9. 類中風——真武湯／黑錫丹

鄧女，50 歲。因嫁女積勞，忽患類中風，滿面青黯，痰涎如潮，從口奔流，頃刻盈盆，手足不仁，精神恍惚，遍體津津汗出，有某老醫用參、芪、歸、地等藥，病日加劇。余診之，脈浮大而緩，按之無神，告曰：病係陰寒大症，非大劑乾薑、烏、附辛熱之品不可挽救。因所現各症係陰霾滔天，陽光將熄之候，若服歸、地等藥，是以水濟水也；即參、芪亦不可用，因其柔潤多液，難免不助桀為虐；故仲師回陽方中，每屏除不用，是其明證。即疏真武湯，囑其不避晨夜，頻頻多服，或有轉機。奈家人以為與前藥大異，又非世俗所謂補藥，狐疑不決。

余再三逼令進服，始勉強煎服少許。次晨病如故。即改用黑錫丹，至夜 2 次吞服計百粒，約 3 錢，其明日晨後痰涎已不上湧，汗不出，脈亦略平。足見黑錫丹之功效神而且速，余正擬用通脈四逆湯再送服若干，必可轉危為安。適逢先前主方老醫至，謂痰涎任其湧出為善，不宜引之內返，致留邪為患，且謂黑錫丹多係峻藥，斷難再服。

疏方仍主參、芪、歸、地等。

病家因其年老閱歷多，信服不疑，余以年輩不敵，雖具熱腸，奈何孤掌難鳴，只得忍俊而去。後聞痰涎復如潮湧，神思日益昏瞶，不旬日而死，惜哉！

點評：此案初以誤治而「病日加劇」，蕭氏接手認定為「陰寒大症」，處以真武湯、黑錫丹，本已見效，奈何病家迷信某老醫，終因誤治而送命，此例經驗教訓足供思考。蕭氏對此「陰霾滔天，陽光將熄之候」，明確提出「非大劑乾薑、烏、附辛熱之品不可挽救」的原則，講究單刀直入，反對養陰藥，「若服歸、地等藥，是以水濟水也」；反對補氣藥，「即參、芪亦不可用，因其柔潤多液，難免不助桀為虐」。

事實證明，病人確實死於參、芪、歸、地類補氣養陰藥。鄭欽安所謂「甘溫固元，是薑、附、草，不是參、芪、朮，學者不可不知也。」（《醫法圓通・卷二》）蕭氏之論可作此語注解。

此案與本節例2便結案互參，可得異曲同工之妙。

10.水腫──濟生腎氣丸／六君子湯、八味地黃丸

周某，約30歲。患水腫已半年，醫藥遍試而日劇。延診時，頭面、四肢、腰腹、胸背皆腫如瓜形，僵臥床席，不能轉側，皮膚脹痛異常，即被褥亦不能勝受，氣喘，小便不利，脈沉而微。診畢，告主人曰：古人言水腫死證，見一即危，如缺盆平、掌無紋、臍突、足底平皆是，今皆兼之，況皮膚痛不可支，有立刻破裂之勢，須防外潰，喘

滿又恐內脫，雖有妙方必無幸矣，辭不舉方。主人曰：疾不可療，命也，但願得尊方入口，死亦甘休。

余聞而憐之，即疏濟生腎氣丸而去。越數日，來告曰：藥完2劑，小溲如泉，腫消大半矣。可否再服？囑其更進2劑，其病如失。嗣以六君、八味丸湯並進而痊。

點評：八味地黃丸即金匱腎氣丸，此方再加牛膝、車前子為濟生腎氣丸。

十二、孫秉嚴醫案

孫秉嚴，1927年生，祖籍山東省萊陽市，天津著名腫瘤專家，擅用大劑量附子、乾薑、肉桂等，結合破瘀攻下等法，治癒許多癌症患者，其療效時人罕有其匹。在其所著《孫秉嚴40年治癌經驗集》、《孫秉嚴治療腫瘤臨床經驗》、《孫秉嚴治癌秘方》中有許多治癒案例，本節所選即出自上述各書。

孫氏是一位富於創新精神的醫家，在辨證和治病等方面都有很多獨到之處，簡要介紹如下。

● 獨創「三印、兩觸、一點」的辨證方法

「三印」屬於望診範圍，指察望甲印、舌齒印、腮齒印，用以辨識機體之寒熱虛實；「兩觸」屬於切診範圍，包括觸按胃、臍和觸摸耳殼增生物，用以辨體內瘀滯之有無；「一點」即查看全身皮膚小白點，測知毒結的有無。

（1）甲印是指甲根部白色半月狀弧（亦稱月痕），是甲板的新生部分

關於甲印的變化古醫書記載較少，孫氏對甲印的認識是在觀察大量病人中產生的。發現病人甲印的形狀、大小、數目都是不同的，與他們的體質、寒熱症候是有關聯的。這是孫氏辨證最為獨到之處。

正常甲印為健康甲印，兩手數目應為 8 個，即除去 2 個小指之外，其餘 8 指都應有甲印。甲印大小從甲根向甲緣量起應在 2mm 左右（拇指可到 3mm）。甲印邊緣整齊、清晰，中部凸出顯得飽滿。此種甲印多見於健康無恙者，說明氣血沖和，陰陽平衡。

異常甲印與正常者相比較，甲印增大或縮小，有甲印的指數增多或減少，10 指全有或全無甲印，都稱為異常甲印。分為以下 3 種類型：

① 寒型：甲印偏小或有甲印的指數減少，均屬寒型甲印。按程度不同又可分為偏寒、寒、大寒 3 型。甲印變小在 1～2mm 之間，或個別手指甲印缺失（兩手共有 3～7 個甲印）為偏寒型；僅兩拇指有甲印，餘 8 指均無者為寒型；10 指均無甲印為大寒型。

寒型甲印是體內陽氣虛衰而陰寒偏盛的表現。

② 熱型：甲印變大或有甲印的指數增多，均屬熱型甲印。按程度不同也可分為偏熱、熱、大熱 3 型。8 個手指的甲印大小正常或略大，又見 1 個或 2 個小指有甲印（一般較小）為偏熱型；9 指以上有較大甲印（均在 2mm 以上），或除 2 小指甲印較小外，餘 8 指甲印均大於正常者為熱型；10 指都有特大甲印（超過甲體的 1／2）為大熱

型。

　　熱型甲印是體內陽氣旺盛，臟腑功能強壯的表現。

　　③寒熱交錯型：此型介於寒熱之間，又叫溶合甲印，是由原有熱型甲印發展而來。

　　此型甲印表現為甲印的模糊不清，顏色亦逐漸接近甲體的顏色。

　　一個人甲印與其父母的甲印表現出相似性，父母如果是大寒無甲印，子女也多無甲印。

　　說明甲印的生長具有遺傳性。張景岳說過：「臟氣各有強弱，稟賦各有陰陽。」

　　孫氏透過對大量腫瘤病人的臨床調查表明，寒型甲印者占了絕大多數（80％），說明惡性腫瘤病人中體質虛寒者占大多數。

　　編者按：孫氏關於觀察甲印以辨寒熱的觀點確實新穎，為分辨陰陽寒熱提供了一個直觀的指標。編者曾親予檢驗，發現這一方法並不完全合乎實際，所稱甲印多者，不一定俱是陽熱，甲印少者也不一定皆是虛寒。莊嚴先生亦曾對此發表看法：「我接手的患者，陽熱體質近兩三年從未見過，陰寒體質者比比皆是，甲印多者屬陰寒之體也不少見。只不過甲印多者服用陽藥易於見效，療程較短，用藥量相對較輕就有顯效。甲印多者出現寒象一般屬於驟虛性質，寒實證為多，非遺傳體質使然。寒性體質甲印少者經過陽藥的治療，短時間甲印沒有太大的變化，虛寒證為多。但如果是經過較長一段時間生活起居的調養，身體狀況好轉，或是體質發生逆轉，甲印有的會有明顯的改善，且先於體質的逆轉出現變化。」因此，孫氏甲印辨證法可

供參考，不宜拘泥。

（2）齒印包括望舌齒印和腮齒印

所謂舌齒印即舌體邊緣牙齒的壓痕，是體內寒凝濕聚的表現，亦即中醫通常所稱的「齒痕」，其主病意義確實是寒濕偏盛，因此可以說，孫氏所稱舌齒印的辨證價值並無獨到意義，至少與辨甲印相比如此。

所謂腮齒印是口腔內兩側腮部黏膜受齒緣壓迫的印痕（甚至頰黏膜被牙齒反覆咬破成為突起），多由胃腑寒痰濕停，上阻於口所致。印淺者，寒濕痰鬱較輕；印深者，寒濕痰鬱較重。寒鬱越久齒印越深，顏色越重（呈紫黑色），甚至咬成血疱。應該說，孫氏所稱腮齒印，中醫學顯然已有認識，通常稱之為「腮印」。

孫氏認為，三印之中，以腮齒印的變化最明顯，中陽虛寒得辛熱可很快消失，飲食不慎、寒涼過度又可出現；甲印的變化最不明顯，治療有效，體質增強，甲印新出的變化情況亦有。

（3）兩觸是指觸摸耳殼和胃脘部

前者指觸摸耳殼有無增生物，包括有無增厚和結節出現，正常人耳殼平整無結節或增厚。凡見到耳殼上出現反應物的患者，多有明顯的唇爪青紫，舌質紫暗瘀斑、舌下靜脈怒張等表現，提示腫瘤病人氣血鬱滯比其他疾病嚴重。

後者指觸按胃脘部，相當於中脘穴部位和臍左距臍2寸（3橫指）左右處，有無板滯感和壓痛。正常人腹軟而平坦，無壓痛，如出現胃脘板滯壓痛，應考慮停飲或食

積；臍左觸之堅硬而有壓痛，是肝鬱氣滯的明顯標誌，提示肝氣鬱結、癥瘕積聚。兩觸在以化瘀驅毒攻下為原則的腫瘤治療中，具有非常重要的診斷意義。「胃臍壓痛就是行氣破瘀攻下的依據，這是必須明確的。」「如果沒有兩觸的陽性，是斷然不敢用大劑破瘀攻下的。」

孫氏認為，臨床腫瘤患者，兩觸陽性占 80% 左右，證明腫瘤的形成與肝鬱、胃腸結滯有密切關係，也為確立行氣破瘀攻下的治則奠定了理論基礎。

孫氏指出，印法不僅用於腫瘤的診斷，而且可以用於其他疾病的診斷，在辨別症候的寒熱虛實上道理都是相同的。

（4）「一點」是指皮膚表面出現的乳白色小點

正常人皮膚是沒有白點的。病理狀況下的小白點邊緣清晰，較健康皮膚有凹陷，大小不等，小者如小米粒，大者如黃豆粒或更大。呈圓形或橢圓形，局部無痛癢感覺，無脫屑、角化、萎縮、潰瘍等現象。這種小白點以軀幹部位較多，四肢較少。有診斷意義的是指達到 3 個以上，且隨時間推移增加，注意與汗斑和白癜風區別。

主病意義：皮膚小白點是體內蓄積毒結的外在表現。癌症經過驅毒治療，有的人皮膚上小白點的顏色可漸漸變淺，甚至模糊消失。

●腫瘤病人中寒型占 80%

孫秉嚴認為，腫瘤患者「不論是長江以北還是長江以南，也不論是沿海還是內地，寒型和偏寒型症候者最多，約 80%。」這是根據對 1000 人的總結分析得出的結論。另

外，根據孫氏「1978 年 11 月對門診 200 例腫瘤患者的統計來看，屬於大寒型、寒型、偏寒型的占 82%，大熱型和熱型者僅占 18%」。孫氏這一觀點顯然與近現代火神派名家如吳佩衡、祝味菊、李可的觀點十分吻合。

眾所周知，目前大多數醫家包括許多所謂名醫都認為腫瘤是熱毒為患，癌細胞等同於熱毒，用藥不離白花蛇舌草、半支蓮等寒涼藥物，其療效並不盡如人意。如果以陰陽兩綱為指導，以陰陽辨訣為標準，不難看出大多數腫瘤的病機屬於陽虛陰盛。

近年來，許多有識者接受了這一觀點，按此認識投以溫熱藥物，包括薑附之品，常能收到較為滿意的效果。如盧崇漢教授接診的病人中，「腫瘤病人占 1／3，最長的現在已經 30 年了」。

●擅用附子、乾薑、肉桂等熱藥，具有火神派風格

孫氏說，寒證需用溫藥，認為張景岳對溫藥的使用很有獨到之處：「凡用熱之法，如乾薑能溫中亦能散表；肉桂能行血善達四肢，血滯多痛者宜之；吳茱萸善暖下焦，腹痛泄瀉者極妙；肉豆蔻可溫脾腎，飧泄滑利者最奇；胡椒溫胃和中……製附子性行，加酒無處不到，能救急回陽。至若半夏、南星、細辛、烏藥、高良薑、香附、木香、茴香、仙茅、巴戟天之屬，皆性溫之當辨者。」

孫氏認為，「上面列舉的藥物，既補中散寒又補益命門助心火，對於寒證皆當使用。」「其中乾薑、附子、肉桂回陽，視為必用，大寒用 30g，寒輕用 15g；高良薑、香

附、木香、烏藥、茴香溫運陽氣，能加強胃腸道吸收消化功能。總之，用溫熱藥時，劑量要掌握好，還要有適當的陰藥牽制。」

對腫瘤之外的雜病亦擅用附子、乾薑、肉桂等，本節即選了幾個驗案。

●獨特的用藥套路

孫氏積幾十年臨床經驗，用藥自成套路，無論腫瘤，還是其他雜病，都具有鮮明獨特的用藥風格。歸納他最常用藥的套路如下：

扶陽：常用附子、乾薑、肉桂、高良薑、蓽撥、吳茱萸等，以附、薑、桂三味尤為常用。

攻下：常用牽牛子、檳榔、大黃、芒硝4味等。

活血：常用桃仁、紅花、三稜、莪朮4味等。

行氣：常用木香、砂仁、枳殼、厚朴、陳皮等。

扶正：常用黨參、黃芪、熟地等。

蟲蟻通絡：常用全蠍、蜈蚣、僵蠶、烏蛇等。

此外，按照腫瘤部位不同，加入相關臟腑引經藥：如腦瘤用川芎、白芷、蔓荊子；直腸癌用槐花、地榆；鼻咽癌用白芷、荊芥、僵蠶、蒼耳子等。

另外，孫氏還自製十幾種成藥，主要用於驅毒，藥性偏峻，每案都在配用，即湯丸並進，是其治癌用藥的另一特色。這些成藥簡介如下：

化毒片：主要成分是輕粉、雄黃、毛慈姑、蜂房、元明粉。

化鬱丸：主要成分是丁香、沉香、木香、檀香等香類理

氣藥。

化堅液：主要成分是核桃樹枝。

新丹：主要成分是蜈蚣、穿山甲、山慈姑、土茯苓、鹿角。

消瘤丸：主要成分是銅綠、蜈蚣、黃藥子、巴豆仁、雄黃。

寒證丸：主要成分是硫磺、附子、乾薑、黨參、熟地。

還有很多藥物，詳細情況可查孫氏著作。

1. 胃癌——辛熱驅毒，化瘀攻下

王某，男，42 歲，住天津紅橋區。素有胃痛病史，1965 年疼痛加劇，嘔吐不能食，天津市某醫院診為胃潰瘍。手術中發現胃穿孔，賁門下淋巴結腫大，彌漫性腹膜炎，行胃次全切除術，病理檢查為「潰瘍型腺癌」。曾經一段化療，仍不能減輕痛苦，於 1966 年 4 月 28 日來診。

查體見身體消瘦，體重 46.5 千克，精神萎靡，面色蒼白（中度貧血貌）。左腋下及左鼠蹊部淋巴結腫大，胃脘部腫物約 3cm×3cm。舌苔白厚膩，十指均無甲印，舌、腮印（++），臍左旁壓痛（+）。證屬大寒瘀毒結，治以辛熱驅毒化瘀攻下。湯藥處方：

附子 30g，乾薑 30g，肉桂 30g，高良薑 10g，蓽撥 10g，枳殼 15g，厚朴 15g，陳皮 10g，桃仁 15g，紅花 15g，三棱 15g，莪朮 15g，黨參 15g，熟地 30g，牽牛子 30g，檳榔 30g，大黃 15g，元明粉 15g。日 1 劑，早晚各 1 服。

成藥處方：化毒片，每日 5 片；化鬱丸，日 1 劑。

服藥後，隨大便排出許多黏凍狀和爛肉狀物，胃、腹

部疼痛減輕，食慾好轉。因久病胃氣受傷，恐其正氣不支，數日後方又加芪、朮、苓（取四君子意），兩週後食量大增。患者大便雖日行數次，但日漸身體有力，顏面亦轉紅潤。服藥 5 個月後，體重增至 71 千克，某醫院復查，胃腹部軟，無壓痛，腋及鼠蹊部腫大之淋巴結均消失。

點評：此案具有明顯的孫氏用藥風格：辛溫扶陽用附子、乾薑、肉桂、高良薑、蓽撥；行氣用枳殼、厚朴、陳皮；活血用桃仁、紅花、三棱、莪朮；攻下用牽牛子、檳榔、大黃、元明粉；扶正用黨參、熟地等。另用成藥驅毒攻癌，與湯劑互相配合，不應忽略。各案大致類此。

2. 胃癌——辛熱破瘀，驅毒攻下

李某，男，46 歲，住天津市河北區。1967 年開始上腹部經常疼痛，1968 年經天津市某醫院等檢查，診為十二指腸潰瘍，治療 1 年無效，考慮為胃部腫瘤。1969 年 3 月於天津市某醫院手術治療（胃部分切除），病理報告為「胃淋巴肉瘤」，同年 7 月開始放療、化療，1 年後停止，很快在右腮腺及鼻咽部出現腫物，1970 年 12 月來診。

查體見身體消瘦，精神狀況差，舌淡苔白膩，脈沉緊。舌面中前部（相當脾胃區及其與心區之間的部分）有橫豎不規則的裂紋，將舌面割成 6～7 塊。十指甲印特大，但赤白邊際已模糊不清（溶合甲印後期），舌、腮印（＋），左耳殼結節（＋），胃脘及臍左側壓痛（＋）。證屬寒瘀毒結，治以辛熱破瘀，驅毒攻下。湯藥處方：

附子 30g，肉桂 30g，乾薑 30g，高良薑 10g，吳茱萸

15g，肉蔻 10g，小茴香 20g，烏藥 10g，砂仁 6g，桑螵蛸 30g，熟地 30g，三棱 15g，莪朮 15g，柴胡 10g，升麻 10g，牽牛子 30g，檳榔 30g，川大黃 15g，元明粉 15g （沖）。每日 1 劑，早晚分服。

成藥處方：化毒片，日 3～5 片；新瘤丸，日 30～60 丸；寒證丸，日 1～2 劑；化堅液，日 100mL 口服。

服藥 1 年以後，一切不適消失，舌上裂紋變淺，10 多年來感覺良好。

3. 胃竇癌——辛溫驅毒，破瘀攻下

王某，男，62 歲，天津市人。1967 年 12 月開始上腹部經常疼痛，噁心、嘔吐，大便秘結不通。1968 年 1 月在某醫院做胃次全切除術，術中見胃穿孔，取病理為胃竇部「潰瘍型腺癌」，已廣泛轉移。

1968 年 4 月 29 日來診：查體見消瘦，重度貧血面容。左上腹部有長約 5cm 之縱行手術切口，癒合不良，有膿性分泌物流出。舌淡苔白膩，脈沉細弦。甲印小而不全，舌、腮印（＋），左耳殼結節（＋），胃脘及臍左板滯、壓痛明顯。證屬寒瘀毒結，治以辛溫驅毒，破瘀攻下。湯藥處方：

附子 15g，乾薑 15g，肉桂 15g，高良薑 10g，蓽撥 10g，海藻 15g，牡蠣 20g，莪朮 15g，三棱 15g，穿山甲 10g，鱉甲 20g，陳皮 10g，香附 15g，白朮 10g，黨參 15g，熟地 30g，牽牛子 30g，檳榔 30g，大黃 15g，元明粉 12g（沖）。水煎兩次服，日 1 劑。

成藥處方：化毒片，間日 3～5 片；消瘤丸，間日服

30～50 丸（時間與化毒片交叉開）；化堅液，每日 100mL 口服。

服藥後，大便中排出很多黏凍狀和爛肉狀物，至 1970 年 8 月一切不適消失，傷口癒合。1981 年追訪健在。

4. 肺癌——溫熱回陽扶正，驅毒破瘀攻下

虞某，女，41 歲，住北京。1977 年 3 月開始咳嗽，痰中帶血。北京某醫院診為肺癌，5 月病情惡化，胸水，持續高燒（39.5～40℃ 之間）。3 個多月來經西藥退燒、輸液，中藥羚羊角、犀角等治療，燒仍不退。每日進食 1 兩許，勉強吃下，大便數週未解，已臥床不起。血紅蛋白 3g。1977 年 8 月來診。

查見體質消瘦，面色蒼白水腫，重度貧血貌，舌苔灰白厚膩，脈沉遲無力。兩手十指均無甲印，舌、腮印（＋＋），雙側耳殼增厚，胃脘部高突，壓痛明顯，臍左旁壓痛（＋）。證屬大寒瘀滯毒結，正虛邪實蓄毒，治以溫熱回陽扶正，驅毒破瘀攻下。湯藥處方：

附子 25g，炮薑 25g，肉桂 25g，黨參 15g，熟地 30g，黃芪 30g，枳實 15g，木香 15g，牽牛子 30g，檳榔 30g，大黃 15g，元明粉 15g（沖），白茅根 15g，百部 30g，白花蛇舌草 15g，葶藶子 30g，白蒺藜 30g，麥冬 25g，白芍 15g，地骨皮 15g，茯苓 25g。水煎 2 次，早晚服。

成藥處方：化毒片：每日 5 片；化堅液：日 100mL 口服。

服藥 3 劑之後，燒退能食，大便下黑糞及爛肉狀物很多。服藥 1 個月後兩拇指出現小甲印，日食約 800g 糧食，

能起坐，血紅蛋白 8.7g。

5. 直腸癌——溫寒化瘀，驅毒通便

盧某，男，60 歲，住牡丹江市。1981 年出現膿血便，每日大便 8～10 次，小腹下墜，納食減少。經某醫院直腸鏡檢查，診為直腸癌，病理報告為「腺癌」。經放療 1 個月，服用中草藥，放療後復查癌灶由 10cm² 縮小到 6cm²，但症狀未減，1981 年 10 月 6 日來我院就診。

診見：面色黃瘦，形體消瘦，耳殼硬結（＋），甲印溶合，舌腮印（＋），脈沉弦緊。證屬寒熱瘀滯毒結型，治以溫寒化瘀，驅毒通便。湯藥處方：

附子 15g，乾薑 15g，油桂 15g，地榆 15g，槐花角 20g，黃藥子 30g，天葵子 15g，藤梨根 15g，麥冬 10g，天花粉 20g，牽牛子 30g，海藻 15g，牡蠣 15g，皂莢 6g，蜈蚣 3 條，蟬蛻 10g，斑蝥 3 個，滑石 15g，黨參 15g，生芪 30g，陳皮 10g，半夏 15g，大棗 10g。水煎兩次，早晚分服。

成藥處方：化毒片：日 5 片；化堅液：日 100mL；新丹：日 1 劑。

自服藥後 1 年，大便日 1～2 次，下腹部不適諸症消失，飲食正常，體力恢復，能上班工作。於 1983 年復查直腸癌病灶完全消失。於 1985 年 10 月 21 日經天津某醫院等復查，未見異常。

6. 結腸癌——驅毒破瘀，回陽攻下

崔某，男，36 歲，工人。1970 年 3 月 10 日被木頭砸

傷腹部疼痛難忍，次日在某醫院手術治療。術後 20 天上腹部出現腫物伴有腸梗阻，5 月 19 日又以「腫物待查」在該院行剖腹探查術。術中見橫結腸與胃之間有一手拳大小腫物，肝、膽囊、小腸、橫結腸有廣泛的白色小結節，即關閉腹腔，取病理報告為「結腸腺癌」。

同年 10 月來診，當時血紅蛋白 3.8g，體弱，面色蒼白水腫，上腹部腫物隆起，大小如拳，觸之質硬，右肋下亦可觸到雞蛋大小的腫塊。四診結合印法，其證屬寒瘀毒結，治以驅毒破瘀，回陽攻下。湯藥處方：

附子 15g，肉桂 15g，乾薑 15g，高良薑 10g，熟地 20g，白朮 10g，黨參 10g，三棱 15g，莪朮 15g，木香 10g，佛手 10g，厚朴 10g，海藻 15g，牡蠣 15g，蜈蚣 5 條，斑蝥 5 個，滑石 10g，牽牛子 30g，檳榔 30g，大黃 15g，元明粉 15g（沖）。每日 1 劑，煎 2 次早晚服。

成藥處方：化毒片：每日 2～5 片（視耐受情況定，下同）；化鬱丸：隔日 1 劑；化堅口服液：每日 50～100 mL。

服藥後大便排出物甚多，如爛肉，或如黏凍。9 個月後，腹部腫塊基本消失，血象基本恢復正常。1974 年 4 月，天津市某醫院征得病人同意後做剖腹探查，證實腹腔轉移癌已完全消失，1980 年該醫院再次復查，未見異常變化，正常工作。

7. 乙狀結腸癌——辛溫驅毒，破瘀攻下

劉某，男，47 歲，華東某學院幹部。1970 年患乙狀結腸癌，術後 3 個月復發，當時左頸淋巴結及左腹股溝淋巴

結均有轉移，腹部脹痛，有少量腹水。天津某醫院鋇灌腸見腸道狹窄區僅 0.15～0.6cm，大便阻塞不通，1971 年 2 月來診。

查體見面色蒼白，痛苦病容，身體消瘦。舌淡苔白膩，脈沉細而弦。兩拇指甲印（＋），微小，餘八指甲印（－），舌、腮印（＋），左耳殼硬結（＋），胃及臍左側壓痛（＋）。肝掌明顯，延及大、小魚際及十指端，肝大肋下兩指。證屬寒瘀毒結，治以辛溫驅毒，破瘀攻下。湯藥處方：

附子 15g，乾薑 15g，肉桂 15g，黨參 15g，熟地 30g，莪朮 15g，三棱 15g，土茯苓 30g，斑蝥 3 個，滑石 15g，香附 15g，枳實 15g，檳榔片 30g，牽牛子 30g，大黃 15g，元明粉 15g（沖）。日 1 劑，早晚分服。

成藥處方：和肝丸，日 1 劑；化毒片，日 2～5 片；化堅口服液，日 50～100mL 口服。

化療藥口服：複方氟脲嘧啶片，日 5 片（每片 50 mg），口服。

服藥後，每日排便數次，身輕，精神亦好。服藥半年後飲食增加，體力恢復，肝掌亦消失。1972 年 9 月拍片，復發病灶消失，淋巴結腫大消失。1975 年在北京某醫院檢查 CEA（癌胚抗原）為正常值，恢復工作。

1983 年底再次復發且轉移，出現腹痛，北京某醫院 B 超查，左下腹腫塊 5.0cm×3.9cm，壓迫左下肢動脈，不宜手術。化療 2 月餘，腹痛加劇，日夜不能臥，天津某醫院 CT 復查為左髂脈管周圍淋巴轉移。患者拒絕手術於 1984 年 3 月再次來診，僅治 2 個月，左腹腫塊即明顯縮小，不

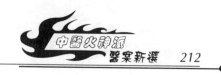

適亦消失。病人於 1985 年腹腔癌復發而死亡，但中醫藥治療為他延長了生命。

　　點評：孫氏此案除用化毒片等成藥驅毒外，尚配合化療藥複方氟脲嘧啶片口服，此亦他的一個治癌套路，即「晚期癌症，邪逼正危，單用中藥難以速效，單用化療藥患者難以接受，此時中西藥配合，各自發揮特長是必要的」。「化療藥最多應用的情況是復發癌或轉移癌、晚期癌，正敗邪強，欲在短期內改善這種危重狀況，這也是急則治標的方法。」

　　考此老常用化療藥如下，供讀者參考：

　　腦瘤、喉癌、胃癌、肝癌，加用爭光黴素注射液 1 支（15mg），對入 50% 葡萄糖 20mL 口服；

　　淋巴肉瘤、肺癌、結腸癌，加用環磷醯胺或 5- 氟脲嘧啶；

　　膀胱癌、卵巢癌，加用塞替派。

　　孫氏凡用斑蝥攻癌，必配滑石，以減輕尿道刺激反應。

8. 腸系膜惡性腫瘤——溫陽破瘀，驅毒攻下

　　左某，女，49 歲，住天津市河西區。1979 年 3 月發現下腹部有腫物，疼痛劇烈時則嘔吐出冷汗。4 月 6 日經天津某醫院檢查，下腹可觸及如妊娠 5 月大小之腫物。19 日行剖腹探查術，術中見兩側卵巢呈皺縮狀，左側卵巢部位附有直徑分別為 2cm 及 1cm 的囊腫。兩側卵巢的正中部位有一 18cm×16cm×8cm 的腫物，堅硬凹凸不平，被小腸系膜包裹，腸系膜淋巴結腫大。腸系膜淋巴結病理檢查，報

告為「腸系膜惡性腫瘤」。病情日益惡化，腹脹痛劇烈，腹水增多，不能安眠，行動困難，納少，大便多日不解，1979 年 10 月 20 日來診。

以四診結合印法，診得證屬寒瘀毒結，治以溫陽破瘀，驅毒攻下。湯藥處方：

附子 15g，炮薑 20g，高良薑 10g，桃仁 15g，紅花 10g，三棱 15g，莪朮 15g，厚朴 15g，香附 15g，陳皮 10g，烏藥 10g，海藻 15g，牡蠣 20g，澤瀉 15g，車前子 20g。

成藥處方：新丹，每日 1 劑；消瘤丸，每日 30 丸；化堅口服液，每日 100mL。

服藥後大便中排出很多黑色黏凍狀和爛肉狀物，逐漸身輕有力，食量增加，服藥 6 個月後，下腹腫物和諸不適症狀消失。

9. 肝癌——溫寒化瘀，攻下

鄧某，男，44 歲，廣東省高州縣人。1990 年 4 月初經某醫科大學 B 超及 CT 檢查，確診為肝癌，肝左葉病灶 4.5cm×6.8cm 大小，肝功能正常，於 1990 年 5 月間初診，來人代訴病情開藥。經服藥後，肝區疼痛消失，病情好轉，B 超檢查，病灶縮小，血象正常，體力恢復。1990 年 9 月 4 日病人親自來診。

查體：體質消瘦，腹水（＋），舌印（＋），腮印（＋），甲印偏寒，脈沉弦。證屬寒瘀毒結型，治以溫寒化瘀，攻毒下法。服藥 1 個月，腹水消失，帶 3 個月藥回家。1990 年 10 月 8 日 B 超復查結果為肝癌消失，肝硬化

結節。湯藥處方：

附子 20g，肉桂 20g，乾薑 20g，茵陳 15g，梔子 10g，川楝子 15g，蜈蚣 3 條，天蟲 10g，全蠍 6g，自然銅 20g，黨參 15g，生黃芪30g，熟地 30g，白芍 20g，厚朴 10g，木通 10g，茯苓 15g，澤瀉 10g，穿山甲 10g，天葵子 15g，柴胡 10g，竹茹 10g，代赭石 30g，番瀉葉 10g，大棗 15g。

成藥處方：化堅液，日 100mL 口服；化鬱丸，日 10丸；新丹，日 1 劑；消瘤丸，日 20 丸；和劑丸，日 1 丸。

1991 年 1 月 2 日來電話，已上班工作 1 個月。

10. 卵巢癌──溫腎暖脾，破瘀攻水，化毒

趙某，女，59 歲，住天津市和平區。1975 年 4 月發病，腹脹不欲食，日漸消瘦，周身倦怠，大便不暢，小便短少。6 月經天津某醫院取腹水塗片檢查，找到癌細胞，診為右側卵巢癌。1975 年 7 月腹水發展很快，腹脹憋悶，飲水即吐，前來就診。

查體見身體消瘦，面色蒼白，精神萎靡，語音低微（被別人抱進診室）。舌質淡，苔白厚膩，脈沉細而弦，舌、腮印（＋），十指全無甲印，左耳殼結節（＋）。腹水使腹脹高於胸口。證屬寒瘀水停毒結，治以溫腎暖脾，破瘀攻水化毒。湯藥處方：

附子 15g，乾薑 15g，陳皮 10g，半夏 10g，白朮 15g，白參 10g，茯苓 15g，桂枝 10g，澤瀉 15g，豬苓 15g，黑牽牛 30g，白牽牛 30g，檳榔 30g，大黃 15g，番瀉葉 15g，山藥 15g，熟地 25g，補骨脂 10g，核桃仁 15g，阿膠 6g（沖），雞血藤 15g。每日 1 劑，早晚分服。

成藥處方：消瘤丸，日 5～10 丸；化堅液，日 100 mL。

服藥後大便通暢，排出很多爛肉狀物（有的長約 15 cm），小便亦暢。自 7 月 11 日開始服藥至 8 月 1 日，歷時 20 天後能下床活動，治療 3 個月後又到某醫院檢查，腫瘤已摸不到。

11. 卵巢乳頭狀腺瘤——溫寒化瘀，驅毒攻下

田某，女，36 歲，住上海新樂路。腹部脹痛數月，1981 年 12 月 22 日經某保健院手術治療，術中見大網膜與子宮體粘連，大網膜上散在大小不等的乳頭狀結節，乙狀結腸上有 2cm 大小之結節，子宮壁有腫瘤種植灶，雙側卵巢為巧克力囊腫約 6cm×6cm×5cm，無法手術，病理報告為卵巢乳頭狀腺瘤。患者是上海某醫院醫生，在本院腹腔插管化療加放療，因反應大而停止。1984 年 9 月 19 日來診。

查見面色蒼白（血紅蛋白 4.7g），身體消瘦。十指大甲印溶合，舌、腮印（＋），雙耳殼結節（＋）。腹脹如鼓，按之堅硬，大便多日未解。證屬寒熱交錯瘀滯毒結，治以溫寒化瘀，驅毒攻下。湯藥處方：

附子 25g，乾薑 25g，肉桂 25g，當歸 10g，熟地 30g，黃芪30g，黨參 15g，麥冬 20g，天花粉 20g，三棱 10g，莪朮 10g，鱉甲 15g，厚朴 10g，阿膠 10g（沖），大棗 5 枚，竹茹 10g，代赭石 30g，斑蝥 3 個，滑石 15g，大黃 15g，元明粉 15g。每日 1 劑，早晚分服。

成藥處方：利肝丸，日 1 劑（自製）；化結丸，日 2 次，每次 20 丸；化堅注射液，日 3 支（每支 2mL），肌

注。

服藥至 9 月 28 日，症狀明顯減輕，大便暢快，食慾佳，血紅蛋白 5.6g，能下床活動，要求帶 1 個月的藥回上海。10 月 23 日派人來門診取回 2 個月的藥，並告知腹部腫塊明顯縮小，體力日漸恢復。

12. 腦瘤——祛寒豁痰，破瘀通絡，攻下

叢某，男，46 歲，住天津東南角某地。因患腦瘤於 1953－1966 年間在天津某醫院腦系科兩次手術切除，病理檢查為「不嗜色性垂體腺瘤」。左眼視力 0，右眼視力 0.2。1968 年復發曾放療。病人嘔吐、水腫，臥床不起，每日癲癇發作 7～8 次，痛苦不堪。有十二指腸潰瘍病史，1969 年 12 月來診。

查見面色蒼白，周身水腫，精神疲憊，舌苔白厚膩，脈沉細無力。十指全無甲印，舌、腮印（＋），胃脘及臍左旁壓痛（＋）。證屬寒濕瘀結滯於經絡，治以祛寒豁痰，破瘀通絡攻下。湯藥處方：

附子 15g，肉桂 15g，乾薑 15g，川芎 10g，荊芥穗 10g，三棱 15g，莪朮 25g，桃仁 15g，紅花 15g，蜈蚣 3 條，全蠍 6g，僵蠶 6g，蟬蛻 10g，白芥子 10g，熟地 15g，菟絲子 15g，大黃 15g，元明粉 15g。每日 1 劑，早晚分服。

成藥處方：消瘤丸，日 20～30 丸；新丹，日 1 劑；化鬱丸，間日 1 劑。

服藥 2 週後從大便中排出許多黑色黏凍狀物，頭痛減，嘔吐止，能食流質食物，水腫略消。治療 7 個月後，失明 19 年的左眼能看見燈光，右眼視力 0.8，能看書讀

報，1981 年追訪無異常。

13. 腦瘤——回陽破瘀，驅毒攻下

周某，女，23 歲，天津某工廠工人。前額部、兩側顳部陣發性疼痛交替發作已 2 年，後來頭痛、頭暈加重，伴有噴射性嘔吐。於 1979 年 1 月 8 日入天津某醫院檢查，開顱探查見有瘤組織廣泛浸潤，與正常腦組織間無明顯界限。因右側基底部腫瘤部位較深，瘤體較大而無法切除，只做顱肌減壓術，去除右側翼骨，病理報告「星形細胞瘤」II 級。放療後仍頭痛、頭暈、頭脹，時嘔吐，乏力，於 1979 年 4 月 11 日來診。

查體消瘦，面色蒼白，右側顳頂部高突無頭髮（放療反應）。兩脈沉弦而緊，十指全無甲印，舌、腮印（++），左耳殼結節（＋），胃脘及臍左側壓痛（＋），胸腹白點（＋）。證屬大寒瘀滯毒結，治以回陽破瘀，驅毒攻下。湯藥處方：

附子 30g，乾薑 30g，肉桂 30g，川芎 10g，白芷 10g，荊芥穗 10g，蔓荊子 10g，當歸 10g，莪朮 10g，枳殼 10g，蟬蛻 10g，僵蠶 10g，全蠍 10g，蜈蚣 5 條，烏蛇 10g，斑蝥 5 個，滑石 15g，熟地 30g，黨參 10g，牽牛子 30g，檳榔 30g，大黃 15g，元明粉 15g（沖）。水煎 2 次，早晚分服。

成藥處方：消瘤丸，每早 20 丸；新丹，日 1 劑。

化療藥口服：5- 氟脲嘧啶片，日 5 片（每片 250 mg）。

服藥後，大便中排出許多黏液狀物。治療 1 年至 1980 年 3 月 29 日，頭痛、嘔吐、復視等不適症狀消失。X 光復

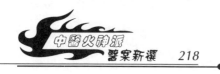

查，腫瘤消失，去掉之翼骨重新長出，骨質堅硬，放療脫髮之處又重新長出頭髮。1986年追訪仍健在。

14.膀胱癌──辛溫化瘀，驅毒通利

馮某，男，59歲，住天津市。1965年1月出現血尿，逐漸增多，4月病情加劇。入天津某醫院，膀胱鏡檢查見右側輸尿管口外上方有珊瑚狀腫物 2cm×2cm×2cm，病理檢查為膀胱「乳頭狀癌」，經治療未能控制病情，1966年11月26日復查，膀胱三角區黏膜可疑有廣泛轉移浸潤。患者拒絕手術，於1966年12月來診。

查體見面色發青，舌淡苔白膩，脈沉細而緊。十指全無甲印，舌、腮印（＋＋），雙耳殼結節（－），胃及臍左側壓痛（＋），胸腹部小白點5～6個。證屬寒濕瘀滯毒結，治以辛溫化瘀驅毒通利。湯藥處方：

附子30g，肉桂30g，炮薑30g，當歸15g，赤芍15g，三棱15g，莪朮15g，桃仁15g，麻黃10g，熟地30g，牛膝15g，斑蝥5個，滑石15g，鹿角霜10g，金錢草15g，牽牛子20g，檳榔30g。水煎2次，早晚分服。

成藥處方：新丹，每日1劑；化毒片，每日5片；附子理中丸，每日1～2劑。

服藥後，從小便中排出許多白色壞死組織，大便中排出黏凍狀物。至1967年6月4日來復診時，一切不適症狀基本消失。1983年追訪，膀胱癌未復發，仍健在。

15.頸椎癌──溫陽化瘀，驅毒攻下

李某，女，39歲，天津某工廠工人。1966年5月開始

感到頸部疼痛,抬頭和轉動受限制,逐漸痛重而臥床,天津某醫院 X 光檢查見第六頸椎(右側)椎體破壞,椎弓不連,診為第六頸椎癌,無法手術治療,於 1966 年 8 月 17 日來診。

查體見消瘦,面色萎黃,重度貧血面容。右側頸項局部腫硬,壓痛,頭不能轉動,右上肢不能抬舉。十指甲印全無,舌、腮印(+),胃脘壓痛(+)。體重 45 千克。證屬寒瘀毒結,治以溫陽化瘀,驅毒攻下。湯藥處方:

附子 20g,乾薑 20g,肉桂 20g,川烏 10g,草烏 10g,三棱 12g,莪朮 12g,當歸 15g,桔梗 10g,細辛 6g,川斷 15g,木香 15g,枳實 15g,陳皮 10g,大黃 15g,檳榔 15g,牽牛子 15g,鹿角膠 15g,元明粉 10g(沖)。每日 1 劑,水煎分 2 次服。

成藥處方:消瘤丸,每日 20 丸;化鬱丸,每日半劑。

服藥 10 個月後,一切不適症狀消失,體重增至 63.5 千克,1968 年 6 月 7 日恢復工作。廠裏同志稱之「活見鬼」,1985 年 5 月追訪仍健在。

16. 腹壁瘤、主動脈瘤——破瘀化毒,驅寒攻下

范某,男,44 歲,住天津市河東區。患腹壁瘤、主動脈瘤,4 年來經常胃脘脹痛,噯氣吞酸頻作,大便燥結,數日不下。1967 年 10 月由天津某醫院確診,建議手術治療,患者拒絕。同年 11 月腹痛昏厥不省人事,來醫院求治時已 10 餘日不進湯水(在家輸液),單位正為其準備後事。經用四診結合印法,證屬寒瘀毒結,予破瘀化毒,驅寒攻下法治療。

成藥處方：化鬱丸，每日 1 劑；化堅口服液，每日 100 mL。

湯藥處方：附子 30g，乾薑 30g，肉桂 30g，吳茱萸 25g，烏藥 15g，小茴香 15g，厚朴 25g，香附 25g，枳殼 15g，三棱 25g，莪朮 25g，牽牛子 30g，檳榔 60g，大黃 60g，黨參 15g，熟地 25g。灌藥 2 小時後，下黑色糞便一臉盆，神志遂即清醒，想吃東西。以後又繼續服藥數年，無任何不適。

17. 食道瘤──溫寒化瘀，攻下

王某，男，36 歲，住天津市南開區。1967 年 9 月吃東西噎塞，12 月間加重，經某醫院檢查確診為食管瘤（良性），建議手術未允，1968 年 4 月來我院門診。

檢查：體質虛弱，中度貧血，胃臍部壓痛（＋），舌苔薄白，舌齒印（＋），腮齒印（＋），甲印全無（寒型），脈沉細弦。證屬寒瘀毒結，治以溫寒化瘀攻下。湯藥處方：

附子 15g，乾薑 15g，肉桂 15g，黃藥子 30g，半支蓮 10g，沙苑子 10g，川斷 10g，遠志 10g，柿蒂 15g，海藻 10g，牡蠣 10g，烏賊骨 15g，穿山甲 10g，生黃芪30g，熟地 20g，砂仁 6g，枇杷葉 10g，雞內金 10g，肉蓯蓉 15g，竹茹 10g，代赭石 30g，大棗 15g。

成藥處方：消瘤丸，日 30 丸；化結丸，日 1 劑。

服藥至 1968 年 6 月 19 日，一切不適症狀完全消失，1969 年 1 月 3 日，經某醫院檢查「瘤完全消失」，恢復工作，1985 年 9 月信訪健在。

18. 食道炎——辛熱破瘀，攻下

翟某，女，44歲，住天津南郊區。胸痛滿悶，咽堵如有物，進食噎澀數年。常手足心煩熱，大便燥結，或通而不暢。天津某醫院檢查診為「食道炎」。

查體見面色蒼白，身體消瘦（39kg），重度貧血面容。舌淡苔白，脈沉細而弦。十指皆無甲印，舌、腮印（＋），雙耳殼結節（＋），胃臍部拒按壓痛。證屬寒瘀積滯，治以辛熱破瘀攻下。湯藥處方：

附子30g，乾薑30g，肉桂30g，高良薑10g，桃仁15g，紅花10g，三棱15g，莪朮15g，厚朴15g，香附15g，陳皮10g，烏藥10g，小茴香15g，熟地30g，黨參10g，牽牛子30g，皂莢6g，大黃30g，元明粉15g（沖）。日1劑，分2次服。

成藥處方：藿香正氣丸，日2丸；附子理中丸，日2丸。

服藥後，大便立通，下黑色糞便很多。治療1年後噎食症消失，胃臍部壓痛不明顯，甲印長出4個，10多年來一切良好。

19. 慢性肝炎——辛熱破瘀，攻下

程某，男，61歲，住天津市和平區。患慢性肝炎20年，經常腹脹，食後不消化。平時不敢飲水，飲水後即滑精。失眠，頭暈，乏力，感冒不斷，身寒，手足涼冷，便秘且有下墜感，已住院治療多次。

查體見面色灰而晦暗，中度貧血面容，舌質淡，苔白

厚膩，脈象沉細弦緊。十指全無甲印（大寒），舌、腮均有齒痕，左耳殼有結節，胃脘及臍旁壓痛，證屬大寒瘀滯，治以辛熱破瘀攻下。

成藥處方：寒證丸（附子理中丸加硫磺 6g），日 1～2 丸；附子理中丸，日 1～2 丸。

湯藥處方：附子 30g，肉桂 30g，乾薑 30g，白朮 15g，黨參 15g，熟地 30g，木香 10g，砂仁 6g，枳殼 10g，厚朴 10g，陳皮 10g，三棱 15g，莪朮 15g，牽牛子 30g，檳榔 30g，大黃 10g，元明粉 10g（沖）。水煎早晚服，日 1 劑。

服藥後，從大便中排出很多黏凍狀物，自覺身輕力增，20 天後面色轉紅潤。半年後上述一切寒涼症狀消失，睡眠飲食均佳，兩手出現 6 個甲印，肝功逐漸恢復正常。

20. 膽石症——辛溫破瘀，攻下

丁某，男，63 歲，北京某部隊幹部。脘腹脹痛納少，時有嘔吐，夜晚疼痛加劇，不能安臥，身倦怠無力。某醫院診為膽石症，手術治療後復發。1973 年 1 月來診，此為第 4 次術後。

查體見面色灰白，中度貧血貌，體質消瘦。舌淡紅苔白厚膩，脈沉細弦緊。十指甲印全無，舌、腮印（＋），胃脘及臍左側壓痛（＋）。證屬寒鬱積滯，治以辛溫破瘀攻下。處方：

附子 20g，乾薑 20g，肉桂 20g，蓽撥 12g，高良薑 10g，半夏 10g，陳皮 10g，木香 10g，厚朴 10g，枳殼 10g，三棱 15g，莪朮 15g，人參 9g（單煎），熟地 20g，牽

牛子 30g，檳榔 30g，大黃 15g，元明粉 15g。日 1 劑，早晚分服。

服藥後，大便下黏凍狀及爛肉狀物很多，服至 60 劑，以上不適症狀基本消失，身輕有力。服至 80 劑，兩手甲印長出 6 個，舌、腮印（－），胃臍壓痛消失。患者面色紅潤，精力充沛。

21. 高燒——辛散溫通，破瘀攻下

匡某，男，62 歲。既往有結核病史及胃、十二指腸潰瘍病史。高燒 20 多天不退，最高達 40.5℃，在北京某醫院治療無效。身體消瘦，體重 44.5 千克，進食少，大便數日未解，身上有數十處傷（戰爭時留下）。1971 年 1 月會診。

查體見十指全無甲印，甲體粗糙有縱紋，色暗紅。舌、腮印（＋），左耳殼結節（＋），胃臍壓痛（＋）。舌淡苔厚而乾，脈沉細而弦。證屬寒瘀氣結停滯，治以辛散溫通，破瘀攻下。處方：

附子 25g，肉桂 25g，乾薑 25g，吳茱萸 15g，陳皮 12g，佛手 10g，烏藥 10g，厚朴 12g，枳殼 15g，桃仁 5g，紅花 15g，三棱 15g，莪朮 15g，檳榔 30g，牽牛子 30g，大黃 15g，元明粉 15g（沖），海螵蛸 12g，熟地 25g，人參 15g。日 1 劑，頻頻灌服。服藥後，下黑便與燥糞很多，發燒漸退。3 劑之後，完全消退，能進食，下床活動。

十三、趙守真醫案

趙守真，湖南省已故名醫，曾在零陵開業，1959 年調湖南省中醫研究所，著有《治驗回憶錄》。

趙氏傷寒功底深厚，用藥多係經方，精純不雜，尤擅用附子、乾薑類熱藥，以四逆輩、理中湯應用尤為嫻熟，所選醫案皆出自《治驗回憶錄》。趙氏投用附子一般是常規劑量，但遇急危重症時，則一日連進 2～3 劑，合 60g 左右，亦稱重劑矣。其病案析理明晰，文筆練達，堪稱醫案中之佳作。

1. 傷寒變證──通脈四逆湯加童便／桂枝湯加人參

王某，傷於風寒，發熱怕冷，身疼汗出，服表散藥未癒。轉增腹痛泄瀉，舌白潤，口不渴，小便清利，一變而為太陽、太陰並病。用時方平胃散加防風、桂枝，不唯前症未減，反增心下支結，胸脇滿痛，口苦煩渴，再變而為太少二陽及太陰諸病矣。竊思證兼表裏，《傷寒論》中之柴胡桂薑湯，病情頗為切合。不料患者又以病變時延，易醫而欲速效。醫不詳察證情，認為表實裏熱而疊以汗下攻之，遂致漏汗洞瀉，息短偃臥，勢甚危殆。又復邀診，脈微欲絕，四肢厥逆，汗瀉未已，不時轉側手擾，此屬陰陽垂絕之象，亟宜通脈四逆湯挽將絕之陽，配童便斂將盡之陰，以策萬全：

附子 30g，乾薑 45g，炙甘草 15g。濃煎，沖童便少許。頻頻灌下，自晨迄暮，盡 2 大劑，瀉汗遂減。當子夜陽回之時，汗瀉全止，身忽發熱，是陰復陽回之兆。按脈浮緩無力，陰陽將和，邪氣外透。乃煎桂枝湯加人參續進，益氣解肌，2 劑熱退人安，後以補脾胃和氣血調理月餘復元。

點評：此案屢經誤治，一誤於表證失之宣散，反用平胃散引邪入裏；再誤於汗下攻之，「遂致漏汗洞瀉，息短倔臥」，四肢厥逆，已近亡陽，故以通脈四逆湯回陽救逆，12 小時而「盡二大劑」，附子用至60g，挽回脫絕之勢，再以「桂枝湯加人參續進」，熱退人安。趙氏分析病變理路清晰，遣方用藥果斷妥當，顯出深厚的傷寒功底。

2. 大汗亡陽——茯苓四逆湯加童便／十全大補湯加補腎藥

譚某，男，45 歲。患瘧疾經治多日獲癒。曾幾何時突然發熱不休，但口不渴，喜擁被臥，神疲不欲動，此為病久正虛之證，治宜溫補。無如醫者不察脈症虛實，病情真假，只拘泥於翕翕發熱而用麻桂妄汗之，遂致漏汗不止。身不厥而外熱癒熾，唯蜷臥惡寒，厚被自溫，不欲露手足，聲低息短；神衰色慘，症情嚴重，病家倉皇無計，邀趙氏診治：人已不能言，汗猶淋漓，診脈數大無力，面赤，身壯熱，舌白潤無苦，不渴不嘔，審係陰寒內盛陽氣外格，屬諸戴陽一證。治宜回陽抑陰，陽回則陰和，陰陽和則汗斂也。

思《傷寒論》中之通脈四逆湯及茯苓四逆湯，皆回陽剛劑，若以汗多亡陽而論，則通脈四逆又不如茯苓四逆回陽止汗之力大，遂用大劑茯苓四逆湯以圖挽救：

茯苓 24g，生附子 18g，乾薑 15g，野山參 12g（另蒸對），炙甘草 9g。煎好另加童便半杯沖服。

上方實係通脈四逆、茯苓四逆兩方化裁而合用之。1日夜進藥 3 帖，午夜發生煩躁，剎那即止，漸次熱退汗停，按脈漸和有神。次晨口能言一兩句，聲音低微，氣不相續，此時陽氣雖回，氣血猶虛，改進十全大補湯（桂枝易肉桂）溫補氣血。後又隨加補骨脂、益智仁、巴戟天、杜仲等溫養腎元，服藥半月，病體全復。

點評：大汗亡陽，處以茯苓四逆湯，附子用 18g 似屬常規劑量，然「1 日夜進藥 3 帖」即 54g，應屬大劑了。

3. 吐血——人參四逆湯／調胃承氣湯

蕭某，34 歲。某晨忽大吐血，先為瘀血塊狀，後係鮮紅新血，時少時多，3 日未斷，服藥雜治罔效，病情日益嚴重，特來迎治：蜷臥於床，血吐猶未少止，面白慘澹無神，四肢厥冷，舌胖潤無苔，身倦不欲動，口渴喜暖飲亦不多，脈細微欲絕。此陰陽衰微，將見離決之候。

檢閱服方如三黃解毒湯、龍膽瀉肝湯之類，是欲止血而過服寒涼之所造成。現當生死存亡千鈞一髮，唯有回陽固本一法，當處以人參四逆湯：

人參 15g（蒸對），生附子 24g，乾薑 15g，炙甘草6g。意在回陽救厥，溫經止血也。半日連服 2 大劑，夜半

陽回，四肢微溫，血仍點滴未停，因略為易方：

人參 15g，附子 9g，黑薑炭（炮透）12g，炙甘草 6g。水煎，沖發炭及童便。此方溫以止血，2 劑血果止。

詎知日晡身發高熱，煩躁不安，脈則洪數而軟，乃血氣來復，故現此離奇之假象，不應為所眩惑，治宜溫平補血，疏當歸補血湯加炮薑。2 劑後，熱退神寧。不料夜半腹中大痛，拒按，大便已數日未行，此由陰證而轉屬陽明，在《傷寒論》中已有調胃承氣湯法治，今特小其劑以用之：

大黃 9g（酒製），芒硝 6g（沖），甘草 6g。1 劑便下痛止，改用益氣補血之藥，逐漸安平。

點評：吐血之症，當分陰陽。以鄭欽安看法，陽火引起的血症很少見，而陰火引起者則「十居八九」。他說：「失血之人正氣實者少也，正氣一衰，陰邪上逆，十居八九，邪火所致十僅一二。」「宜苦（寒）者，十僅一二，宜辛（熱）者十居八九。」（《醫法圓通·卷四》）這一點確為真知灼見。

本案前醫治以苦寒，非但未能止血，且以傷陽乃至厥脫，實屬誤辨誤治，臨床多見。本案陽回血止之後，腹痛便結，視為由陰轉陽，轉予調胃承氣湯而收良效，認證準確，臨床者當知這種變局。

4. 慢驚風——人參四逆湯／理中湯加黃芪、補骨脂

湯兒 5 歲，稟賦不足，體弱多病。恣意食肉啖餅，次日腹脹嘔瀉，醫作傷食治，但以體虛難任克伐，進以消補

兼用之太安丸（即保和丸加白朮），腹瀉轉劇，嘔亦未止，乃父視為藥誤。易醫無如辨證未真，以證屬虛，處溫脾健胃之六君子湯，嘔瀉立止，認為有效，續進數劑，腹脹如鼓，痛不可忍。後醫又認為實證，不顧患兒體質，貿然以大承氣湯攻之，脹痛雖已，而腹瀉不止矣。

遂見神疲氣短，汗出肢厥，手足不時抽搐，緩而無力，顯示種種之危象。其家迎治，視兒面色青慘，息微目合，關紋隱微難見，抽搐乏力，啟視其目，神光尚好，此乃關鍵之處，許其可治。

即處人參四逆湯以救垂絕之陰陽，急煎頻灌，四時盡2劑。夜半陽回，肢溫搐停，汗收瀉止，有時呻吟。次晨復診，關紋清淡可見，神清能言，不能坐立，此由攻伐太過，元氣損傷，只應益氣補脾，徐圖恢復，師理中湯之意而易其分量：

黨參 15g，白朮 12g，乾薑 3g，炙甘草 6g，加黃芪、補骨脂各 9g，日服 1 劑。歷時半月，未易方而復常。

原按：患兒體弱傷食，消補兼用原為不誤，服藥而瀉甚者，乃藥攻積之力，積盡瀉自止又何疑？惜易醫而進溫補，固積增病，犯實實之戒；後醫治雖合法，但於人不審體質，於證不分輕重，病輕而藥重，以致演成陰陽虛脫之危症，病雖獲救，然亦險矣，辨證其可忽諸？

點評：患兒腹瀉不止，神疲氣短，息微目合，已見陽脫之勢，然「啟視其目，神光尚好，此乃關鍵之處，許其可治」。點明「神光尚好，此乃關鍵之處」，強調神氣在

辨證中的重要性，符合「上工守神」經旨。鄭欽安亦重視這一點：「不問發熱、汗出、譫語、口渴、飲冷，但見無神，便以大劑回陽飲治之，百治百生。」

5. 慢驚風——人參四逆湯

王兒，3歲。病吐瀉，初不以為意，病亟始求醫，治不如法，半日間病轉劇，吐如湧，瀉如注，旋又搐搦，繼則肢厥神昏，氣如懸絲，認為不治，棄於地，待氣絕葬之。時吾師出診經其門，鄰人不忍而代邀診：見兒僵臥地上，肢厥如冰，關紋不見，以手掐人中不呻，又掐合谷亦不呻，呼吸若有若無，撫心有微熱。重手按其腹，兒目忽啟，神光瑩晶，切足三部脈亦不顯。竊思該兒病雖沉篤，而神光未散，尚存一線生機，有可為力之處。

先以艾灸氣海、關元、天樞及兩足三里諸穴，並於臍滿填食鹽，切生薑薄片，戳細孔無數，置鹽上，再放艾團燒之，以做急救處理。急處人參四逆湯：

黨參18g，生附子12g，乾薑9g，炙甘草6g，急火濃煎。陸續灌下，尚能咽，兩時內服完2煎，無轉變，接進2劑，約4時許，身肢轉溫，目能啟視，不吐不瀉，氣虛不能言。病慶再生，已無顧慮，接服黃芪理中湯3劑調理即癒。

點評：此趙氏業師蔡仁山先生之驗案，其症九死一生，救急先以艾灸氣海、關元、天樞等穴，是為要著。隨後以人參四逆湯，4個時辰連進4劑，救人之際，劑量不得不重，非此無以救生。此案亦是在氣如懸絲之際，見患

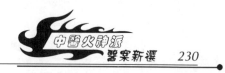

兒目睛尚「神光瑩晶」，而判為「神光未散，尚存一線生機，有可為力之處」而奮力搶救，起死回生，足見「神光」在危急關頭辨證的重要性。

6. 陽虛頭痛——白通湯

彭某，患頭痛 5 年，凡疏散補瀉之藥嘗之殆遍，均鮮療效。迄今頭隱作痛，乍止乍作，恒畏寒，喜戴帽，或厚帶纏結，略覺寬解一時。人日漸清瘦而飲食如常，未嘗急治。其脈細數無力，兩尺尤虛，頭痛喜熱敷。肢寒身冷，舌白潤無苔，尿清長，大便溏薄。脈症合參，乃係陰寒之氣逆沖腦海，而無陽氣以守之，故陰盛陽衰，證見虛寒，成為陽虛頭痛。唯陽虛頭痛較之真頭痛為輕，其來勢也緩，或由病久虛致，或由攻伐太過逐漸形成。若真頭痛則不然，其來勢暴，頭腦盡痛，手足寒至節。兩證雖有彼輕此重攸分，而治法則皆以抑陰扶陽為主，不過用藥尚有等差耳。本證不特陽虛而脾土亦弱，擬用：

黃芪18g，白朮 12g，附子 9g，肉桂 6g，細辛 3g。4 劑病未衰減，僅痛時較前減短，畏寒如故。

揆思證屬虛寒，理應溫補而效，其不效者，或因通陽藥中參有補劑，反掣其肘而不能發揮回陽威力，不如專力側重扶陽之為癒。因改擬白通湯，重用生附子以啟下焦之陽，倍乾薑大溫中焦之氣，蔥白引陽氣土通於腦以驅陰寒，濁降清升，病當自癒。

服藥後即覺一縷熱氣由下而上，達心胸則豁然開朗，通頭腦則痛止神清，藥效之神驗若是，非臆所及。連進 3帖，5 年沉疴頓即霍然。後用溫陽益腎藥進退調復。

點評：此案頗耐玩味。辨為陽虛頭痛當無疑義，而且「不特陽虛而脾土亦弱」，有大便溏薄可證。但是用了初診方「病未衰減」，因思「其不效者，或因通陽藥中參有補劑，反掣其肘而不能發揮回陽威力，不如專力側重扶陽之為癒」。於是摒棄黃芪、白朮類補藥，改擬白通湯，「專力側重扶陽」，「五年沉痾頓即霍然」，「藥效之神驗若是，非臆所及」。

鄭欽安用附子講究專用，「今人亦有知得此方（四逆湯）者，信之不真，認之不定，既用四逆湯，而又加以參、歸、熟地，羈絆附子回陽之力，亦不見效。病家等斃，醫生束手，自以為用藥無差，不知用藥之未當甚矣。」（《醫理真傳·卷四》）本案即是明證，可知趙氏對扶陽理論頗有心得。

鄭欽安所謂「甘溫固元，是薑、附、草，不是參、芪、朮，學者不可不知也。」（《醫法圓通·卷二·敬雲樵評語》），鄭氏倡用附子扶陽，講究單刀直入，不加補藥，否則「反掣其肘而不能發揮回陽威力」，切記。

7. 喘證──真武湯加味／黑錫丹

張某，男，48歲。自幼有咳喘痼疾，每值隆冬輒發，困苦異常。今冬感寒增劇，咳嗽喘急，短氣痞悶，腹下動悸，氣自少腹上沖心，倚息不得臥。醫認為脾肺虛寒，氣不固攝，疏桂苓甘味薑辛湯，服5劑無變化。又以苓桂朮甘湯加蘇子、乾薑，仍無進展。

因時經月餘，身體日虛，大有難於支持之勢，改延余治：其人清瘦，脈細微，手足清冷，咳喘不臥，痰多氣

促，聲低息短，能坐不能起，起則振振欲擗地，氣時上沖，幸神志清明，能食粥半盂，胃氣尚在，病雖險惡猶可無慮。按其證乃脾、肺、腎三經皆虛，蓋肺虛則痰不能化，脾虛則濕不能運，腎虛則氣逆而不能藏，是喘咳短氣之成因。前醫用苓桂諸湯，皆從脾、肺二臟著眼，唯於腎臟尚欠顧及。因用真武湯溫陽利水，加薑、辛、味暖肺斂氣，加枸杞子、益智仁、補骨脂補養腎元，許以 10 劑可癒，詎知病不少減。尋思前方由於脾肺之藥為多，溫腎之藥稍少，況古人有久病及腎與標在肺本在腎之說，雖肺為貯痰之器，脾為生痰之源，而腎司蒸化，實居於首要地位。乃將真武湯加重分量：

茯苓 24g，白朮 15g，附子 9g，生薑 12g，芍藥 12g，另用都氣丸 18g 分 2 次吞送。

又進 5 劑，病如故。本證為脾、肺、腎虛寒，原無疑義，如藥不對症，當有他變。今若此，其亦踵前醫藥輕病重之覆轍歟？又憶黑錫丹大溫脾腎，鎮納元陽，為虛寒喘促之聖藥，喻嘉言、陳修園輩極贊其功。如是再以真武湯改配黑錫丹，每次 9g，日進 2 劑，當晚喘減氣平，能睡 1～2 小時。次日復診，脈起有力，喘咳大減。囑原藥再進，持續半月，諸症皆退，精神轉好。後以腎氣丸、六君子湯加補骨脂、胡盧巴間服調理復元。

點評：此證用真武湯似無不當，附子劑量似可加重。「黑錫丹大溫脾腎，鎮納元陽，為虛寒喘促之聖藥」，本案用之收效，確顯神功，無怪乎「喻嘉言、陳修園輩極贊其功」，可惜今市面上難以尋跡矣。

8. 陽虛汗出——真武湯

申某，久病之後體氣已虛，不慎風寒，又染外感，只宜培補劑中佐少許表藥，殊不能視同日常表證治之。前醫竟用麻黃湯發汗，因之大汗不止，頭暈目眩，筋惕肉瞤，振振欲仆地，小便難，肢微拘急，呈狀甚危。見其人神志尚清明，脈現細微，汗淋漓未休。

此由峻發之後，衛氣不固，津液大傷，腎氣虧竭而小便難，血不營筋而肢拘急，陽虛則水氣泛逆，沖激於上，故振振而眩仆，是純一陽虛之真武湯證，水逆之重者。若不如是辨認，泛用漏汗之桂枝附子湯，雖能回陽而不鎮水；如用苓桂朮甘湯，雖能鎮水而不回陽。今至陽虛水逆之本證，則以真武湯為適合，且應大其量以進：

附子 15g，白朮 12g，白芍 12g，茯苓 24g，生薑 15g，並用五倍子研末，醋拌成餅敷貼臍孔，布條捆紮，又用溫粉撲身。連進 2 劑，汗漸止，再 3 劑，不待汗全收，即眩暈拘急尿難諸候亦均消失。後用歸芍六君子湯加補骨脂、巴戟天、乾薑調理培補。

點評：此案辨證精確，類證剖析清楚，析疑解惑，足以啟人。

9. 背痛——附子湯／紫金桂附膏滲白砒末外敷

劉某，患背冷如冰，脊骨不可按摩，雖衣重裘不暖，四時皆然，而飲食勞作如故。醫有作風寒治者，有作腎虛治者，作痰飲治者，且曾用針灸治療數月均不效，歷有年

矣。邀為診治，其脈沉而細微，背冷脊疼如昔。蓋背為督
脈所行，《素問・骨空論》云：「督脈生病，治督脈，治
在骨上。」《傷寒論・少陰篇》亦云：「少陰病得之一二
日，口中和，其背惡寒者，當灸之，附子湯主之。」又
曰：「少陰病，身體痛，手足寒，骨節痛，脈沉者，附子
湯主之。」此屬陽虛濕重之證，恰與本病相符，即書原方
與服：

附子 15g，芍藥 9g，白朮 9g，黨參 12g，茯苓 9g。4 劑
病未改善，沉思是證是藥當屬不謬，其所以療效不高者，
藥力之未足歟？又囑再服 4 劑，每次加吞金液丹 3g，1 日
2 次，仍未減輕，重新擬方：

於原方加鹿膠 9g，補骨脂、枸杞子、狗脊、千年健各
12g。外用紫金桂附膏（中藥店有售）溶化於方形布塊成一
圓圈，中置白砒細末 3g，烘熱貼背心處。又服藥 3 劑，寒
疼均減。唯貼處起粟形作癢，知為膠藥砒末之力居多，不
再服藥，專用膏藥貼如前法，5 日一換，半月症狀消失，
欣然還鄉。

點評：此案「其背惡寒」，用附子湯實屬的對之方，
或因附子量小耶？最後確認係紫金桂附膏滲白砒末外敷
「之力居多」，遂「不再服藥，專用膏藥」而收效，且仲
景亦提示「當灸之」，由此可知外治之法自有其獨到之
處。清代外治法宗師吳師機指出：「外治之理即內治之
理，外治之藥即內治之藥，所異者法耳。」紫金桂附膏雖
不知藥物組成，顧名思義當有桂附等熱藥，所謂「外治之
藥即內治之藥」明矣。桂附熱藥外用之法值得發掘。

10. 腹痛——附子粳米湯加乾薑、茯苓／薑附六君子湯

彭某夜間來謂：「家母晚餐後腹內痛，嘔吐不止。煎服薑艾湯，嘔痛未少減，且加劇焉，請處方治之。」吾思年老腹痛而嘔，多屬虛寒所致，處以砂半理中湯。黎明彭君謂服藥痛嘔如故，四肢且厥，勢甚危迫，懇速往。

同詣其家，見其母呻吟床第，輾轉不甯，嘔吐時作，痰涎遍地，唇白面慘，四肢微厥，神疲懶言，舌質白胖，按脈沉而緊。她稱：「腹中雷鳴劇痛，胸膈逆滿，嘔吐不止，尿清長。」憑證而論，則為腹中寒氣奔迫，上攻胸脇，胃中停水，逆而作嘔，陰盛陽衰之候。《金匱要略》敘列證治更切：「腹中寒氣，雷鳴切痛，胸脇逆滿嘔吐，附子粳米湯主之。」

尤在涇對此有精闢論述：「下焦濁陰之氣，不特肆於陰部，而且逆於陽位，中虛而堤防撤矣。故以附子補陽驅陰，半夏降逆止嘔，而尤賴粳米、甘草培令土厚而使斂陰氣也。」彭母之恰切附子粳米湯，可以無疑矣！但尚恐該湯力過薄弱，再加乾薑、茯苓之溫中利水以宏其用。服2帖痛嘔均減，再2帖痊癒。改予薑附六君子湯從事溫補脾腎，調養10餘日，即健復如初。

11. 腹痛——解急蜀椒湯

楊某，六旬老翁。人雖肥胖，而精神殊不佳。頃病腹鳴攻痛，上下走逐，胸滿欲嘔，脈沉緊而遲，此係水寒之氣相搏於中，脾腎失調之所致。曾服理中湯、附子粳米湯

多劑，卻無效驗。全面觀察，實為脾腎陽衰不勝陰寒之象，前方頗為針對，其不效者此非矢不中的，乃力不及轂也。復思大建中湯為大辛大熱峻劑，如此情景利在速決，不容優柔貽患。遂徑用大建中湯，嘔痛未略減，且四肢有厥意，人亦虛弱已極，是時不唯宜溫而且宜補。《傷寒論》中人參四逆湯與外台解急蜀椒湯兩方，均為溫補大劑，而以後方為勝，因疏外台解急蜀椒湯：

蜀椒 6g，乾薑、半夏各 12g，附子 15g，黨參 18g，大棗 5 枚，甘草 6g，飴糖 30g，煎好沖服。藥後陽回厥止，痛嘔大減，再 2 劑遂癒。隨用腎氣丸、大補湯間服，漸次康復。

點評：本案所選外台解急蜀椒湯雖說較人參四逆湯藥力為勝，細辨其方，似含大建中湯（蜀椒、乾薑、黨參）合四逆湯之意，另加半夏、大棗、飴糖。

12. 腹痛——近效白朮湯

龔女，痢癒未久，轉致溏瀉，一日 4～5 次，腹中時痛，痛則手足厥冷，嘔吐清涎，曾進理中湯多劑未瘥。診之脈微細，舌白潤，口不渴，小便清長，厥痛存在。今脈微厥痛，不僅病在太陰，且症兼少陰，其病由痢轉瀉，固為病變之良好轉機，但瀉利既久，脾胃已傷，脈微而厥，則腎陽亦復衰損，前服理中湯不應者，偏脾而遺腎耳。現以合治脾腎為宜，處近效白朮湯：

白朮 15g，附子 9g，炙甘草 6g，生薑 12g，大棗 5 枚。用以培補脾胃，溫暖腎陽。四劑手足厥回，痛瀉俱

止。唯肢倦神疲，飲食無味，再用益脾強胃之異功散加益智仁、山藥、白扁豆、砂仁諸品，同時美味調補，半月遂收全功。

點評：此老擅用附子，通常並未投以重劑，通觀所選案例即可證明。如本案明顯「脈微厥痛」，僅用9g即收卓效，可知附子用輕劑亦可建功，在人善用而已。

13. 腹痛——大黃附子湯

鐘某，腹痛有年，理中、四逆輩皆已服之，間或可止。但痛發不常，或1月數發，或2月一發，每痛多為飲食寒冷之所誘致。常以胡椒末用薑湯沖服，痛得暫解。診脈沉而弦緊，舌白潤無苔，按其腹有微痛，痛時牽及腰脇，大便間日1次，少而不暢，小便如常。吾曰：「君病屬陰寒積聚，非溫不能已其寒，非下不能蕩其積，是宜溫下並行，而前服理中輩無功者，僅袪寒而不逐積耳，依吾法兩劑可癒。」彼曰：「吾固知先生善治異疾，倘得癒，感且不忘。」即書大黃附子湯：

大黃12g，附子9g，細辛4.5g。並曰：「此為金匱成方，屢用有效，不可為外言所惑也。」後半年相晤，據云果2劑而瘥。

點評：此證一派陰象陰色，但「理中、四逆輩皆已服之，間或可止」，終歸復發不能根治，是因夾有積聚，根據為腹有壓痛，大便少而不暢，趙氏慧眼識得真機，予大黃附子湯2劑而瘥，真上工也。

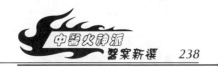

14. 寒疝——烏頭桂枝湯／當歸四逆加吳茱萸生薑湯

袁某，青年農婦，體甚健，經期準，已育子女多人。1日少腹大痛，筋脈拘急而未稍安，雖按亦不止，服行經調氣藥不止，遷延 10 餘日，病益增劇，迎余治之。其脈沉緊，頭身痛，肢厥冷，時有汗出，舌潤，口不渴，吐清水，不發熱而惡寒，臍以下痛，痛劇則冷汗出，常覺有冷氣向陰戶衝出，痛處喜熱敷。此由陰氣積於內，寒氣結搏而不散，臟腑虛弱，風冷邪氣相擊，則腹痛裏急，而成純陰無陽之寒疝。

竊思該婦經期如常，不屬於血凝氣滯，亦非傷冷食積，從其脈緊肢厥而知為表裏俱寒，而有類於《金匱》之寒疝，其謂：「腹痛脈弦而緊，弦則衛氣不行，即惡寒；緊則不欲食，邪正相搏即為寒疝。」又「寒疝腹中痛，逆冷，手足不仁，若身疼痛，灸刺諸藥不能治，抵當烏頭桂枝湯主之。」本病症狀雖與上述原文略有出入，而陰寒積痛則屬一致。因處以烏頭桂枝湯：

製烏頭 12g，桂枝 18g，芍藥 12g，甘草 6g，大棗 6枚，生薑 3 片。水煎，對蜜服。上藥連進 2 帖，痛減厥回，汗止人安。換方當歸四逆加吳茱萸生薑湯：

當歸 15g，桂枝 6g，細辛 3g，芍藥 9g，木通 9g，甘草 6g，吳茱萸 6g，生薑 3 片。溫通經絡，清除餘寒，病竟癒。

15. 感冒——桂枝新加湯加附子／附子湯加味

朱君，中學教員。體羸弱，素有遺精病，又不自愛惜，喜酒多嗜好。平日惡寒特甚，稍勞即喘促氣上，其陽氣虛微腎元虧損明甚。冬季赴宴鄰村，醉酒飽食，深夜始歸，不免風寒侵襲。次日感覺不適，不惡寒，微熱汗出，身脹，頭隱痛。

自服蔥豉生薑湯，病未除，精神不振，口淡不思食，乘轎來診。切脈微細乏力，參之前症，則屬陽虛感冒，極似《傷寒論》太陽少陰兩感證。其麻黃附子細辛湯、麻黃附子甘草湯兩方，殊不宜陽虛有汗之本證。以麻黃宣發，細辛溫竄，如再發汗則足以損其陰津，病轉惡化，此所當忌。遂改用桂枝加芍藥生薑人參新加湯，又增附子，並損益分量，期於恰合症情：

黨參 15g，桂枝 9g，芍藥 9g，甘草 9g，生薑 4.5g，大棗 5 枚，附子 9g，囑服 3 帖再論。

復診，諸症悉已，食亦略思，精神尚屬委頓，脈仍微弱。陽氣未復，猶宜溫補，處以附子湯加巴戟天、枸杞子、鹿膠、胡盧巴補腎諸品，調理善後。

點評：本案雖然「極似《傷寒論》太陽少陰兩感證，其麻黃附子細辛湯、麻黃附子甘草湯兩方，殊不宜陽虛有汗之本證。」因此，選用桂枝加芍藥生薑人參新加湯再加附子，3 劑而「諸症悉已」，值得玩味。

16. 痹證──桂枝芍藥知母湯合活絡效靈丹／三痹湯加味

康某，經商外地，善於理財，凡利所在，不問寒暑，冒風露以行，是以所積日富。1946 年冬經商於零陵，中途突發風濕關節病，不利於行而返歸，詢治於余。

翁身沉重，手足拘急，關節痛處微腫，走注疼痛，如虎齧，如針刺，夜間增劇，刻不可忍，有時發寒熱，但無汗，脈沉緊，舌苔白潤，氣短難續。此即《內經》所云「風寒濕痹」之候。稽諸古人敘述痹證最詳者，莫如秦景明氏，其謂：「風痹之證，走注疼痛，上下走注，名曰行痹；寒痹之證，疼痛苦楚，手足拘緊，得熱稍減，得冷癒甚，名曰痛痹；濕痹之證，或一處麻木不仁，或四肢不舉……拘攣作痛，蜷縮難伸。」又《金匱要略》更詳敘其方證：「諸肢節疼痛，身體尪羸，腳腫如脫，頭眩短氣，溫溫欲吐，桂枝芍藥知母湯主之。」

按翁病雖與秦說三證相符，而尤切《金匱要略》之所說，自以桂枝芍藥知母湯為適應。但其夜痛加劇，則又兼及血分，宜與張錫純氏活絡效靈丹配用，庶能統治諸候而免偏頗。且風濕蘊積日久，寒邪深入筋骨，等閒小劑殊難勝疏筋活絡，逐寒祛濕之重任，故大劑猛攻以作犁庭搗穴之計，始可一鼓而奏膚功：

桂技 45g，芍藥 45g，麻黃 18g，附子 24g，知母 12g，防風 30g，當歸 30g，丹參 30g，乳香 15g，沒藥 15g，蒼朮 18g，白朮 18g。每日 1 劑，酒水各半煎，分早、中、晚 3 次服。夜間汗出通身，痛楚略減。又續進 5 劑，兼吞小活

絡丹,每次 4.5g。

夜間均有微汗,痛遂減輕,脈見緩和,手足能屈伸,關節腫消,尚不能起床。然以其人思慮多,氣血虛,乃師「攻衰其半」之旨,改擬攻補兼施之三痺湯,並加防己、蠶砂、海風藤、銀花藤等疏絡活血藥,1 日 2 劑,時歷兼旬,遂得步履如常。再用十全大補湯加龜、鹿、虎三膠輪服,逐次復元。

點評:風寒濕痺初以桂枝芍藥知母湯合活絡效靈丹逐寒祛濕,舒筋活絡,攻邪為主;繼以三痺湯加味攻補兼施,終用十全大補湯加龜、鹿、虎三膠交替輪服,則係補虛為主了,用藥初、中、末層次分明,逐步移形換法,堪稱範例。

17. 消渴──理中湯/人參養榮湯

陳某,46 歲。始患傷寒未瘥,旋又傷食吐瀉,自恃體健,未曾醫治。迨劇乃延鄒君診治,服葛根桂枝湯加神曲、楂肉之類,表雖解而吐瀉未已。又處不換金正氣散溫中止嘔,寬脹消食,而吐瀉得止。又轉口渴尿多,次數頻仍,改進人參白虎湯、甘露飲、六味地黃湯等,半月無進步,漸次面削肌瘦,神疲納少,偃臥床第,不能起行。

患者枯瘦脫形,目炯炯有神光,面唇無華,舌胖潤白,脈微無力,渴尿無次,已至飲一尿一,小便清長,尿上層無油脂。蓋病始由傷寒吐瀉而起,營衛已損,陰液復虧,吐瀉傷脾,中焦失運,循至肺氣不能下降,制約關門;腎火不能上升,蒸發津液,陰陽阻隔,上下失交,故

消渴之證成矣。

前醫認為內熱津乾，疊用涼潤，此治標不知治本也。本則脾肺腎三臟也，因脾喜燥而惡濕，肺惡冷而喜降，腎得溫而水升，氣化得全，斯則無病。今三臟失職，水津不上輸而唯下泄，其主要關鍵，乃不在肺之宣、腎之蒸，實則脾失升降，不能制水也。倘脾能健運，輸布津液，則肺腎功能亦隨之恢復，自無消渴之患。

本證雖先屬濕熱，但因病已日久，正氣慚衰，內臟不足，又一變而為虛寒，此病情陰陽轉化之常規，不足異者，古人於此已有精切之論述。

陳修園曰：「水不自生，一由氣化，黃芪六一湯取氣化為水之義也；崔氏腎氣丸取火能致水之義也；七味白朮散方中有藿香之辛燥，而《金匱翼》謂其能大生津液；理中湯方中有乾薑之辛熱，而侶山堂謂其能上升水液，若以滋潤甘寒為生津養液之源而速其死也。」由此可知氣化傳變與藥宜溫不宜涼之精義。

本證如宜涼而不宜溫，何以服白虎湯、甘露飲等而病至劇變，其誤顯然。今據前說用理中湯溫脾止瀉，證以程郊倩理論，其謂：「參、朮、炙甘草所以固中州，乾薑守中，必假之釜焰而騰陽氣，是以穀入於陰，長氣於陽，上輸華蓋，下攝州都，五臟六腑皆以受氣矣，此理中之旨也。」此因中焦之運，而使上下升降得宜，肺布津液，腎司蒸發，何至上渴下消，陳修園執中央運四旁之說，亦即理中之旨也，於是書與理中湯：

黨參 18g，白朮 15g，乾薑 6g，炙甘草 6g。首劑效不顯，5 劑病始好轉，口略知味，精神微振，可能緩步。又

進原方 5 劑，渴尿大減，接近正常。終因病過虛損，尚需大補，改與養榮湯培補氣血，歷時兼旬始健。夫消渴而用腎氣丸者屢矣，至治以理中湯則屬伊始，因知辨證論治之亟當講求也。

點評：如此「渴尿無次，已至飲一尿一」之消渴重症，竟以輕劑理中湯取得顯效，確實令人驚歎。無怪乎此老亦頗自詡：「消渴而用腎氣丸者屢矣，至治以理中湯則屬伊始。」足以證明「辨證論治之亟當講求也」。

18. 白帶——完帶湯加吳茱萸／桂附理中湯，金匱白朮散

王氏婦，體虛經錯，三旬猶未育，時以為憂。肝氣鬱結，因之白帶不絕，清稀無味。脈細數而澀，食減身倦，月經 38 天始來，來則半月方盡，其為胞冷經寒，肝鬱脾傷，由此概見。

治宜溫暖下元、調理肝脾為要，處傅氏完帶湯加吳茱萸溫經解鬱。10 劑而精神稍振，食慾增進，帶則依然。脈象細數，舌苔滑潤，腹有痛感，下肢畏寒特甚，數服溫補藥而尚有如是之症，其下元虛寒、胞宮清冷至於斯極。現唯溫脾胃以健運化，暖元陽以消陰寒，改進桂附理中湯，力較前藥為勝，5 劑無變化。詳審陰寒過盛，藥力猶輕，於本方加重分量：

附子 24g，黨參 30g，白朮 30g，乾薑 15g，炙甘草 15g，肉桂 9g。濃煎，日進 2 劑。2 日後，症情較前進步，脈覺有力，腹不痛，惡寒大減，帶下仍多，重新處方：

復於原方配用金匱白朮散（白朮60g，川芎15g，蜀椒21g，牡蠣45g，研散），每服18g，1日2回，酒水送下，暖胞宮，燥脾濕，以大其用。接服一旬，帶減大半，已不惡寒，一切改善。

後以治帶為主，僅用白朮散（改湯）加艾葉、鹿角霜、芡實、椿皮等，大劑煎服，5日帶盡。隨進十全大補湯、養榮湯各10劑，調補氣血，溫暖沖任，以是體氣健復，經期正常，次年育一兒，喜出望外。

19. 白帶、不育——桂附理中湯加補腎藥／當歸生薑羊肉湯／人參養榮湯加龜膠、鹿膠

王某，夫妻和諧，多年未育，時以後嗣為念。某日，其夫與余同舟赴某處，談及其妻下腹清冷，尤獨陰內寒冷如冰，難以合歡，帶下清稀，從無間止，然以事關房幃，隱秘莫深，知先生長者，將煩治之。

後月餘迎往其家。君婦體肥胖，脈細如絲，重按則無，帶多腹冷，惡寒特甚，嚴冬重裘尤不足以禦寒，不欲一刻離火，陽氣之虛，由此見之。

然推尋其病理，蓋由沖任虧損，脾腎虛寒，氣血不營經脈，脾濕不能運化，腎水失於蒸發，陰寒益盛，水濕結積，胞宮浸淫，冷如冰谷，所以痰濕下流而成白帶，如此陰寒沉淪、陽氣衰微之證，理合溫補，方擬：

桂附理中湯加鹿龜二膠、補骨脂、巴戟天、胡盧巴等藥，大溫元陽，培補脾腎，早晚用甜酒沖送硫磺，每次0.9g，持續1月，畏寒大減，白帶由稀轉稠，量亦微少。知前方已效，囑仍繼進1月，同時配用當歸生薑羊肉湯

（羊肉 500g，當歸 60g，生薑 30g，隔水清蒸）作飲食營養，2 日 1 次，病狀顯著改進，下身有畏寒，帶下減少，脈象雖細，可按而有神。嗣以陽回陰去，殊不必若前之峻溫峻補，而以培養氣血、通調經脈為宜。換方人參養榮湯加龜膠、鹿膠，每日 1 劑，服至 50 日而腹暖肢溫，陰內無復有冷氣鼓吹，帶下全無。又繼服 1 月，精神倍增，肌肉豐滿，大異往昔氣象，遂停藥，翌冬生得一子。

點評：本例在藥治同時，輔以當歸生薑羊肉湯食補，是為獨到之處。至陽回陰去之後，認為「殊不必若前之峻溫峻補，而以培養氣血、通調經脈」為治，換方人參養榮湯加龜膠、鹿膠，值得借鑒。

20. 婦人縮陰證——當歸四逆加吳茱萸生薑湯

魏婦，45 歲。天氣嚴寒，日在田間勞作，汗出解衣，因而受寒。歸家即覺不適，晚餐未竟便睡，極畏寒，夜半抖顫不已，蓋雙被尚不溫，旋現肢厥，屈伸不利，少腹拘痛，噁心欲嘔，約半時許，陰戶出現收縮，拘緊內引，小便時出，汗出如洗，自覺陰戶空洞，時有冷氣沖出，不安之至。清晨，其夫來迎診，切脈細微，舌苔白潤，身倦神疲，飲食如常，餘症若上述。

據此辨認，病屬虛寒，由於肝腎虧損，遽被賊風侵襲，氣血寒凝，經絡拘急，頗類三陰直中之象；又其證所患部位，與男子縮陰證同，治法諒亦無異。

不過俗傳婦人縮陰多指乳房縮入，至於陰戶抽搐牽引則少見也。其治當以溫經祛寒為法，投以當歸四逆加吳茱

萸生薑湯，袪風寒，溫肝腎，經血得養，其病自已。該湯日進 3 大劑，遂告全安，未另服藥。

21. 婦人縮陰證——當歸四逆加吳茱萸生薑湯

劉婦，年四旬餘。體素虛弱，某日農作過勞，傍晚歸途遇雨，衣履盡濕，歸僅更衣，不甚介意。晚間又經房事，風雨之夜，寒氣砭骨，夜半時起如廁，未久睡感寒甚，數被不溫，少腹拘急絞痛，次第加劇，待至天將明時，陰戶遽現緊縮，自覺向腹中牽引，冷汗陣出，手足厥冷，頭暈神困，不能起立，服藥鮮效。其夫來迎治，脈象微細，舌潤不渴，乃一陰寒證也。

其夫且曰：「內子陰戶收縮，成一杯大空洞形，時流清液，令人見而生畏。」吾曰：「病雖奇，治尚易，近村魏婦病與相似，曾一方即癒，毋用驚懼。」仍書與當歸四逆加吳茱萸生薑湯，囑 1 日服完 2 大劑，並用艾灸氣海、關元 10 餘炷，又錫壺盛開水時熨臍下。次日往視，已笑顏逐開，操作廚下，唯身覺略倦而已。

點評：以上兩例，皆因感受寒濕發病，直中三陰。陰戶屬於厥陰，方選當歸四逆加吳茱萸生薑湯，且日進二三大劑，辨治準確，效若桴鼓。

22. 嘔吐——乾薑黃連黃芩人參湯／連理湯

韋某小兒，病泄瀉，利止則腹脹，食則更甚，時作嘔惡，因而不敢食，後致飲水亦嘔，口苦舌絳，苔微黃，不渴，胸腹痞脹，指紋淡黃隱沉，身體極清瘦，大便如常，

小便清利。

蓋由諸症觀之，其先泄瀉，脾胃早傷，氣虛不化，寒濕積中，故食入則胸腹脹；舌絳口苦，由於肝膽之熱，彌漫中焦，故水食入咽則嘔吐，形成上熱下寒、扡格不通之證。若上熱輕而下寒不虛，可用梔子乾薑湯清熱溫中，交通上下。今則不僅上熱盛，而下寒且虛，已非上方所宜。《傷寒論》曰：「傷寒本自寒下，醫復吐下之，寒格更逆吐下。若食入口則吐，乾薑黃連黃芩人參湯主之。」本證雖未經吐下，而久瀉傷脾，其理正同。

脾傷則清濁不分，陽格於上，陰沉於下，故用藥上宜有分寸；如僅用寒藥以治下，則必格拒不入，即入亦將引起上熱之加劇，皆不利於病。核上述薑參芩連湯為上盛熱、下虛寒之劑，恰合於本證，用之何疑。其方芩、連之苦寒，以通熱格，參、薑之溫補，可復正氣而逐陰邪，配合臻補瀉變化之奇。然以勝復關係，分量略有變更，以寒重熱輕，故而如此：

黨參 15g，乾薑 9g，黃芩 4.5g，黃連（薑汁炒）3g，煎成緩緩服下。先不受藥，進 1 劑後，藥亦不嘔，再劑可食飲。上焦餘熱未清，中焦虛寒尚盛，改進連理湯：

黃連 2.4g，黨參 15g，白朮（土炒）、乾薑各 6g，炙甘草 3g。3 劑遂得陰陽協調，上下溝通，不嘔能食。後以六君子湯平調脾胃，食慾大佳，肌肉豐潤，又健常活潑入學矣。

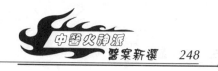

十四、陳守義醫案

陳守義，1944年生，副主任醫師，河南省滑縣中心醫院門診部主任。15歲時跟隨外祖父薛寶三習醫，先後學習戴雲波先生應用大劑烏附、河南中醫學院李統華教授應用附子的經驗。

臨床實踐中摸索出大量應用附子、川烏的經驗，治療痺證尤有經驗，善用烏附麻辛桂薑湯加味：川烏或草烏30～120g，附子30～120g，麻黃15g，細辛15g，桂枝15～50g，乾薑30～60g，甘草30～60g，黑豆30～60g，遠志10g。認為附子15g以下者，不需要先煎；如用製川烏或草烏30～120g，製附子30～120g，特別是2味同用時，多配用乾薑30～60g，甘草30g，遠志10g，黑豆30～60g以制其毒。需要先煎2～4個小時較為穩妥。本節醫案選自傅文錄編《火神派學習與臨證實踐》。

1. 腰痛——烏附麻辛桂薑湯加味

秦某，男，48歲，農民。半年前因腰痛CT檢查，確診為腰椎間盤突出症。服用中西藥物效果時好時壞，近來天氣漸涼，其痛益甚，已經3個月，由他人背來就診。

現症見：腰痛沿左腿至足酸痛如錐刺刀割，夜間痛甚，得熱則舒，遇冷痛劇，左側肢體肌肉萎縮，明顯比健側細瘦，捫之溫度稍低，飲食尚可，二便如常，舌質淡紅，苔薄白，脈象沉緩無力。證屬陽虛寒濕，治宜溫陽散

寒，祛風除濕，方用烏附麻辛桂薑湯加味：

川烏頭 120g，附子 120g，乾薑 60g，甘草 30g，黑豆 30g，麻黃 15g，桂枝 50g，細辛 12g，獨活 30g，羌活 15g，杜仲 15g，川牛膝 30g，木瓜 30g，淫羊藿 24g，胡盧巴 15g，補骨脂 15g，黃芪60g，白朮 24g，千年健 15g。先煎前 5 味藥物 2 個小時，再下後面的藥物；水煎 2 次，混合後濾出藥液，每天分 4 次服用，4 個小時一次。5 劑。

二診：服完 1 劑之後而來復診，告曰如上法把 1 劑中藥煎好之後，沒有分 4 次服用，而是 1 次把藥服完。服藥之後，失去知覺。等他醒來，已是第 2 天的天光大亮。腰腿已不痛了，身輕氣爽，自己單獨來診，並說這藥太神奇了。問其余藥物是否續服？囑其按原來方法服完。

如法服完 4 劑後，腰痛消失，隨訪 9 年未見反覆。

原按：《尚書‧說命》指出，「藥沸瞑眩，厥疾勿瘳。」仲景在《傷寒雜病論》中白朮附子湯方後云：「……三服都盡，其人如冒狀，勿怪。」也談到服用附子會有一些反應，這個「冒狀」就是眩暈。陳氏多年應用烏附，這樣的反應並不多見，此例病人，不僅冒眩，而且昏不知人，已經達到「瞑眩」狀態，療效卻出乎意料，可知古人「藥沸瞑眩，厥疾勿瘳」之語不虛。

2.坐骨神經痛──烏附麻辛桂薑湯加味

王某，男，27 歲，工人。1 年前因用力過度而腰痛，CT 檢查確診為腰椎盤突出壓迫神經，經治而緩解。近階段出差在外，著衣單薄，路上受寒，病痛再次發作。

　　現症見：全身困痛，關節疼痛，尤以左下肢沿坐骨神經方向放散，酸痛難忍，呻吟不止，晝輕夜重，得熱則舒，由其父母攙扶就診。

　　經過針灸、鎮痛藥等措施，只能減輕一時，苦不堪言。查舌淡紅，苔白厚膩，脈象浮緊。證屬寒濕在表，治宜解表溫陽以散寒邪，方用烏附麻辛桂薑湯加味：

　　川烏頭 60g，草烏頭 60g，乾薑 30g，甘草 24g，麻黃 15g，細辛 15g，桂枝 30g，葛根 30g，白芍 30g，羌活 15g，獨活 30g，乳香 15g，沒藥 15g，威靈仙 30g。川烏、草烏、乾薑、甘草先煎 2 個小時後，再下後面諸藥；水開後再煎 30 分鐘，隨後再加水二煎，混合 2 次濾出液，分為 3 次服用，4 個小時一次。3 劑。

　　復診：回家後煎藥未聽醫囑，按照一般煎藥方法，煎好藥後 1 次將藥服完。10 分鐘後，突然昏不知人，口吐白沫。家屬立刻詢問怎麼回事，陳氏隨即到患者家觀察，發現病人嘔吐出部分藥物，渾身汗出如洗，問其有什麼不適之處，患者只說疲乏，想睡覺。

　　診其脈浮緊已無，緩滑有力，無病之象。隨後讓病人服些熱糖水，安睡即可。第 2 天騎自行車專程告知，其病若失，余下之藥未再服，病癒。

　　原按：此例患者由於誤用常法煎服，藥量過大，導致「瞑眩」，「如冒狀」，病痛卻奇跡般解除，真所謂「歪打正著」。陳氏由「脈浮緊已無，緩滑有力」，斷為取效佳象，從容安排病人飲糖水並休息，確顯膽識。

3.膝關節積液——烏附麻辛桂薑湯加味

申某，男，54歲，農民。半年前曾確診為膝關節積液，服用中西藥物無顯效，用杜冷丁只能緩解一時，最後院方準備做截肢手術，無奈之下求之於陳氏。

現症見：左膝關節腫大如杵，皮色明亮而薄，不紅不腫，疼痛如刀割，夜間更甚，不能屈伸，飲食尚可，二便如常，舌淡紅胖邊有齒痕，舌下靜脈紫黯迂曲，脈沉弦滑。證屬寒濕痰瘀，閉阻關節。治宜溫經散寒，化痰活血通經，方用烏附麻辛桂薑湯加味：

川烏頭120g，附子120g，乾薑60g，甘草30g，黑豆60g，遠志10g，麻黃15g，桂枝60g，細辛15g，薏苡仁90g，川牛膝30g，木瓜30g，伸筋草30g，雞血藤30g，白芍60g，沒藥15g，乳香15g。前6味藥物先煎4小時，再下後面藥物；水煎服，水煎3次混合後，分4次服，每6小時一次。1劑。

病人按要求服藥2次後，疼痛有所好轉，左膝關節有麻熱感，持續1個多小時後，安靜入睡約2小時，4次藥液服完後，關節疼痛明顯減輕。效不更方，原方繼服3劑。

如法服完後疼痛消除大半，腫脹也明顯消退，繼續中藥調治。先後共服上藥15劑，其病消失，可下田勞動。1年後隨訪，健康如常人。

原按：膝關節腫脹伴積液，中醫稱為鶴膝風，甚為難治。患者疼痛劇烈，曾考慮截肢，可見病情嚴重。陳氏依

據病情，大劑烏附為帥，重在溫通，佐以祛濕活血，通經宣散，短短半月之內治癒此等頑症，實屬火神功力。

4.肩關節痹證——烏附麻辛桂薑湯加味

朱某，男，40歲，農民。肩周炎病史半年餘，曾服用中西藥物效果不顯，現症見：左肩關節疼痛，不紅不腫，夜間痛甚，子時以後疼痛劇烈難忍，須家人用熱棒掄換錘打、按揉方覺減輕一時，畏寒怕風，覺得有冷風直入左肩內，如在冰窖中，舌淡紅，苔白膩，脈沉遲細緩。證屬寒濕痹阻經脈，治宜溫經散寒，除濕蠲痹，方用烏附麻辛桂薑湯加味：

草烏頭30g，附子30g，乾薑30g，甘草30g，黑豆30g，遠志9g，麻黃15g，桂枝50g，肉桂20g，桑寄生30g，威靈仙30g，葛根30g，桑枝30g，葫蘆子15g，補骨脂15g，淫羊藿30g，羌活24g，當歸20g，黃芪30g，薑黃15g。前6味藥物先煎4個小時後，再下余下藥物；3劑。水煎服，每天1劑。

服藥後效果良好，夜間不再疼痛，服藥後自感有一股熱流直達病所，酸痛憋悶約30分鐘後消失，疼痛有所減輕，病人騎自行車來診，原方略作加減共服9劑，病癒。

原按：烏附陽藥運行之時，患者有時會有一種明顯的熱流感，此是鄭欽安所說的「陽藥運行」表現，陽熱盛行，陰凝則消，血脈暢通，則痹病可癒也。

5.頑痹——烏附麻辛桂薑湯加味

劉某，男，35歲，農民。患者曾在煤礦作工，勞累過

度,加之地下工作環境等因素,患上關節炎,久治而無明顯改善,日益加重。始由踝關節漸至全身各個關節僵直疼痛,夜間加劇,痛如刀割,下肢及雙腳足踝腫甚,色紫黯發涼,舌質淡胖邊有齒痕,脈沉遲無力。證屬寒濕凝聚,痹阻血脈,治宜溫陽散寒,方用烏附麻辛桂薑湯加味:

川烏頭 60g,草烏頭 60g,乾薑 30g,甘草 30g,黑豆 60g,麻黃 15g,細辛 15g,桂枝 60g,雞血藤 30g,青風藤 30g,絡石藤 30g,白芍 60g,川牛膝 30g,川斷 30g,木瓜 30g,沒藥 15g,乳香 15g,薏苡仁 60g,當歸 24g,丹參 24g。前 5 味藥物先煎 4 小時,再下餘藥;3 劑,水煎服。水煎 2 次混合藥液分 4 次服,4 小時一次。

二診:服上方後無不良反應,但疼痛沒有緩解,試思沒有不良反應,草烏、川烏各加至 120g 後,方有明顯好轉,再服 3 劑。

三診:病人可自己騎車來門診看病。在前方基礎上加白朮 30g,槐花 60g,再進 5 劑。以後痛腫逐漸減輕,草烏、川烏量及他藥也逐漸減少,共服 60 餘劑基本痊癒。

原按:風寒濕邪,痹阻經脈,氣血凝滯。病久頑固,非常法常藥可治,開始病重藥輕,療效平平,久病寒邪非輕劑能取效果,二診之後,加大川烏、草烏用量,逐漸見效,取效後又逐漸減量,以保證病癒而藥不致中毒。

6. 類風濕性關節炎——烏附麻辛桂薑湯加味

劉某,女,63 歲,退休工人。全身關節疼痛 10 年餘,曾確診為類風濕性關節炎。遇勞累或天氣寒冷加劇,

近 3 年有逐漸加重趨勢。

現症見：雙膝關節及踝關節腫脹，肌肉漸漸萎縮，全身關節僵直酸痛，屈伸不利，雙手關節彎曲變形，活動受限，生活不能自理，痛不欲生，舌淡紫黯，苔白膩，脈沉遲細弱。證屬頑痹，氣血虛衰，治宜溫陽益氣，散寒活血通絡，方用烏附麻辛桂薑湯加味：

製川烏 90g，製草烏 90g，雷公藤 30g，黑大豆 60g，乾薑 30g，甘草 24g，麻黃 20g，細辛 10g，桂枝 30g，熟地黃 24g，淫羊藿 15g，白芥子 15g，露蜂房 15g，全蠍 10g，蜈蚣 3 條，乳香 15g，沒藥 15g，桃仁 10g，紅花 12g，黃芪120g，薏苡仁 30g，白芍 30g，烏梢蛇 15g，鹿角霜 15g，伸筋草 15g，葛根 15g。前 6 味藥物先煎 2 小時後，再下餘藥；水煎 3 次混合藥液後，分 4 次服。5 劑。

服上方後，全身有溫熱感，自覺舒適，疼痛腳腫顯著好轉，無不良反應，效不更方，守法守方，共服藥 200 餘劑，症狀基本消失，生活可以自理，改服風濕藥酒以善後。

原按：頑痹已幾十年，治療需有耐心。大劑川草烏配合雷公藤，可謂治痹專藥大方，守法守方，調治經年，方收良效，此需醫患之間信任合作。

7. 坐骨神經痛——烏附麻辛桂薑湯加味

高某，男，40 歲，市民。平素遇勞或天氣變化時，腰及右下肢酸楚疼痛年餘，CT 檢查確診為腰椎間盤突出症。近因氣候寒冷，勞累過度，腰腿痛突然加重，多種方法治療均未取效，痛不欲生。

現症見：不能轉側翻身，腰臀部右下肢至足陣發放射樣疼痛，如錐刺刀割，痛苦異常，舌淡紅，苔薄白，脈沉緩細弱。證屬風寒濕痹，治宜溫陽散寒，通經活絡，佐以祛風除濕，方用烏附麻辛桂薑湯加味：

川烏 60g，附子 60g，乾薑 60g，甘草 30g，白芍 60g，麻黃 15g，細辛 10g，桂枝 30g，雞血藤 30g，獨活 15g，羌活 15g，木瓜 30g，川牛膝 30g，續斷 15g，淫羊藿 15g。前 4 味藥物先煎 2 小時，再下餘藥；水煎 2 次混合，分 3 次服。3 劑。

服上方後，腰腿疼痛明顯減輕，能翻身活動，右下肢陣發性放射疼痛減少。上方加溫腎壯陽藥：鹿角霜 15g，胡盧巴 15g，補骨脂 15g，杜仲 15g，餘藥同前，3 劑。

疼痛進一步好轉，能坐起吃飯，大小便已能下床，病人喜出望外。在上方基礎上略作增減，共服 30 劑，病癒。

8. 濕熱痹——四妙丸合三仁湯加川烏、草烏等

張某，女，25 歲，農民。四肢關節紅、腫、熱、痛，游走性疼痛，曾確診為風濕性關節炎，屢治療效不佳，症見腕關節痛不可忍，手不可觸，觸之痛甚，痛處紅腫且熱，兩踝關節不能著地，膝關節伸縮受限，腰痛不能轉側，呻吟不止。活動不能自理，伴發熱、頭昏、納呆，大便稀溏，小便短赤，舌質偏紅，苔黃膩，脈滑數。證屬濕熱痹證，治宜清熱利濕，佐以通絡，方用四妙丸加味：

川烏 30g，草烏 30g，生薑 30g，黑豆 30g，薏苡仁 60g，蒼朮 10g，黃柏 12g，赤芍 15g，雞血藤 15g，海桐皮 15g，五加皮 12g，杏仁 10g，白豆蔻 9g，竹葉 10g，滑石

30g，生石膏 30g，連翹 15g，大腹皮 15g，忍冬藤 30g，鮮桑枝 60g。前 4 味藥物先煎 2 小時，再下餘藥；水煎 2 次混合後，分 3 次服用，6 小時一次。3 劑。

服藥效果明顯，上次就診需人抬行，現由人攙扶走進診室，紅腫已消大半，關節也不甚痛，可以屈伸，飲食增加，大便仍溏，舌苔厚膩減輕，時有欲嘔，上方加竹茹 30g，3 劑。

三診：飲食增加，精神清爽，生活可以自理，關節痛已經消失，唯有肌肉酸軟，此乃濕邪未盡之象。原方川草烏減至 15g，共服 15 劑，病癒，健康如初。

點評：患者為濕熱痹證，仍然加用大劑川草烏，凸顯火神派風格。濕為陰邪，需要溫化，熱為陽邪，需用清利。單用清熱利濕，恐怕熱清而濕難化。濕邪非溫不化，在大劑清熱利濕藥物的主導下，佐以大劑川草烏，寒溫並用，短時間內治癒這樣的嚴重痹證，實屬佳案。本例方中含有三仁湯意。

9. 風寒外感——麻桂辛四逆湯加味

劉某，男，40 歲，幹部。因醉酒入睡，使用空調、電風扇，醒後即感發熱惡寒，頭痛身痛，關節痛甚，四肢最為顯著，用激素可緩解一時，治療 10 餘天不見明顯好轉，症狀逐漸加重，生活不能自理，由家屬背入診室。患者苦不堪言，渴而喜飲但飲不多，由於疼痛而影響食慾，大便溏薄，1 天 2 次，小便黃，舌質淡紅，苔白，脈浮沉滑而緊偏數。證屬太陽傷寒，治宜溫陽散寒，解表祛濕：

附子 30g（先煎 1 小時），麻黃 15g，細辛 12g，乾薑 15g，生薑 15g，桂枝 24g，杏仁 12g，生薏苡仁 60g，白朮 24g。水煎服，水煎後分 3 份，每 4 小時服 1 次。3 劑。

二診：患者自己來復診，症狀基本消失，唯感困倦乏力，時自汗出，上方加黃芪30g，黨參 24g，再服 3 劑。服藥後恢復如初。

原按：盛夏醉酒，空調、風扇久吹，風寒侵襲，肌表經脈凝滯則全身疼痛。表邪不袪，寒濕無由發洩，故而久治不癒。陳氏接診仍從宣肺解表著手，重點溫經回陽，以袪除表裏之寒濕，薑、桂、附三把火一齊上陣，盡顯火神派一爐火之特色。

10. 產後身痛——黃芪桂枝五物湯合四逆湯加味

景某，女，28 歲，農民。2006 年 6 月 28 日初診。2005 年 7 月分娩，使用空調，引起全身肢體關節酸楚疼痛，陰天下雨時節加劇，曾確診為風濕性關節炎，中西醫藥治療年餘，效果不明顯，近因天氣暑濕酷熱而病情加劇。現症見：全身關節屈伸不利，痛處有時游走不定，肢體關節腫脹，下肢更甚，麻木重著，畏寒怕冷，動則汗出，反覆感冒，一有風寒受冷，即有惡寒發熱頭痛，鼻塞流涕，全身疼痛加重，舌質淡胖邊有齒痕，苔白，中後部偏厚膩，脈沉緩無力。

證屬氣血虧虛，寒濕內侵，治宜益氣溫陽，補腎活血，方用黃芪桂枝五物湯加味：

黃芪60g，藁本 15g，川芎 15g，當歸 15g，桂枝 20g，

白芍 30g，附子 15g，乾薑 10g，狗脊 15g，紅參 10g，益母草 15g，細辛 9g，炙甘草 10g，生薑 10g，大棗 5 枚。水煎服，每天 1 劑，分 2 次服。5 劑。

二診：服上方未見明顯好轉，脈象如前，將附子加至 30g（先煎），乾薑加至 20g，另加生薏苡仁 30g，5 劑，服法同上。

三診：服後疼痛有所好轉，腫脹見消，但汗出仍多，上方附子加至 60g（先煎），乾薑加至 30g，生薏苡仁加至 60g，另加白朮 30g，蒼朮 15g，山茱萸 30g，5 劑。

四診：服後諸症明顯好轉，諸關節已基本不痛，足踝及其他關節腫脹消盡，汗已減少，以後在此方基礎上隨證加減共 8 診，服藥 40 餘劑痊癒。

原按：婦人新產之後多氣血虧虛，易於外感寒邪。由於調攝不當，寒邪入侵，痹阻血脈，氣血凝滯，不通則痛。初診時益氣溫陽，補腎活血，由於寒邪盤踞，祛除不易，方藥對症而病重藥輕，難以獲效。二診之後，逐漸加大附子劑量到 60g 時，方見顯效，總量用至 1800g 時，才得治癒。體虛之人，耐受情況不一，附子劑量由小到大比較妥當。

11. 痛經——少腹逐瘀湯加烏頭、附子

袁某，女，35 歲，市民。2 年前正值經期用涼水洗衣服，又飲冰鎮飲料後，月經隨即閉止，後來行經前 1 週小腹開始疼痛，經來時加劇。經期後錯，色暗紅有血塊。開始未加注意，逐漸加劇，開始服些西藥止痛未止。近來用

杜冷丁竟也未止，經人推薦就診於陳氏。

現症見：面色蒼白，冷汗淋漓，四肢厥冷，少腹痛如刀割，用熱水袋敷在少腹，暖後痛一陣並下血塊兒如柿餅大，色暗紫，同時腰酸如折，舌質暗紫邊有瘀斑，舌靜脈迂曲，脈象沉弦細。證屬寒濕凝滯，治宜溫經止痛，活血化瘀，散寒除濕，以少腹逐瘀湯加味：

川烏頭 30g，附子 30g，乾薑 15g，小茴香 10g，延胡索 15g，沒藥 12g，當歸 15g，官桂 10g，赤芍 15g，蒲黃 15g，五靈脂 15g，川芎 15g，血竭 3g（沖服），桃仁 12g，紅花 10g，黃酒 2 兩為引。烏附乾薑 3 味先煎 2 小時，後下餘藥，水煎分 2 次服，6 小時一次，2 劑。

復診：腹痛基本消失，面色已紅潤，經行順暢，血塊減少，血量較上次為多。效不更方，原方 3 劑。服完停藥，下次經前 10 天開始再服此方。患者遵醫囑服藥，調治 3 個月，月經恢復正常，健康如初。

點評：沖任經血下行，宮口開放，寒邪易於入侵。冷水洗衣，寒從外襲，飲入冰涼之物，寒從內入，內外合邪，凝滯經脈，不通則痛。採用大劑烏附各 30g 祛寒鎮痛治本，配合少腹逐瘀湯活血化瘀治標，此係成方再加溫陽之品，為火神派用藥一大思路。由於月經週期的特殊性，需連續服用 3 個週期，經前服藥，防患於未然，自是成法。

12. 肝硬化──真武湯合五苓散加減

張某，男，45 歲，幹部。患者在北京某大醫院確診為

肝硬化，服藥未見好轉，心情沉重，求治於陳氏。

現症見：面色晦暗虛胖似腫，精神疲憊，面頰有血縷，形寒怕冷，欲抱火爐烤火取暖，體倦肢困，不欲活動，食慾不振，飲水後脘腹脹滿加重，晚飯後尤甚。大便溏薄，日2～3次，腹脹大如囊裹水，小便清，舌質淡黯紫胖，邊有齒痕，苔薄白，脈沉緩無力尺弱。證屬陰盛寒濕黃疸，治宜溫陽利濕退黃，方用真武湯合五苓散加減：

附子120g（先煎4小時），白朮30g，茯苓24g，黨參24g，豬苓15g，澤瀉15g，龍膽草9g，生牡蠣30g，桂枝15g，乾薑15g，大腹皮30g，川芎12g，炙甘草9g，陳皮10g，生薑10g，大棗5枚。2劑，水煎服，每天1劑，分3次服。

服藥後精神好轉，飲食增加，腹脹減輕，身體有溫熱感，在此方基礎上加減，共服半年餘，身體康復如初。

原按：肝硬化為肝病晚期，屬中醫臌脹陰黃之證。本例陽氣虛衰，不能蒸騰氣化，水濕無以宣行，積聚在腹，形成腹水，乃寒濕陰盛之象，非大劑附子難以擔當此任。故重用附子，以五苓散、真武湯加減化裁，方藥對症，服後即有溫熱感，以此為基礎化裁，服藥半年餘，才得以治癒。「冰凍三尺，非一日之寒」，只有守方用藥，才能收效。

13. B肝、黃疸——茵陳朮附湯合真武湯、五苓散加味

王某，男，28歲，軍人。患有B肝，多次住院治療，時好時差終不能癒，所用西藥不詳，中藥基本上是一派苦

寒涼藥，著眼於清熱解毒、降酶退黃。不見改善，且有癒來癒重之勢。面色晦暗青黃，虛胖，鞏膜微黃，小便發黃，飲食尚可，飯後腹脹，陰天脹甚，食油膩則嘔惡，大便溏而不爽，日2次，舌質淡胖嫩邊有齒印，苔白滑津液欲滴，脈沉緩無力。證屬陰黃，寒濕內阻，陽氣不宣，治宜溫化寒濕，濕中健脾，利濕退黃，方用茵陳朮附湯合真武湯、五苓散加減：

附子60g（先煎2小時），乾薑15g，白朮30g，黨參30g，茯苓15g，桂枝15g，茵陳60g，陳皮12g，鬱金24g，石菖蒲15g，白豆蔻10g，澤瀉15g，豬苓15g，焦三仙各15g，炙甘草9g，生薑12g，砂仁10g，大棗5枚。7劑，水煎服，每天1劑，分3次服。

復診：面色晦暗明顯好轉，飲食增加，大便已成形，小便通暢，黃疸已消，效不更方，在此方基礎上略有加減，附子加至120g，感冒時停服。守方治療3個多月，化驗一切正常。

點評：B肝、黃疸與病毒活動對肝臟造成的損害有關，時下治療多以清熱解毒、利濕退黃為主，其實脫離陰陽辨證大綱，跟著西醫診斷跑，認陰為陽，寒熱混淆。長期服用苦寒之品，勢必損傷陽氣，終為陰黃之證，臨床誤此者頗多，本例即為典型之案。

陳氏以大劑附子振奮陽氣，以真武湯、五苓散、茵陳朮附湯等加減，突出溫陽利濕，方為正治。此類病人，後來接治要比未經誤治者多費時日。本案大劑附子服用3月之久方癒此疾，即是明證。

十五、曾輔民醫案

曾輔民（1935—2009），成都中醫藥大學副教授。勤求古訓，思經求旨，博採眾說。一貫崇尚仲景學說，認為中醫臨床的根基就在仲景理論。臨床中學不離《傷寒》，用不離經方，偶爾輔以時方。萬病不離乎六經，在六經辨證理論的指導下，擅以經方治療疑難雜症，觀脈察症，析機辨微，收到顯著效果。尤其對經方針對病機之精微處、經方配伍的細微精神以及用藥過程的劑量變化體悟深刻。擅用烏附、薑桂，藥味精而劑量重，頗有經典火神派風格。本節病例主要出自《四川名家經方實驗錄》等。

曾氏使用薑附的心得歸納如下：

（1）運用指徵：面白，舌淡有齒痕，舌面有津，畏寒肢厥，便溏或便秘，或便溏便秘交替出現。

（2）用量問題：應視病之輕重、陰寒程度決定用量。一般應從小量開始，確認辨證無誤，藥後無效或效微就加量，脾腎陽虛者每次加量 20g 左右。

（3）薑附大劑量用後通常有兩種情況：一是口苦舌燥，喜飲冷者，是溫之太過，應停用，改用滋陰化陰之劑。二是藥後出血、便泄、身痛、痰多、水腫等，是藥量與陽虛陰盛之程度相吻，不要更改藥物，繼續加量效果最好，上述反應2～3日自癒。

（4）煎煮時間：單用大劑量烏頭或附子時先煎 1 小時，烏、附同用時先煎 2 小時，一般不用防風、蜜糖，只有

解毒才用；黑豆只是用川烏時才加。用解毒藥雖是萬無一失的措施，但同時會影響療效。附子、川烏、草烏 30g 以上，算為大劑量。蜂蜜和蜂糖都差不多，一般最後對入。

1. 舌瘡——四逆湯加肉桂

許某，女，32 歲。舌痛 3 日，舌底前右側邊緣瘡瘍，呈圓形突起，0.5cm×0.5cm。影響咀嚼，口腔灼熱，病灶處更甚，神倦懶言，語言不清，便溏，手足心熱而難忍，偶有小便熱痛，舌紅有齒痕，舌面多津，脈細弱而數。此虛陽外越之舌痛，處方：

附子 40g（先煎），乾薑 50g，炙甘草 50g，肉桂 15g（沖）。3 劑。在門診先與肉桂粉沖服少許，不到 10 分鐘病人語言不清明顯好轉，手足心已不如前熱。

2 週後復診，述及服前藥 2 日即痛止，第 3 日病灶消除，手足心熱消除。這幾天又開始發熱，眠差，予補腎填精、回陽之法續治而癒。

原按：《黃帝內經》所謂「諸痛癢瘡，皆屬於心」，心，火也，即是說，一般論治瘡瘍從火立論，主用清熱瀉火或滋陰清熱之法，可辨證選用導赤散、黃連阿膠湯等，這是無可厚非的。然需注意：火有虛實，不應只關注實火而忽略虛火。虛者不外陰盛陽虛，本例即屬於後者。但舌、脈、症呈現陰虛之象，何以判為陽虛，虛陽外越之候呢？因其陽虛，腎精不足，脈不充而細，虛陽上越，浮陽鬱結之處，陽氣相對有餘，故病灶處色紅，舌紅。辨證關鍵在於舌面津液之盈虧，如屬陰虛，與舌面有津、便溏不

符，因此詳查症狀，細審病機，主以回陽而收顯效。

點評：曾教授對虛陽外越之證頗有研究，認為虛陽外越與「戴陽」、「格陽」的病機、症候相同，緣由腎陽衰微，陰盛於下（內），微弱陽氣浮越於上（外），是陽氣浮越不得潛藏的一種症候。

《傷寒論》283 條「病人脈陰陽俱緊，反汗出者，亡陽也，此屬少陰，法當咽痛，而復吐利」；317 條「少陰病，下利清穀，裏寒外熱，手足厥逆，脈微欲絕，身反不惡寒，其人面色赤，或腹痛，或乾嘔，或咽痛，或利止脈不出者，通脈四逆湯主之」；377 條「嘔而脈弱，小便復利，身有微熱，見厥者難治，四逆湯主之」；389 條「既吐且利，小便復利，而大汗出，下利清穀，內寒外熱，脈微欲絕者，四逆湯主之」等條文，對虛陽外越作了大量論述。可以說，病至此際危殆已現，不可不慎。

但曾氏於幾十年臨床中發現，虛陽外越之候亦不像論中所言那樣危殆。就危重而言，是重而不一定危，即虛陽浮越之候是重症不一定是危症。此類病人在臨床並不鮮見，隨著寒涼藥的誤用泛用，以及冷飲、水果等冷物的過量攝入，此類病症大有增加趨勢。

臨床中所見陰寒所致的虛火牙痛、虛火喉痹、口瘡、失眠、眩暈、面部陣陣烘熱、身體陣陣發熱、手足心熱、小便尿熱、大便肛熱、唇口紅腫等都屬於虛陽外越的範疇。如辨證不細，極易診為陰虛有熱，當此之際最需留意。辨證中易於混淆之處如下：

（1）陰虛、陽虛都可以出現手足心熱、身發陣熱，脈都可細數。

（2）陰虛、陽虛都可以出現腰部症狀、頭部症狀。

（3）陰虛、陽虛都可以出現大便乾、小便熱。

（4）陰虛、陽虛都可以出現口乾、失眠等。

辨證關鍵在於一個「神」字。即陽虛病人定然「無神」，陰虛病人定然「有神」，這一點體現了鄭欽安的觀點。本例舌瘡及下面4例均是虛陽外越之證，曾氏均以四逆湯加味取效。

2. 不寐——四逆湯加龜板、肉桂、砂仁

蔣某，女，54歲。不寐有年，陰陽兩虛。養心安神、滋陰潛陽之劑遍用不效。寢食幾近於廢，時覺上火之症狀（如經常起口瘡，常覺咽痛等），自購中西成藥清火之劑服用，近幾日益覺難寐，雖寐亦淺並時間短（2～3小時），手腳心熱，身陣陣發熱，便乾，尿熱，舌紅有津，邊有齒痕，脈沉細數。此虛陽外越之不寐也，以四逆湯加龜板、肉桂、砂仁治療：

附子60g（先煎），乾薑40g，龜板20g（先煎），肉桂10g，砂仁25g，炙甘草20g。5劑。

二診：入睡改善，可睡熟5小時，予原方加重附子、乾薑用量：

附子80g（先煎），乾薑60g，龜板20g（先煎），肉桂10g，砂仁25g，炙甘草20g。5劑。

三診：藥後已整夜睡眠香甜，餘症若失，舌仍淡，脈沉已起，與溫補之劑為丸，長服善後。

原按：陽入於陰則寐，不寐證總的病機不出陽不入陰。然導致陽不入陰的原因又各不相同，或因於虛或因於阻隔。具體分析不外陰虛陽浮，相火無制；痰濕、痰血、水飲等病理產物阻滯不通；陰盛陽虛，逼迫虛陽外越不得內入。此例即屬於虛陽外越之候。認證既準，方藥中的，因此效如桴鼓。

點評：此證不寐見有手腳心熱，身陣陣發熱，便乾，尿熱，舌紅有津，脈沉細數，極易判為陰虛內熱。但養心安神、滋陰潛陽之劑遍用不效，提示恐非陰虛，結合舌邊有齒痕，斷為「虛陽外越之不寐」，確實經驗老到。所用四逆湯加龜板、肉桂、砂仁，已含鄭欽安潛陽丹之意，亦有吳佩衡大回陽飲之意。

3.虛陽外越——人參四逆湯加味

俞某，女，51歲。因咽喉不適，似有梗阻、異物感就治於某院中醫科，服玄參、連翹、青果等滋陰清熱中藥2劑，遂覺體內灼熱之氣向外直冒，大汗成顆，心裏難受，心慌，倉促間電話求治。

素知患者為陽虛之體，服清熱滋陰之品而致陽氣外越，估計為藥誤，先予補陽固脫斂汗處之：

附子80g（先煎），龍骨30g，牡蠣30g，炙甘草30g，山茱萸40g，肉桂3g（後下）。1劑，2小時服一次。藥後汗、熱稍減，顯屬虛陽外越之證，急予回陽救逆佐以斂陰治之：

附子200g（先煎），乾薑120g，炙甘草50g，炮薑

40g，紅參 30g，山茱萸 40g。2 劑，煎出 1600mL，3 小時服 1 次，每次服 200mL，兼服鹿茸、紫河車各 8g，研粉裝入膠囊，每次服 5 粒，日服 4 次。

然後改處下方：附子 180g（先煎），乾薑 80g，炮薑 40g，桂枝 80g，山茱萸 30g，紅參 20g，炙甘草 60g，肉桂 5g（後下），鹿茸 8g（沖），河車粉 8g（沖）。5 劑。此方續用，隨證變化。但固守溫陽、回陽之法，僅以苦甘之炮薑、炙甘草之劑顧陰，經治半年方解。

點評：咽喉各證屬陰證為多，俗醫不知，視為陽熱、陰虛不少，此等誤辨臨床常見。不知僅 2 劑滋陰清熱之劑即可導致虛陽外越甚至陽脫，如本例之嚴重後果。以曾氏善於扶陽而論，猶以大劑四逆湯調理「半年方解」，可知苦寒傷陽之害，後果甚矣，能不慎哉！

4. 水疱——四逆湯加白芷

王某，男，21 歲。素體神倦畏寒，晨起見雙膝外內兩側出現長條形水疱約 5cm×1.5cm，色白，偶有尿熱，舌淡，脈沉細。此虛陽外越之候，處方：

附子 30g（先煎），乾薑 15g，炙甘草 20g，白芷 20g。2 劑。藥後病灶消失，精神好轉。

原按：此證屬陽虛外越之候，為《傷寒論》所不載。本例參合病史，據脈及病灶局部色澤，判定為虛陽外越，實由陰盛逼陽，虛陽外越之際帶出津液所致。可見論中所描述之虛陽外越症狀只是虛陽外越證之滄海一粟而已，臨

證之時不應拘泥。

5.經漏——四逆湯加肉桂、炮薑

　　黃某，女，43歲。1週前因感寒，身體不適，經來淋漓不斷，自購西藥口服無效，且經來之勢有增無減。現症見手足心熱，煩熱，全身陣陣發熱，神情倦怠，腳脹，下肢腫，腰膝痠軟，全身怕冷，脈沉細，舌淡。詢及患者有2年經漏病史，易患外感。

　　此陽虛外越之經漏證，因其經漏有年，陰損及陽，虛陽外浮，治當以回陽為治。此病已入少陰，不容忽視，誤以感冒治療，陽氣益虧，病必深重。處方：

　　附子30g（先煎），乾薑40g，炙甘草30g，肉桂10g（後下），炮薑30g。2劑。服藥後經漏已淨，精神轉佳，手足心熱及身熱消除，腳脹，頭昏重，白帶多，手指冷，舌淡邊有齒痕，脈沉細。以溫腎散寒之劑收全功。

　　原按：經漏以其經來不止而量少，淋漓不斷，有如屋漏而名。歷來治療崩漏之法，不出清熱與溫攝兩綱，尤其治崩以溫攝為要。而於漏證，因其久而不止，必有伏熱，逼血妄行，而反宜清。

　　本例患者不僅不用清法，反而一派辛熱純陽，實為治漏之變法也。或曰《金匱要略》有言「婦人年五十，所病下血數十日不止，暮即發熱，少腹裏急，腹滿，手掌煩熱，脣口乾燥」，仲景以溫經湯治療，今本例與《金匱要略》所言如出一轍，不以溫經湯治療，卻以大辛大熱之劑收功，令人費解，此處最需留意。

　　久漏之證，雖有血去陰傷之根基，然而血能載氣，病程久延必致陰損及陽；氣為血帥，陽氣向外浮越之際，勢必帶出陰液。此二者相因為患，形成惡性循環。病證初起雖以熱為主，但病至此際，亦成陰陽並損之候，溫攝一法無妨，且捨此再無他法。方中看似一派大辛大熱，實則暗含陰陽至理，陽固而陰留，陽生而陰長之妙。附子、乾薑、炙甘草，辛甘和化陽氣，炮薑雖溫，但經炮製，已化辛為苦，與甘草苦甘化陰，陰陽並補，陽生陰長；尤為至要者，肉桂、炮薑二者引血歸經，故而收到顯效。

6. 便秘——四逆湯加肉桂

　　鄧某，女，84歲。便秘，口苦食少，尿熱，神差欲寐，舌淡，脈沉細尺不顯。處方：

　　附子50g（先煎），乾薑40g，炙甘草20g，肉桂10g（後下），炮薑20g。2劑。其後因咳而就診，述服上藥後症狀消失。

　　原按：此屬陽虛便秘，虛陽外越而現尿熱，不是心熱、實熱之證。

7. 小腹脹冷——吳茱萸四逆湯加味

　　余某，女，47歲。小腹脹冷，畏寒，脈沉細，舌淡。處方：

　　桂枝30g，附子100g（先煎），吳茱萸20g，川烏30g（先煎），乾薑40g，高良薑30g，炙甘草30g，生薑30g（去皮），蒼朮30g，補骨脂20g，蜜糖50g。3劑。藥後

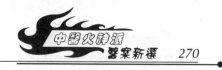

脹冷消失。

原按：小腹屬肝，病久及腎，陽虛則冷，生寒則凝滯不通故脹。主以溫散消脹，若誤以行氣消脹則錯矣！此方應理解附子、吳茱萸、川烏之溫陽通散之用。

點評：此案以大劑四逆湯加諸多熱藥如川烏、吳茱萸、桂枝、高良薑，頗顯火神派風格。

8. 痛經——四逆湯加味

代某，女，39歲。痛經，小腹冷痛拒按。經色暗，量少，素常小腹冷。舌淡脈沉。處方：

乾薑30g，炙甘草40g，高良薑30g，川烏30g（先煎），蜀椒3g（去油），桂枝30g，生薑30g，附子40g（先煎）。3劑。藥後冷痛均明顯好轉。

方採大辛大熱之薑椒、川烏以速散陰寒痼冷。桂、薑使寒外透，兼解新寒。臨床一般常用《金匱》溫經湯治痛經，其方中僅有桂枝、吳茱萸之溫，作用太弱，輕症尚可，重症則難取速效。

點評：此案與上案用藥風格相同。

9. 畏寒——四逆湯加味

丁某，女，48歲。畏寒1年。夜間睡覺需要穿長褲襪子，否則冷而不適。畏寒腰涼作脹。脈沉弱，重取無根，舌淡神倦。此為陽虛寒濕遏滯之證，予以溫補脾腎，散寒

燥濕治之：

茯苓 50g，乾薑 50g，炙甘草 30g，蒼朮 30g，附子 80g（先煎），炮薑 20g，川烏 30g（先煎），生薑 30g。3劑。服第 1 劑後出冷汗，味現酸臭，皮膚冷涼，呈陣發性出汗。第 2 劑後，兩肩出冷汗，皮膚冷涼消失。第 3 劑後，面、肩已有熱感，守方去掉炮薑，加入沉香、肉桂以溫補命門。

點評：此案在陽虛同時，見有寒濕遏滯之症，故以四逆湯、川烏溫陽基礎上，再加茯苓、蒼朮等袪濕之品。

10. 胃脹——四逆湯加味

鄭某，女，38 歲。胃脹而冷，舌淡有痕，脈沉細，呃氣亦冷。素為脾腎陽虛之體，予以大劑溫散之品治之：

沉香 5g（沖），肉桂 10g（後下），附子 80g（先煎），乾薑 40g，炙甘草 40g，西砂仁 20g，炮薑 30g，川烏 30g（先煎），吳茱萸 20g。3 劑。藥後胃脹、冷明顯減輕。頻呃，心下痞滿。飲停阻降，且肉桂、吳茱萸雖有散寒之功，但俱向外向上，與胃降不符，因而去之，守方加桂枳薑湯：

桂枝 30g，枳實 10g，生薑 20g，沉香 5g（後下），附子 80g（先煎），北細辛 15g，川烏 30g（先煎），法半夏 20g，代赭石 30g。3 劑。藥後心下痞滿解除，胃氣下降，呃除。

原按：肉桂：《本草求真》曰：體氣清陽，既能峻補

命門，又能竄上走表以通營衛，非若附子雖辛而兼苦，自上達下只固真陽。識此：陽氣外越不宜用或輕用！

11. 胃脹——四逆湯加味

孟某，女，42歲。胃脹3日，胃脘冷且局部發涼，不饑、不食，呃出之氣亦冷，身重難受，舌淡脈沉細。予以溫解沉寒痼冷之劑：

附子150g（先煎），乾薑100g，炙甘草60g，肉桂10g（後下），沉香5g（沖），西砂仁20g，川烏30g（先煎），黑豆50g，吳茱萸20g。3劑。藥後胃冷、呃氣、發脹等均消失。

患者係10餘年之老病號，素體陽虛陰寒偏盛，曾重用300g附子予以挽救，故首劑即予大劑溫陽散寒之品。

12. 胃脹——四逆湯合橘枳薑湯加味

胡某，女，33歲。素體脾腎陽虛，現胃脹難忍，不思食，畏寒。面時烘熱，發紅。舌淡，脈沉細弱。此陰盛格陽之證，由胃寒太盛致使腎陽虧虛而格陽於外。此種病例時常可見，予通脈四逆湯治之，輔以橘枳薑湯利咽：

附子70g（先煎），吳茱萸20g，乾薑100g，炮薑20g，炙甘草20g，陳皮30g，枳實5g，生薑30g，蔥頭5個，白芷20g。2劑。藥後胃脹消失，戴陽證明顯好轉，繼續調之。

點評：此案在陽虛同時，兼見氣逆而呃之證，故在四逆湯溫陽基礎上，再加理氣降逆之品橘枳薑湯，兼證不

同，佐藥有別。

13. 痺證——烏附細辛大劑

汪某，女，51 歲。肌肉、關節冷脹軟痛 30 年。舌淡有痕，經治無效。處方：

附子 80g（先煎），川烏 40g（先煎），細辛 30g，生薑 70g，蒼朮 30g，桂枝 40g，薏苡仁 30g，威靈仙 20g，蜜糖 50g。3 劑。藥後好轉明顯，守方出入，直至痊癒，共進藥 10 餘劑，處方：

附子 100g（先煎），川草烏各 30g（先煎），北細辛 30g，生薑 60g，蒼朮 30g，桂枝 40g，烏梢蛇 20g，威靈仙 30g，川芎 8g，豨薟草 60g，蜜糖 20g。3 劑。

原按： 這類病人屬常見病，但一般療效較差。考其用藥多為袪風除濕之品，且風藥重於除濕藥，這種用法不當。因為風袪濕存，燥、利更難。當重用溫通散寒之品。仿《金匱》痙濕暍、中風歷節兩篇之法，用之多效。

14. 痺證——烏附細辛大劑

裴某，女，59 歲。右側下肢冷痛 8 年，今年更劇。坐後稍久也痛，活動則痛減，時值 28～30℃之氣候亦穿秋褲，經電扇風吹則加劇，脈沉細小，舌淡面白。此為沉寒痼冷積滯之證。始用附子 60g，川烏 30g，細辛 20g，未效，量漸增至此顯效而癒：

川烏、草烏各 150g（先煎），附子 100g（先煎），細辛 100g，生薑 100g，蒼朮 30g，荊芥穗 8g，黑豆 300g，肉

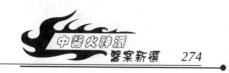

桂 10g（後下），沉香 5g（沖），紫石英 50g，3劑。

點評：如此烏附大劑確實罕見，顯出曾氏膽識。須知係逐漸加量方用至此等劑量，絕非莽撞而為。

15. 咳嗽——理中湯加砂仁、半夏

王某，女，3歲。患兒常常由於餵養不當而致內傷脾胃。此次以咳嗽就診，舌紅多津，苔少，口乾不欲飲，喉中痰響，大便乾燥，此脾陽虛弱，津液不得布散之候。處方：

黨參 10g，炒白朮 10g，炮薑 10g，炙甘草 8g，法半夏 8g，砂仁 8g（後下）。3劑。

原按：舌紅當屬熱，加以大便乾燥，熱證無疑。何以要用理中？此因陽虛生寒，寒凝血脈瘀阻，以及脾陽虛津液不得正常布化所致，此處舌上津液為辨證關鍵。故於理中湯改乾薑為炮薑加法半夏、砂仁而收功。

16. 泄瀉兼外感——理中湯加砂仁、半夏

楊某，男，22歲。痛瀉而兼外感，發熱，惡寒，晚上臍周痛而腹瀉，瀉後痛減，胃脹，煩躁，舌淡，脈弱。此肝脾不調兼外感之候。處方：

黨參 20g，炒白朮 20g，乾薑 20g，炙甘草 30g，吳茱萸 15g，桂枝 20g，生薑 20g。3劑。

原按：痛瀉一證，因肝脾不調也，然有虛實之不同。虛者以中陽不足為基礎，致肝氣不疏，患者必以舌淡，脈

不足為據；實者舌多正常，脈弦，多有肝氣不舒之症；前者用理中加吳茱萸，後者用痛瀉要方。

17.胃寒——封髓丹／附子理中湯加味

李某，男，27歲。善饑，食少，胃部不適反覆已3年，近來加重。神倦，肢軟無力，腰酸軟，便常，眠差，偶有呃氣，自覺呃出之氣較冷，胃部冷，唇紅，舌紅邊有齒痕有津，脈細數重取無力。

處方：生黃柏10g，砂仁25g，炙甘草20g。3劑。藥後善饑消失，胃不適好轉。近日胃氣上逆，氣出寒冷尤為明顯，改用溫腎補脾、填精之品：

附子80g（先煎），桂枝30g，乾薑30g，肉桂10g（後下），炮薑20g，補骨脂20g，砂仁20g，九香蟲20g，炙甘草20g。3劑。

藥後呃氣消失，自覺胃區冷脹，精神較前明顯好轉，改附子120g，乾薑80g，高良薑40g。5劑。藥後胃區冷減，舌紅變淡，食增，上方去炮薑，服藥3個月，附子最終用至250g，乾薑130g，高良薑80g，舌淡已轉變為正常之紅活色，諸症悉除。

原按：患者唇紅，舌紅，善饑，脈細數，為慢性疾患，加之眠差，極易診斷為陰虛有熱，但此與呃氣涼冷、胃部發冷、舌面有津不符，且病史較長，所謂「五臟之傷，窮必及腎」，陰寒之證成矣。陰寒之邪逼出中宮陽氣，所以出現唇紅、舌紅，終因邪熱不殺穀，雖善饑但食少，故先投封髓丹小試之。藥已中的，證明前次診斷無

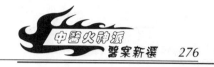

誤，故大膽投以溫脾補腎之劑而收功。

18. 泄瀉——附子理中湯加味

方某，女，18 歲。痛瀉 3 年，表現為臍周陣發性痛，痛則泄，泄後痛減，日三五次不等。食少，不知饑，食後脹，心煩眠差，畏寒肢厥，腰酸神倦。經前煩甚，因痛瀉而經來次數亦增加，色黑，量少；時時帶下，或呈乳汁狀或黃或白，或呈蛋清晶瑩透明，或呈水樣如泉湧出，勢如月經，當此之時，則腰酸如折。訴說病情時悲苦流淚，哀歎不已。慢性病容，形體消瘦，大肉尚存未脫。舌淡有齒痕，伴薄白苔，脈雖細弱，而胃根尚存。

辨證：肝脾不調，腎虛絡脈不固。處方：

紅參 20g，蒼朮 20g，乾薑 30g，炙甘草 20g，桂枝 30g，吳茱萸 15g，砂仁 20g，附子 40g（先煎）。5 劑。

二診：脹痛好轉，知饑，守方 5 劑。

三診：症情無變化。改乾薑 40g，附子 60g，補骨脂 20g，肉豆蔻 20g。20 劑。

四診：脹好轉，痛瀉次數每日減少 1～2 次，守方 5 劑。

五診：症情同上。改附子 80g，乾薑 60g，炮薑 20g。3 劑。

六診：症情無變化。前方去炮薑，加生薑 20g。5 劑。

患者經治療 4 個月左右，脹痛消失，精神好轉，自信心增強，最後附子用至 150g，乾薑 100g，並加服鹿茸善後而病癒。

原按：治療慢性病貴在辨證準確，要有方有守，不可急進貪功。本例患者形體消瘦，雖大肉存而未脫，脈弱而胃根尚存，但病至此際，先後天並損，非補再無他途，然補之之法，遵「養陽在滋陰之上」、「陽生陰長」的道理，抓病機，用經方而收全功。

點評：曾氏對理中丸頗多體會，認為《傷寒論》396條「大病瘥後，喜唾，久不了了者，胸上有寒，當以丸藥溫之，宜理中丸」，386條「霍亂，頭痛，發熱，身疼痛，熱多欲飲水者，五苓散主之；寒多不用水者，理中丸主之」，對本方的使用進行了論述。總之，本方病機為脾陽虛弱，使用本方當緊緊把握住脾陽虛弱這個病機。至於脾陽虛弱的表現及辨證要點，當以273條「太陰之為病，腹滿而吐，食不下，自利益甚，時腹自痛」及277條「自利不渴者，屬太陰，以其臟有寒故也」為依據。

以脾的生理推之脾的病理，脾病有多虛、多濕、多寒的特點，即：①脾氣虛衰，脾失健運會出現食而不化，脘腹脹悶；脾失升清會出現頭目眩暈；脾陽不足，脾氣失固出現內臟下垂；脾失統攝會致出血。②脾陽虛衰，損及命門，寒從中生，水穀不別，水濕不化，出現脘腹冷痛，五更泄瀉。③脾陽不足，津液不歸正化，出現濕滯、痰飲、水腫等。

臨證對本方可作加味：兼外感加桂枝成桂枝人參湯；出現虛脹痞滿，鬱結傷脾可加青皮行氣疏肝；出現痛瀉，脾氣鬱滯不舒，木乘土位，可加吳茱萸；津液不歸正化出現口乾可改乾薑為炮薑，化辛為苦，取守而不走之意；出

現痰飲咳嗽可加茯苓、半夏等；若寒重陽氣不足，手足逆冷可加附子成附子理中湯等。

19.呃逆——甘草乾薑湯加味

李某，女，43歲。呃氣2個月。從午後到夜間呃氣頻作，氣冷，且覺胃、食道冷感數年。舌淡有痕，脈細尺部不顯。此胃氣垂絕之證，急予溫中下氣之品治之：

乾薑60g，炙甘草60g，高良薑30g，蓽撥30g，公丁香30g。3劑。

藥後呃氣緩解，食道、胃冷明顯好轉。

原按：為何未用一般降胃之品？因為胃寒不降，胃氣上逆，胃氣已冷，胃寒為矛盾之基礎，只有大劑量溫胃散寒，藥簡劑大更效。守方去蓽撥（久用耗真氣）加桂附，隨訪未發。

20.呃逆——甘草乾薑湯加味

張某，女，62歲。呃逆，聲音時大時小9年。當胃脹時則聲大。食可，神可，舌稍淡，有津，脈沉弦。此胃陽不足，胃氣上逆所致。處方：

炙甘草20g，乾薑30g，桂枝30g，西砂仁30g，公丁香30g，吳茱萸20g。3劑。藥後胃適，呃止，胸脘亦適。此據「土敗則噦」之論而治。

21.身熱、水腫——桂枝加附子湯

李某，女，47歲。遇風、寒冷、冷水、淋雨則身熱、

水腫 8 年，惡風、無汗，屢治不效，脈細弱，舌淡。此屬腎陽虛弱，衛氣不足之證，姑擬桂枝加附子湯處之：

附子 80g（先煎），桂枝 30g，白芍 20g，生薑 30g，炙甘草 30g，大棗 15g，蒼朮 30g，西砂仁 20g，補骨脂 20g。4 劑。藥後惡風、遇風身熱、水腫各症皆好轉。守方出入調治 10 天，諸症皆除。

22.顫動症——桂枝甘草湯加附子、砂仁、補腎藥

鄭某，女，38 歲。肢端顫動，神倦畏寒，腰困如折，心空而慌，面黃舌淡，脈沉細數。

顫動症經有「病在腎則動」之論。處方：

附子 40g（先煎），桂枝 30g，炙甘草 20g，西砂仁 20g，菟絲子 20g，淫羊藿 20g，補骨脂 20g。4 劑。藥後精神好轉，心空慌減，續予溫陽填精，前後計服 40 餘劑，已復常。處方：

附子 60g（先煎），桂枝 30g，炙甘草 30g，西砂仁 30g，菟絲子 20g，淫羊藿 20g，補骨脂 20g，老鹿角 30g，生麥芽 30g。

23.飯後困倦症——桂枝甘草湯加附子、砂仁、黃芪

官某，女，67 歲。飯後肢軟無力，致軀體下沉，下地不能自立或坐。舌淡齒痕，面白，神倦，脈沉弱，兩尺不顯，能眠，食少。思《內外傷辨惑論》有飯後困倦之症，與胃氣不足脾氣下溜，昏悶怠惰同類，此案則更重，採用溫補脾腎之法試之：

附子 50g（先煎），桂枝 30g，炙甘草 30g，西砂仁

20g，生黃芪30g，生麥芽 20g。5 劑。藥後明顯好轉，飯後僅覺下肢軟，不癱，能站了。仰頭覺昏，近日胃脹，肢腫，食少，便秘。在溫補脾腎基礎上續用桂枝甘草湯：

附子 70g（先煎），桂枝 50g，炙甘草 50g，西砂仁 20g，生黃芪30g，生麥芽 20g。5 劑。

點評： 飯後困倦之症，古人有稱「飯醉」者，與酒醉似有一比。

24. 睡醒饑餓症——桂枝甘草湯加附子、砂仁、炮薑

黃某，女，15 歲。睡覺醒則饑餓，非食不可已 3 年。細問覺胃空、慌，思食。但只有午睡後如此，早晨醒來無此現象。胃，心下。心下空虛，當補陽氣，結合舌淡，脈弱，補陽有據：

附子 30g（先煎），桂枝 30g，炙甘草 30g，西砂仁 20g，炮薑 20g。10 劑。

藥後明顯好轉，服至 7 劑後偶有發生。守方出入 10 劑。患者親屬是疾病防治所醫生，詢其所因，因不是器質性病變故爾查不出什麼。只有從中醫理論、陰陽學說、六經學說理解。午後屬陽中之陰，陽明胃是多氣多血之腑，午後陽氣減少而現此症，晨起陽氣尚足故無此象。

25. 心煩、失眠——桂枝甘草龍骨牡蠣湯加味

杜某，女，54 歲。心煩，情緒低落，歎息不止。胸悶，整夜不眠，時有汗。神差，手足麻木顫抖，舌淡，脈數大。2 週前因受精神刺激而現此證。證屬陽氣虛極，心

陽危急。用桂枝甘草湯加味處之，又防其奔豚發作，加山茱萸以防脫，可謂大包圍了：

桂枝 50g，炙甘草 50g，龍骨 30g，牡蠣 30g，茯苓 40g，五味子 15g，山茱萸 30g，大棗 15g。4 劑。藥後稍有好轉，守方加大劑量。以心為主，加附子補腎使腎水化陰上濟於心，免得大劑量桂枝傷及心陰。為防脫用茯苓、五味收斂肺氣，使肝肺升降不失控。處方：

桂枝 50g，炙甘草 50g，山茱萸 40g，附子 100g（先煎），龍骨 30g，牡蠣 30g，茯苓 30g，五味 20g，大棗 20g。4 劑。藥後心煩、失眠、多汗陸續好轉，精神食慾轉佳，舌淡、脈大無力明顯改變。守方：

桂枝 100g，炙甘草 60g，山茱萸 50g，茯苓 50g，大棗 20g，附子 100g（先煎）。4 劑。藥盡而癒。

26. 胃脹痛——大建中湯加減

尹某，女，55 歲。胃冷、脹痛。舌冷，脈沉細。處方：

乾薑 40g，炙甘草 50g，蜀椒 10g（去油），飴糖 30g，川烏 30g（先煎），蜜糖 30g。3 劑。藥後胃痛消失，冷、脹明顯減輕，續以溫中散寒之劑調治。

27. 胃腹痛脹——大建中湯合四逆湯加減

申某，女，23 歲。胃腹痛脹且冷 1 日，呻吟不已。便秘，懷孕已 3 月。因懼流產拒絕西醫處治而來。表情痛苦，肢冷面白，舌淡脈沉細。此屬臟厥重症，採用大辛大熱之薑椒建中散寒；寒濕所盛治以薑附之辛熱；更佐以硫

黃助命門之火，激發元氣；兼以半夏、杏仁、肉蓯蓉降氣通便，助胃和降：

蜀椒 10g（炒去油），乾薑 50g，附子 50g（先煎），法半夏 30g，製硫黃 20g，肉蓯蓉 30g，杏仁 20g（打泥）。2劑。囑 2 小時服 1 次，6 小時服 1 劑。服藥 1 次痛脹大減，便亦通下。幸矣！

28. 心下痛——大建中湯加減

胡某，女，33 歲。劍突下疼痛 3 日，不脹、不嘔、不呃，痛處呈下長方形，痛處拒按。面色㿠白，神倦，眠差，大便不成條，脈沉細，舌淡，素為腎虛胃寒之體。思之良久，斷由寒鬱而致，以散寒之法治之：

蜀椒 10g（去油），乾薑 40g，飴糖 30g，炙甘草 20g。1 劑。數日後，因他病就診，稱服第一次藥後半小時，疼痛即除。

原按：此乃大建中法，用蜀椒、乾薑大辛大熱之品，溫中散寒，飴糖、甘草溫補脾胃。若不用甘草代人參效果可能更好。甘草雖補脾，但是藥性緩了。寒傷陽氣，用人參補氣，原方更好！

29. 身痛、流涕——麻黃附子細辛湯加蒼朮／附子、桂枝加補腎藥／四逆湯合縮泉飲

鄧某，男，78 歲。惡寒，身體強痛，流涕，神倦，身軟乏力。脈沉細，舌淡。處方：

蒼朮 30g，麻黃 15g，附子 70g（先煎），細辛 15g。2

劑。藥後惡寒、乏力、身痛緩解，唯流涕不解。恐怕麻黃量稍大，因係腎陽久虧之體，故應大劑補腎填精之品佐以溫宣（薑、桂）助陽：

附子 100g（先煎），桂枝 50g，生薑 30g，補骨脂 20g，菟絲子 20g，巴戟天 20g，鹿膠 20g（烊化對服）。5劑。藥後涕止，遇寒尚有涕，但已不甚，以溫陽補腎處之：

黃附子 60g（先煎），乾薑 50g，炙甘草 40g，烏藥 30g，益智仁 30g，懷山藥 30g。5劑。

原按：薑附草本為回陽方法，本例雖無四逆證，但寒則流涕，亦屬陽不固津，故亦可用。腎與膀胱相表裏，肺腎相關，皆以腎為軸心，縮泉飲本治腎虛尿頻之證，借用治此老年流涕，當亦對症，事後問之效好。

30. 腰痛——麻黃附子細辛湯加蒼朮、白芷

易某，男，36歲。腰痛1日。晨起腰痛，逐漸加重。午後不能堅持上班，痛處需用硬物頂住好轉。足肚亦痛，神倦，無寒熱之症，身稍強，脈沉細，舌淡痕顯。考痛發突然且劇烈，當屬外邪寒凝而致，腰為腎府為邪所湊，其虛可知。處方：

麻黃 20g，附子 80g（先煎），細辛 20g，蒼朮 30g，白芷 20g。1劑，囑2小時服一次，1劑服3次，15時、17時各服一次，電話問之腰痛明顯減輕，足肚痛亦減。21時腰痛甚微，足肚痛消失。續服2次後疼痛於次晨消失。當夜口乾，服炮薑、炙甘草各20g後1小時緩解。現僅感腰酸軟不適，予補腎填精之品治之：

附子 50g（先煎），肉桂 15g（後下），西砂仁 20g，淫羊藿 20g，菟絲子 20g，巴戟天 20g，枸杞子 20g。5 劑。後為擬丸劑 1 料續治。

31. 紅斑——麻黃附子細辛湯加烏蛇、徐長卿

楊某，男，16 歲。身發紅斑，色淡而瘙癢，神倦，舌淡，脈沉細。此證不能按諸癢從心，清熱而治，當從腎治：

麻黃 10g，附子 30g（先煎），細辛 15g，徐長卿 20g，烏蛇 20g。2 劑。藥後即癒。

原按：為何從腎論治？從舌脈看當屬腎陽虛而感寒，寒鬱肌腠，陽氣受阻而癢。選用溫腎散寒之品，加用烏蛇托寒外出止癢，徐長卿活血止癢。

32. 紅斑——麻黃附子細辛湯加味

周某，女，37 歲。身發紅斑並瘙癢半月，色淡，脈沉細，舌淡。伴有心下空、慌，發則全身顫抖，寒戰。發斑前亦常有此現象，病已 5 年。斑出於胃，但此屬陰斑，與脾腎陽虛相類。心空指劍突下空，此因心陽不足而致。處方：

附子 40g（先煎），桂枝 30g，炙甘草 30g，細辛 5g，麻黃 5g，西砂仁 20g，補骨脂 20g，菟絲子 30g，仙茅 20g，徐長卿 15g。3 劑。藥後諸症明顯好轉，守方出入而癒。

33. 下肢酸軟——當歸四逆加吳茱萸生薑湯加白酒、山茱萸

陳某，女，50 歲。雙下肢發軟，影響入眠 8 年。夜間

醒來，下肢軟而難受，難以再眠，夏季骨熱（脛腓骨），心煩，倦怠，怕冷。舌淡，脈沉細弱。此肝氣血不足而倦怠，怕冷；脈細弱示筋失血濡而肢軟，骨熱。處方：

當歸 30g，桂枝 30g，白芍 20g，炙甘草 20g，大棗 35g，細辛 15g，吳茱萸 25g，生薑 30g，白酒 70g，山茱萸 30g。4 劑。藥後明顯好轉，唯入夏仍骨蒸。

點評：曾氏對當歸四逆湯頗有研究，認為本方用於治療血虛肝寒之厥，《傷寒論》351 條「手足厥寒，脈細欲絕者，當歸四逆湯主之」及 352 條「若其人內有久寒者，宜當歸四逆加吳茱萸生薑湯」均有明文。但需注意，本方雖用於治手足厥寒，而本證之手足厥寒既不同於陰盛陽衰的少陰寒厥，又不同於熱邪深伏的陽明熱厥，其鑒別在於並見症的不同：

少陰陰盛陽衰的寒厥並見蜷臥肢冷、畏寒下利等症；熱邪深伏的熱厥並見胸腹灼熱、口乾舌燥、大便乾結、口氣臭穢等症。

脈細欲絕也不同於脈微欲絕，脈微欲絕主臟真虧損，真陽欲絕，此際當破陰回陽。脈細欲絕乃脈雖細但指下明顯，將絕而不絕，為血虛寒厥所致。

本方為桂枝湯去生薑，倍用大棗加當歸、細辛、通草而成。當歸、芍藥養血和營，桂枝、細辛溫經散寒，甘草、大棗補中益氣，通草通行血脈。若其人內有久寒者，可加吳茱萸、生薑以加強散寒之力，加清酒者，取其助諸藥活血而散寒。

臨床運用本方，應注意以下幾點：

（1）虛：當歸四逆湯主之血虛寒厥，所以當有血虛見症，如唇爪不華，面色蒼白、目澀、脈細等，其人平素即血虛或陽虛之體。但「精血同源」肝血久虧勢必影響腎精，而且營血出中焦，所謂中焦為氣血生化之源，所以，不僅要注意肝這一方面，同時還應注意肝、脾、腎三者的關係。

（2）厥：此厥寒乃血分有寒，血虛寒束，血中陽氣不足，故手足厥寒。其中條文中之「久寒」二字當深思，蓋久寒者，長久之沉寒痼冷也。寒者當溫，留者當去，治當用辛溫之品，散其內伏之久寒，所謂「肝欲散，急食辛以散之」。雖當歸四逆湯所主治之厥為血虛寒厥，但有血虛與寒厥兩方面不同側重點，當其寒凝偏重，可加重溫散之力，可於方中加附子、吳茱萸、生薑等。

（3）痛：「痛則不通，此痛證之謂也。」其不通原因，又當別氣血痰濕，辨寒熱虛實。此痛證有全身部位不定的特點，所以溫通散寒之品不可少。

34. 乳房脹痛——當歸四逆加吳茱萸生薑湯加味

周某，女，31 歲。雙側乳房脹痛難忍月餘。心煩，乳房冷而時熱，神倦，目眶色暗，舌尖有瘀斑，脈沉弱。此屬肝寒，予以溫肝散寒補腎之品治之。處方：

當歸 30g，桂枝 30g，白芍 20g，細辛 15g，炙甘草 20g，大棗 30g，吳茱萸 20g，生薑 30g，川烏 30g（先煎），黑豆 30g，沉香 4g（沖），肉桂 10g（後下）。4 劑。藥後乳痛、心煩消失，精神明顯好轉，唯經漏不止。更方以扶陽溫補腎脾之法。處方：

當歸 30g，桂枝 30g，白芍 25g，細辛 30g，炙甘草 20g，大棗 30g，吳茱萸 30g，生薑 30g，山茱萸 30g，川烏 30g（先煎），黑豆 30g，白酒 10g，肉桂 10g（後下）。4 劑。藥後乳疾解決。

原按：乳房呈現寒熱是因寒凝氣鬱產生之熱，此類常有之，如胸冷、頭冷、背心冷，日久不冷反熱。

35. 乳房脹痛——當歸四逆加吳茱萸生薑湯加味

李某，女，22 歲。身體酸痛 3 年，夏初至秋明顯，眠淺、多夢，心煩。處方：

當歸 30g，桂枝 30g，白芍 20g，炙甘草 25g，大棗 25g，細辛 15g，吳茱萸 20g，生薑 30g，山茱萸 30g，白酒 10g。3 劑。藥後身痛緩解，僅四肢尚感酸痛，眠淺、多夢、心煩亦好轉。守方再進，左關細弱之象消失。

原按：本例從五行理解，夏天火盛子盜母氣，秋天金旺乘木。因為煩躁、多夢眠淺當責之於肝，脈細弦亦屬肝血虛。山茱萸係加強補肝之力。

36. 關節疼痛——當歸四逆湯加減

李某，女，49 歲。膝關節疼痛近半年，不受氣候影響。上下樓梯受限，走平路較輕。面部較暗，少神，舌淡，脈沉細。此為關節失潤之例，本著肝主筋，柔則養筋之理治之：

當歸 30g，白芍 30g，炙甘草 30g，桂枝 30g，細辛

15g，木蝴蝶 20g。4 劑。方以芍藥、甘草酸甘化陰，當歸、桂枝一陰一陽入肝，直指筋府之地；桂甘化陽，使陽生陰長，桂、芍調營衛之氣，使陽氣通暢，陰血不阻；陽虛則寒，有濕，用桂辛溫通；木蝴蝶潤其燥。藥後效顯，未料到。守方出入，加肉桂 3g，巴戟天 30g，2 劑。2 個月後，因他病來診，稱藥後痛失。

37. 關節酸軟——當歸四逆湯加沙苑子、枸杞子、生薑

黎某，男，50 歲。肘、膝關節酸軟影響入眠年餘。剛要入睡則變軟不能入眠，餘無特殊。此種現象不分晝夜，舌略淡有痕，脈短弦。本肝藏血、主筋治之，處方：

當歸 30g，桂枝 30g，白芍 20g，炙甘草 20g，大棗 35g，細辛 15g，木通 10g，生薑 30g，沙苑蒺藜 30g，枸杞子 20g。3 劑。藥後明顯好轉。

38. 醒後身痛——當歸四逆加吳茱萸生薑湯

冉某，女，58 歲。醒後身痛近 30 年，屢治不效。起床活動後則痛減，穿衣而臥，注意保暖（雖炎夏亦著長袖衣褲），疼痛就會減緩，飲食睡眠均可，餘無所苦，舌淡，脈沉細。此厥陰肝病也，處方：

當歸 30g，白芍 20g，桂枝 30g，生薑 30g，吳茱萸 20g，細辛 15g，炙甘草 20g，大棗 35g。6 劑而癒。

原按：《內經》有言「人臥則血歸於肝」，王冰注釋為：肝藏血，心行之，人動則血運於諸經，人靜則血歸於

肝臟。本案抓住肝臟這一生理特性，並結合病史及舌脈從肝論治，主用溫肝散寒養血之法而收效。

39. 痛經——烏頭桂枝湯合當歸四逆加吳茱萸生薑湯加味

丁某，女，23歲。少腹疼痛8年。15歲月經初潮，經至則痛。近5年，經前1週始痛，呈脹痛，心煩，至經淨痛止。神倦畏寒，面色㿠白隱青。舌淡，脈沉細。此肝寒陽虛之證，予以烏頭桂枝湯合當歸四逆加吳茱萸生薑湯佐以溫散之品：

當歸30g，桂枝30g，白芍20g，炙甘草20g，大棗20g，細辛15g，吳茱萸20g，生薑30g，川烏30g（先煎），烏藥20g，乾薑30g，蜀椒5g（去油，沖），黑豆30g，沉香5g（沖）。4劑。

藥後少腹脹痛未減，月經未至，精神好轉。藥後口不乾，二便同前。守方加重溫陽散寒之品：

川烏40g（先煎），乾薑40g，附子60g（先煎），花椒10g（沖），吳茱萸20g，桂枝30g，白芍20g，沉香5g（沖），肉桂15g（後下），炙甘草20g，炮薑20g，蜜糖40g，黑豆40g。3劑。

原按：方中以烏附薑椒大辛大熱之品破解沉寒痼冷；沉香香竄衝動，同椒桂補命門助陽氣以養神；桂芍草以溫養營衛試之。

40. 脇痛——當歸四逆湯加減

楊某，男，58 歲。脇下疼痛，斷續 6 年之久，此次因勞累、情緒波動引起復發而就診。腰酸，畏寒肢冷，便溏神疲，西醫診斷為膽囊炎，予住院治療，症狀好轉而病終不除。6 年間消化功能已低下，食少，體重減少 10 多千克，舌淡，脈沉細，此肝腎俱虛之候。處方：

桂枝 30g，白芍 20g，生薑 30g，大棗 30g，炙甘草 30g，補骨脂 15g，淫羊藿 15g，當歸 30g，細辛 15g，鬱金 5g，吳茱萸 20g，砂仁 20g，麥芽 15g，山楂 20g。6 劑。

二診：諸症均好轉，唯舌仍淡，脈沉不起，於上方去麥芽、山楂、鬱金，加甘松 15g。

三診：自覺症狀消失，唯舌尚淡，舌脈已趨正常。處方：

附子 40g（先煎），桂枝 30g，炙甘草 30g，砂仁 20g，白芍 15g，補骨脂 15g，鹿銜草 30g。6 劑。

原按：肝脈分佈兩脇，脇下疼痛要從肝論治，或理氣解鬱，或調理肝脾，或滋陰養血活血。本例屬於肝寒血虛型脇痛，診治時抓住肝、脾、腎三者之間關係，用附子溫陽散寒，補骨脂補腎填精，桂枝與炙甘草辛甘合化陽氣，補心或以助脾土，砂仁味厚入腎，與桂枝同用，脾腎先後天得以同補，收效顯著。

41. 腰痛——當歸四逆加吳茱萸生薑湯加味

胡某，男，48 歲。4 年來腰痛時輕時重，終日腰酸軟

痛，午後至入暮逐漸加重，有時又以後半夜至天明間脹痛加重，常因疼痛而被迫起床，稍活動後短時間脹痛消失。疲倦，眠差，有夢，便秘或便溏，心煩，頭昏眼乾澀，食可，常感背心冷，屢用六味地黃丸、杞菊地黃丸之類補腎治療而效不顯著，舌淡邊有齒痕，脈細弦，尺脈細弱。此肝腎俱病之肝寒兼腎虛腰痛，當溫肝補血佐以補腎填精，方用當歸四逆加吳茱萸生薑湯加減：

桂枝 30g，白芍 20g，生薑 30g，炙甘草 20g，大棗 35g，當歸 30g，細辛 15g，吳茱萸 20g，附子 30g（先煎），補骨脂 20g，淫羊藿 15g，白酒 25mL。8 劑。

二診：腰脹痛基本消失，心煩好轉，腰酸軟尚明顯，擬補腎散寒為治：

附子 70g（先煎），桂枝 30g，吳茱萸 20g，鹿銜草 30g，補骨脂 30g，九香蟲 20g，砂仁 20g，炙甘草 20g，白芍 20g。6 劑。

三診：畏寒腰酸基本消失，精力充沛，唯偶感背寒，以溫腎之劑做丸續服 2 個月，並囑如經濟條件許可，可服鹿茸（夏至前、冬至後各 1 個月，1 個月內服用 50～100g）。

原按：本例血虛肝寒與腎精虧虛、腎陽不足並存，肝腎兩者精血關係密切，所謂「精血同源」。但在治療上為掃清補腎障礙，故先從肝治療。腎陽不足則五臟失溫，肝亦不會例外，所以在肝腎問題上，不僅要注意其在陰質方面的相互關係，同時兩者在陽用方面的關係亦不容忽視。

42. 頭痛——吳茱萸湯加附子等

任某，女，67 歲。心煩頭痛 3 個月。頭痛則嘔吐，經
CT、腦血流圖檢查均正常，每夜寒熱往來，大汗，舌淡，
脈沉細。形色稍倦，夜間難眠，食少。處方：

鹽附子 50g（先煎），紅參 20g，吳茱萸 30g，生薑
30g，大棗 20g，山茱萸 50g，龍骨 30g，磁石 30g，白芷
20g。2 劑。囑 3 小時服一次。開始服仍嘔吐，第二次服開
始好轉。次日寒熱消失，頭痛減，守服 6 劑後痊癒。

原按：此屬肝寒日久傷及肝陰（血），寒熱之解決靠
大劑量之山茱萸。

43. 頭痛——吳茱萸湯加麻黃、蒼朮

余某，女，30 歲。頭痛 3 年。平時常冷，頭頂發冷，
痛時加重，心煩，噁心。足趾有水疱，瘙癢，舌淡脈沉
細。處方：

紅參 20g，生薑 30g，吳茱萸 25g，大棗 20g，麻黃
10g，蒼朮 10g。3 劑。藥後諸症消失。

原按：此案從舌脈看證屬虛寒，頭頂為肝經循行之處，
故斷為肝寒。肝寒則疏機不利，水濕疏泄不暢滲於皮膚而成
水疱，故用吳茱萸湯解肝寒，用麻朮滲利水濕而效。

44. 痤瘡——薏苡附子敗醬散加味／合入丹參飲／合入升陷湯

張某，女，25 歲。青春痘密佈滿臉，痤瘡之間有扁平疣如芝麻樣，手指、背亦散佈，扁平疣已 3 年。脈細小，舌淡，畏寒。此陽虛寒濕凝聚，處方：

附子 50g（先煎），薏苡仁 30g，敗醬草 12g，皂刺 15g，松節 30g，乳香 8g，蜈蚣 2 條（沖），全蠍 5g（沖），白芷 15g，刺蝟皮 15g，仙茅 20g，冬葵子 20g。5 劑。

藥後痤瘡基本消失，手指、背扁平疣亦有消失。醫患皆喜，戲曰：滿天星忽變而晴空萬里！守方加丹參飲活血行氣，烏蛇以通絡解痙，增強解除肌肉之患：

附子 40g（先煎），炮薑 20g，薏苡仁 30g，皂刺 15g，刺蝟皮 20g，松節 30g，白芷 15g，肉蓯蓉 30g，白鮮皮 20g，烏蛇 20g，蜈蚣 2 條（沖），全蠍 5g（沖），丹參 30g，檀香 8g（後下），西砂仁 10g。5 劑。

此係借用薏苡附子敗醬散治陽虛內癰之方，移用於面部瘡瘍，本異病同治之理。囑嚴禁寒涼清熱之品。

三診：痤瘡又有反覆，散在發生。究其原因吃了冰淇淋。若係此因，可見其寒毒之重，其體之虛，且素有氣短不足以息之證，故加入升陷湯。黃芪解氣陷，又托毒而出之：

生黃芪30g，知母 6g，升麻 6g，柴胡 6g，附子 40g（先煎），炮薑 20g，薏苡仁 30g，刺蝟皮 20g，王不留行 20g，蜈蚣 2 條（沖），全蠍 5g（沖），丹參 30g，檀香 10g（後下），西砂仁 20g，烏蛇 20g，松節 30g，皂刺

15g。4 劑。

2 個月後因他疾來診，述痤瘡未發，後悔過去所服清熱解毒之劑。

45. 痤瘡——薏苡附子敗醬散加味

鄭某，男，20 歲。面部痤瘡，前額密佈，面頰也多，大者如豆，硬而痛，洗臉則有膿血擠出，病已 2 年，手冷。舌淡痕顯，脈沉細。處方：

附子 35g（先煎），薏苡仁 30g，敗醬草 20g，皂刺 10g，白鮮皮 30g，烏蛇 20g，川烏 30g（先煎），炮薑 20g，徐長卿 30g，黑豆 30g，穿山甲 5g（沖），生黃芪 30g。5 劑。藥後好轉，痤瘡減一半，形已不高突，精神好轉，手仍冷，汗多膚現濕潤，偶有新痤瘡，舌脈同前，守方出入：

附子 35g（先煎），薏苡仁 30g，川烏 30g（先煎），烏蛇 20g，敗醬草 20g，白鮮皮 20g，皂刺 10g，冬瓜仁 30g，徐長卿 20g，生黃芪30g，黑豆 30g，枳殼 10g，生薑 30g，白豆蔻 20g，白芷 20g。5 劑。藥後痘瘡好轉又變少，高突變低 1／3，色變淡，痘形已癟扁，精神好轉。仍肢冷有汗，皮膚濕潤，精神食慾好轉，加大溫藥之量觀之：

附子 40g（先煎），薏苡仁 40g，敗醬草 20g，川烏 30g（先煎），生黃芪30g，白鮮皮 20g，徐長卿 20g，皂刺 10g，烏蛇 20g，麻黃 8g，杏仁 15g，生甘草 10g，黑豆 40g。藥後痤瘡痊癒。

十六、顧樹華醫案

顧樹華，1949 年生，吳佩衡嫡外孫，自幼隨外祖父習醫，深得吳門心法。從醫 30 餘年，敬業執著，謙和好學，現為昆明「聖愛中醫館」特聘專家，頗受患者信賴。

多年來潛心研究、傳承吳門學術思想，多有感悟。先後發表《傳承吳佩衡學術思想　踐行溫陽扶陽大法》、《真武湯的臨床運用》、《溫扶陽氣法臨床應用舉隅》、《運用經方治療危急重症醫案 5 則》等論文，繼承家學，擅用附子、四逆輩，頗有吳門風範，是吳氏學術思想的忠實踐行者。本節所選即出自上述論文。

1. 發熱——麻辛附子湯加桂枝／真武湯加桂枝／黃芪建中湯

某女，63 歲，1976 年 3 月 6 日初診：頭痛發熱 4 天，汗出不止、肢體劇烈疼痛 1 天。始因受寒感冒 3 日，頭痛體酸，神倦欲寐，惡寒發熱，體溫 38℃，脈沉細，舌淡苔薄白。診為太陽少陰兩感證，以溫經解表，扶正祛邪之麻辛附子湯加桂枝。當晚服第一次即有汗，次晨熱退，各症均減。繼因復感風寒於午後又發熱惡寒，體溫 38.4℃，頭疼體痛。

患者略知中醫，於上方中又加麻黃、生薑，服後汗出不止。次日就診，肢體沉重，疼痛劇烈，呻吟不止，大聲呼痛，體溫升至 39℃，脈微細，舌淡苔白。

此乃誤汗損傷裏陽，陽虛水泛，寒濕阻遏經絡所致。方用真武湯加桂枝，扶陽鎮水，溫通經脈：

附子 45g（先煎 3 小時），茯苓、白朮、杭白芍、桂枝各 15g，生薑 3 片。服藥 1 次即熟寐，半日許醒後體痛減輕，出汗減少，體溫下降到 37.7°C。1 劑服盡後身涼，體痛消失。繼以黃芪建中湯 2 劑，調理而癒。

原按：患者年老體弱，復感風寒，過汗而傷陽。若不急以真武湯溫陽鎮水，恐有亡陽之虞。服真武湯後獲效甚速，可見仲景立法之妙。

2. 發熱──麻黃細辛附子湯加桂枝、薑、棗、甘草／白通湯加桂枝、細辛、生薑

某女，68 歲，2007 年 12 月 9 日初診：上週老母病逝，守靈時受寒感冒，發熱，體溫 38.5℃。頭痛，肢體酸痛，無神，嗜睡，惡寒，脈沉細，舌淡青，苔白，以麻黃細辛附子湯加桂枝、生薑、大棗、甘草 1 劑，當晚服藥，夜間出汗較多，次晨較為舒適。

上山辦喪事時困倦打盹復受風寒，下午即惡寒發熱，頭痛甚，肢體重困疼痛，無神，寒戰，體溫 39.6℃，脈緊重取無力，舌淡晦苔白膩。以白通湯加桂枝、細辛，通陽補腎，溫經散寒：

附子 60g（先煎 3 小時），乾薑 10g，生薑 15g，蔥白 3 根，桂枝 15g，細辛 6g，晚間及夜間各服 1 次，1 劑後身涼安睡，次日體溫正常，餘症亦癒。

3. 咳嗽——麻黃細辛附子湯合二陳湯加味

某女，37 歲。上週受涼咳嗽，1 週後咳嗽加重，X 光檢查示：左下肺片狀陰影，診為肺炎。診之：咳嗽痰滯，有血絲，胸悶隱痛，咽痛而癢，惡寒肢冷，體溫 38.8℃。脈浮緊重取無力，舌淡晦，苔白膩。辨為太、少兩感，以麻黃附子細辛湯合二陳湯加枳殼、桔梗、白前治之。2 劑後上述各症減輕，但咽喉奇癢，癢則劇烈咳嗽，脈沉細，舌淡苔白稍膩。予以四逆二陳湯加味：

附子 60g（先煎 3 小時），生薑 15g，陳皮 8g，法半夏 15g，茯苓 15g，細辛 6g（後下），白前 12g，甘草 6g。1 劑後各症減輕，但咽喉仍奇癢，上方加僵蠶 12g，2 劑盡，咽癢即除，咳嗽亦癒。

4. 咳喘（支氣管肺炎）——小青龍湯加茯苓／真武湯加桂枝、細辛、法半夏

患兒，男，2 歲，1985 年 9 月 18 日初診：發熱咳嗽 5 天，喘促 2 天。始因受涼感冒，咳嗽，惡寒發熱，體溫 38℃，家長予服克感敏、感冒清、板藍根片。4 天後咳嗽加重，氣喘，嘔吐，體溫升至 39℃，急送某醫院。聽診肺部有細濕囉音。血檢：白細胞 14.2×10^9／L。胸透：肺部有片段陰影，診為支氣管肺炎，延余診治。

刻診：咳嗽喘促，嘔吐，納呆，不思飲食，倦怠，煩哭，手足涼，大便稀溏。指紋淡青，舌淡苔白膩，體溫 39℃。此係風寒束肺，痰濕內壅，外寒內飲。治宜解表散寒，溫化裏飲，以小青龍湯加茯苓治之。服藥 2 次後，入

夜汗出，漸漸安睡。次日咳減，喘平，體溫下降到
37.5℃，精神稍好，已思食，飲水較多。晚間復受風寒而
見寒戰，欲嘔，體溫升至 39.6℃，急來求診。

　　症見：咳嗽甚劇，呼吸急促，鼻翼扇動，身時瞤動。
指紋沉青至氣關，舌淡苔白膩。此乃陽氣虛弱，寒飲未
盡，復受外寒，寒飲上逆所致。急以真武湯加桂枝、細
辛、法半夏，溫陽化飲，降逆平喘：

　　附子 20g（先煎 3 小時），茯苓、白朮、杭白芍、桂
枝各 9g，法半夏 6g，細辛 3g，生薑 2 片。服藥後漸睡，1
個半小時後體溫開始下降，一夜未咳喘。次日體溫正常，
各症減輕。繼以上方加減調整 1 週而癒。

　　點評：初診不為高熱、肺炎、白細胞 $14.2 \times 10^9 / L$ 等西
醫診斷、化驗所左右，判為外寒內飲，徑以小青龍湯治
之，已見功底。及至復感外寒，體溫升至 39.6℃ 時，猶以
真武湯加桂枝、細辛、法半夏溫陽化飲、降逆平喘，更見
膽識，雖同為咳喘發熱，前方以辛散為主，後方則以溫化
為主，有表裏輕重之別。

5. 哮證——小青龍湯加杏仁、蘇子、茯苓／真武湯加細辛、厚朴、法半夏

　　某男，11 歲。咳嗽 3 天，哮喘 10 餘日。始因受寒感
冒咳嗽，誤服清熱潤肺之劑，3 日後咳嗽不暢，痰吐不
爽，胸悶喘促，呼吸困難，喉中哮鳴。經某醫院診為支氣
管哮喘收住院。經用青黴素、氨茶鹼、麻黃素等治療 10 餘
日，症狀雖減，然激素不能撤減，遂邀余診治：症見咳嗽

痰白而黏，胸悶，時氣促，哮鳴，形寒神倦，食少不思飲，面浮呈滿月狀，脈浮緊，舌晦暗而青，苔白膩。此乃肺寒飲盛之寒哮，以小青龍湯加杏仁、蘇子、茯苓2劑（停用西藥，激素遞減）。

上方服完，咳喘減，咯痰較爽，胸悶、氣促、哮鳴均減輕。但仍惡寒，時汗出，心悸，大便稀溏，小便少，面仍虛浮。脈沉滑而細，舌淡夾青，苔白滑。此為陽虛陰盛，飲邪未盡，以真武湯加細辛、厚朴、法半夏，溫陽化飲，降逆平喘：

附子25g（先煎3小時），茯苓、白朮、杭白芍、法半夏各10g，乾薑、厚朴各6g，細辛4g。連進3劑後各症減輕，即出院，激素停用，繼上方加減，6劑後病癒。隨訪5年未再發。

點評：此與上案相似，彼案見有高熱，此案則以哮喘為主。

6. 咳嗽（肺心病）──小青龍湯加杏仁／麻辛附子湯合二陳湯／四逆二陳湯加味

某女，73歲。患慢性支氣管炎12年，冠心病及原發性高血壓近10年。稍受寒涼或勞累即犯咳嗽，多年來反覆發作，2004年診為肺源性心臟病。去年到某中醫院就診，診為肺熱、血瘀，所投方藥中均有石膏、黃芩及大劑量丹參。服藥半年，不但咳嗽依舊，且雙下肢發冷。若坐時稍長，雙下肢即冷如泡在冰水中，隨即噴嚏大作，清涕不止，咳嗽發作。有時咳時遺尿，甚則大便自出，苦不堪言。

　　刻診：患者著厚棉衣，畏寒，手足冷。咳嗽頻作，咳即汗出，痰滯難吐，肢體酸痛，面浮而晦暗，下肢腫脹，頭痛而昏，血壓 160／98mmHg，胸悶心慌，神疲乏力。小便較頻，大便不暢。脈沉緊而滑，重取無力，舌胖晦暗少津，苔白厚膩。辨為風寒內伏，痰飲犯肺。以小青龍湯加杏仁，散寒化飲，宣肺祛痰。服 2 劑後，頭痛、肢體酸疼減輕，咳嗽較暢，吐稠濃痰較多，胸悶亦減，大便較暢。但仍畏寒肢冷，汗出以頭頸部較多。脈沉遲而滑，重按弱，舌淡而晦，白膩苔稍減，此陽虛肺寒，痰飲未淨。治當溫肺助陽，化痰止咳，以麻黃附子細辛湯合二陳湯加味：

　　附子 40g（先煎 3 小時），炙麻黃 9g，細辛 5g，陳皮 10g，法半夏 15g，茯苓 12g，杏仁 8g，甘草 6g。服 2 劑後，惡寒減輕，吐大量泡沫痰，咳嗽減緩。但下肢仍冷，頸、胸部出汗較多，不時噴嚏。脈沉遲而弱，舌淡苔白。此肺寒未淨，心腎虛陽未復，當扶助心肺之陽，溫肺止咳，以四逆湯合二陳湯加味：

　　附子 60g（先煎 3 小時），乾薑 12g，陳皮 8g，法半夏 15g，茯苓 15g，細辛 5g，炙遠志 12g，甘草 6g。連服 3 劑，咳嗽及諸症漸減。後因勞累，復加受涼，咳嗽又作。自服初診及二診方多劑未效，連日來咳嗽劇烈，晝夜不停，喉癢即咳，咳即尿出，畏寒較甚，下肢冰冷而水腫，面浮而晦暗，頭昏，汗出，內衣濕透，胸悶心悸，脈沉細尺部弱，舌質極淡而晦，苔白根部白膩。

　　綜觀脈症，久咳傷及心肺之陽，且累及於腎，至腎氣腎精俱虛，攝納失權。當助心腎之陽以益肺氣，以四逆二陳湯加味：

附子 80g（先煎 3 小時），乾薑 15g，陳皮 8g，法半夏 15g，茯苓 15g，炙遠志 12g，山茱萸 18g，黃精 20g，甘草 8g。1 劑後，咳嗽大減，夜間未咳，熟寐。連服 4 劑，諸症悉平。多年之高血壓亦降至正常，精神漸增，心緒舒暢。隨訪已 6 個月未咳嗽。

原按：此案咳嗽之劇烈臨床罕見。由肺系病變遷延日久累及心腎而至，且與久服清熱涼血之劑不無關係，致使雪上加霜，一派陰寒之象。四診抓住心肺陽虛，腎精亦耗之病機，以助陽益氣，補腎澀精為治，妙在加入山茱萸、黃精二味，山茱萸具補腎澀精、固脫補虛之效，黃精有潤肺補腎、益氣生津之功。

7. 喘證——四逆湯合苓桂朮甘湯加檀香

某男，6 歲。其母代訴：患肺炎住某醫院，經輸液抗感染、退熱治療，1 週後體溫下降，咳嗽減輕，但一直出汗不止，且胸悶憋氣，要求出院，次日請診。見患兒面色㿠白，口唇微紫，胸悶、氣促，呼吸困難（吸氣時極用力），用手捂胸直呼難受。精神倦怠，不時咳嗽，汗出，手足涼，體溫 35.6℃。脈沉緩無力，舌淡晦苔白膩。診為水濕上泛，痰飲犯肺，以苓桂朮甘湯加法半夏、枳殼、菖蒲治之。

二診：上方服 1 劑後，咳嗽減輕，吐痰涎較多，但憋氣、呼吸困難等症未減。脈沉弱，舌淡青，白膩苔已退。此為胸陽不振，心肺陽虛，當溫扶心肺之陽，理氣利胸，以四逆湯合苓桂朮甘湯加檀香治之：

附子 30g（先煎 3 小時），乾薑 6g，茯苓 10g，白朮 10g，檀香 6g（另包後下），甘草 5g。服 1 劑後，呼吸漸順暢，不再叫難受，各症緩解。2 劑後，呼吸正常，已不出汗，體溫 37℃，諸症均癒。

點評：患兒因肺炎輸液，乃致陽氣受損，水飲內停；復以過汗，耗氣傷陽，至心陽不足而致胸悶憋氣，如同陰霾在胸。初診溫化水飲而扶陽不足，故憋氣、呼吸困難等症未減。二診抓住胸陽不振，心肺陽虛之病機，施以四逆湯加味，離照當空，陰霾自散，故而取效。二診方似應加入桂枝以振心陽。

8. 心力衰竭——四逆湯合苓桂朮甘湯／四逆湯合桂甘龍牡湯／大回陽飲

某女，80 歲。患冠心病 34 年，曾心肌梗塞 2 次；高血壓病史 18 年，陣發性心動過速 20 餘年。初診：心悸，胸部憋悶，自感要炸裂樣。神疲嗜睡，面色蒼白，出汗，惡寒，手足涼。

心率 133 次／分，血壓 120／84mmHg，右脈微弱，左脈幾無，舌淡晦苔白稍膩。辨為心陽虛衰，當溫扶心陽，寬胸定悸，四逆湯合苓桂朮甘湯加味：

附子 60g（先煎 3 小時），乾薑 10g，桂枝 15g，茯苓 15g，白朮 12g，菖蒲 12g，甘草 6g。服 2 劑後胸悶、心悸減輕，仍嗜睡，心率快。隨證加減，半月後胸已不悶脹，偶感心悸，精神好轉，已不嗜睡，但心率仍快。心電圖示：頻發性室上性心動過速，心率 150 次／分，ST–T 改

變。心臟彩超示：①右心房內徑增大，升主動脈內徑增寬；②三尖瓣、主動脈瓣、二尖瓣中度關閉不全。

　　患者心悸反覆，胸悶脹甚，有酸辣感，胸部正上方刺痛，呼吸困難，出汗多，神萎嗜睡，夜間各症加重，煩躁不能平臥，以四逆湯合桂甘龍牡湯加減：

　　附子 80g（先煎 3 小時），乾薑 12g，桂枝 15g，生龍骨 18g，生牡蠣 18g，石菖蒲 12g，大棗 4 枚，甘草 8g。連服 3 劑後，諸症減輕，但面、足出現水腫，尿少，胸部正上方有一乒乓球大小扁圓形包塊，質軟、脹痛，心率仍快。半月來隨證加減，胸已不悶，心悸已減，但仍水腫。

　　擬方：黃芪15g，太子參 12g，苦參 12g，川芎 12g，石菖蒲 12g，甘松 12g，生龍骨 18g，生牡蠣 18g，柏子仁 12g，茯神 15g，甘草 8g。1 劑服盡，當夜又出現胸悶脹，憋氣，呼吸困難，煩躁不得眠。右脈微弱而代，左脈仍無，舌青而晦苔白膩。急以四逆龍骨牡蠣湯加味，回陽固脫：附子100g（先煎 3 小時），乾薑 15g，生龍骨 20g，生牡蠣 20g，桂枝 15g，茯苓 20g，石菖蒲 15g，甘草 10g。連服 2 劑，諸症漸減，夜間可平臥。

　　後因下雨天涼，病情反覆，夜間胸悶心悸，煩躁不能平臥。面色慘白，唇發紺，呼吸急促，語言低微，神怯嗜睡，小便極少，汗極多。血壓 65／40mmHg，心率 152 次／分，右脈雀啄象，左脈無，舌青暗無苔。心電圖示：心房撲動，西醫診為心功能Ⅳ級，重度心衰。自感病勢垂危，示意安排後事，急投以大回陽飲：

　　附子150g（先煎 3 小時），乾薑 15g，肉桂 10g（泡水兌入），甘草 10g。1 劑盡，胸部寬舒，咽喉順暢，吐大量

痰涎，手足轉溫，出汗已止，自感較舒適，腹饑食粥，心率 128 次／分。右脈微細已無雀啄象，舌淡晦苔薄白。原方再進 1 劑，心率平穩下降，86 次／分。

上方連進 4 劑，精神漸增，自感舒適，納香，小便量多，水腫漸減，血壓 108／70mmHg。原方加茯苓，3 劑後已不水腫，胸部包塊亦消。

續予 8 劑，各症已平，眠食佳，二便調，血壓 108～120／70～76mmHg，心率 68～72 次／分，繼以上方鞏固。

點評：本案重度心衰，兼以高齡久病，幾度反覆，九死一生。先後投以四逆湯合苓桂朮甘湯、四逆湯合桂枝龍牡湯、四逆龍骨牡蠣湯等加減，療效似乎均不鞏固，終以大回陽飲原方取得顯效，挽此重症，藥味雖少卻勝於前用諸方，發人深思。

考吳佩衡先生扶陽講究單刀直入，用藥專精，「正治之方決勿夾雜其他藥品，如果加入寒涼之劑則引邪深入；加入補劑則閉門留寇，必致傳經變證，漸轉危篤費治。」（《醫藥簡述》）因此他用扶陽諸方絕少夾用滋補之品，如張景岳所製回陽飲，係四逆湯加人參，而吳氏所用回陽飲，乃是四逆湯加肉桂，摒棄人參不用，稱為「大回陽飲」，認為「肉桂溫肝暖血，強心臟，有引火歸原之效，加入薑附中，效力更大，有起死回生之功。」（《醫藥簡述》）吳氏補氣藥也甚少夾用，嫌其掣肘。

鄭欽安曰：「今人亦有知得此方（指四逆湯）者，信之不真，認之不定，既用四逆湯，而又加以參、歸、熟地，羈絆附子回陽之力，亦不見效。病家等斃，醫生束

手，自以為用藥無差，不知用藥之未當甚矣。」（《醫理真傳‧卷四》）「陰盛逼陽於外者，用參實以速其陽亡也。」（《醫理真傳‧卷三》）觀顧氏本案應該給予我們深刻啟迪。

顧氏在「原按」中曾反思自己的失誤：三診方中因看現代藥理報告稱苦參有減緩心率的作用，遂投以苦參，未考慮其苦寒之性對陽氣之折伐，致使病情加重，此係不辨陰陽之過。

教訓在於盲從所謂的現代藥理報告，沒有嚴格按中醫理論辨證施治，當今中醫如此用藥者不知幾許，究其實質乃係中醫西化的一種表現。顧氏虛心自省精神難能可貴。

9. 腎結石——四逆湯合五苓散加減

某男，52 歲。腰痛 5 年餘，有時絞痛難忍，上月 X 光檢查示：雙腎腎盂有 9 粒結石陰影，最大一粒 1.2cm×0.8cm，診為腎結石，請顧氏診治：腰痛甚，小腹脹痛，小便不暢而刺痛，大便稀溏，畏寒，手足冷，脈沉緊重取無力，舌青苔白膩。

診為脾濕腎寒，寒濕阻滯。投四逆湯合五苓散去白朮加細辛、薏苡仁、通草。服藥 9 劑，小便時排出結石 3粒，繼以扶陽溫腎，化濕排石治之：

附子 100g（先煎 3 小時），乾薑 15g，桂枝 15g，細辛6g，茯苓 15g，薏苡仁 30g，生雞內金 10g，甘草 6g，服藥30 餘劑，腰已不痛，小便較暢。又服上方加減 20 餘劑，小便通暢，體質好轉。X 光檢查：雙腎已無陰影。

點評：此案除雞內金外，未用其他排石套藥如金錢草、海金砂之類，專從陰寒濕盛著眼，投以大劑附薑，不治石而治人，癒此結石之症，確有吳門風範。見石不治石，而能成功排石，靠的是「治之但扶其真元」的火神心法，從扶陽入手，用大劑四逆湯加味，生動地體現了扶陽理論的威力。

10. 水腫（肺心病）——四逆湯合五苓散／眞武湯加味

某男，86 歲。反覆咳喘、雙下肢水腫 10 餘年，先後暈厥 3 次，多次住院治療。2004 年 3 月 19 日來診，心臟彩超示：①左房內徑增大。②二尖瓣、三尖瓣鈣化。食道心房調搏示：竇房結功能低下。

於 2004 年 3 月 23 日行永久性心臟起搏器植入。術後仍常感疲憊、胸悶，心悸、氣短，時有頸部緊束感，活動後加重，咳喘，全身水腫。2007 年 9 月 28 日再次入院，雙肺底聞及濕囉音，X 光胸片提示：肺心病。經抗感染對症治療後，咳喘緩解，但水腫加劇，陣發性心悸，有時不能平臥。

2008 年 7 月 31 日初診：全身水腫，顏面及下肢尤甚。惡寒，胸悶、心悸，腹脹，小便短少、色清，大便不暢，步履遲緩，極度疲憊，語音低微，面色晦暗，唇發紺。脈沉澀而弱，舌胖晦暗多涎，苔白膩。此心陽虛衰，無力運化水濕，當溫扶心陽，化氣行水，四逆湯合五苓散加味：

附子 60g，乾薑 15g，桂枝 15g，茯苓 15g，白朮 15g，豬苓 12g，澤瀉 12g，靈芝 15g（附子係用「農本方」附子顆

粒劑,與餘藥同煎即可,劑量係折合飲片用量,下同)。

8月5日二診:服3劑後惡寒減,精神稍增,但水腫等症不減。此病重藥輕,原方加重劑量:附子100g,乾薑18g,桂枝20g,茯苓30g,白朮15g,豬苓12g,澤瀉12g,靈芝18g。連服4劑後小便增多,大便稀溏,日3次,水腫漸減,胸悶、心悸緩解,仍乏力、納差。脈沉細,舌淡晦苔白。擬溫陽鎮水,化濕醒脾,以真武湯加味:

附子100g,茯苓30g,白朮15g,杭白芍12g,桂枝15g,靈芝15g,薏苡仁20g,白豆蔻10g(後下),生薑20g。

4個月來隨證加減,水腫消退大半,已無胸悶心悸,納增,精神較佳。近日氣溫驟降,受涼後咳喘復作,水腫亦增。脈沉弱,舌青黯水滑,苔白膩。宜振奮心陽,溫化水濕,四逆湯合五苓散加大腹皮、法半夏、薏苡仁、附子各100g,桂枝20g,茯苓30g,白朮15g,豬苓12g,澤瀉12g,法半夏15g,大腹皮12g,薏苡仁15g。上方連服4劑,水腫漸消,餘症緩解。

春節前後未服藥且較勞累,且誤服滋陰潤燥劑,病情反覆。症見胸悶、喘促,心悸、氣短,腹脹,惡寒,水腫較甚。脈微弱,舌胖而青,苔白膩而滑。急當溫陽驅陰,化氣行水,真武湯加肉桂、大腹皮,去白芍:

附子100g,茯苓30g,白朮15g,肉桂(泡水對入)10g,大腹皮12g,生薑20g。連服4劑,胸悶、喘促、腹脹等症減緩,水腫消退過半。上方加減連服6劑,各症漸平,水腫消退。

點評：患者經「永久性心臟起搏器植入術」，解決了「竇房結功能低下」之症，但對嚴重水腫未能改善。吳佩衡先生曰：「少陰君火位居於上，而源於坎中之陽」，「命門真火乃生命之根」（《醫藥簡述》），顧氏明瞭此意，治從腎陽著眼，溫陽利水，用藥悉遵吳氏之法，取四逆湯合五苓散與真武湯加味，兩方交替服用，取得較好療效，無愧吳門後人也。

11. 腹瀉（放射性腸炎）——四逆湯合理中湯／四逆湯合理中湯、四神丸

某女，43 歲，2006 年 8 月 23 日初診：2005 年 7 月行子宮內膜癌手術，術後行放射線治療。2 個月後經常腹脹而痛、腹瀉，大便每日 5～6 次、8～9 次不等，多呈黏液樣和血便，伴裏急後重。有時噁心、嘔吐，腹痛較甚。1 年來曾住院 3 次，診為子宮內膜癌術後放射性腸炎。經抗炎解痙、鎮痛、止血及中醫清熱利濕、養陰止血治療，療效不佳而來診。

刻診：極度消瘦，面色萎黃，晦暗無華，神疲乏力，腹部脹痛，腹瀉甚頻，每日 8～9 次，黏液便帶血，噁心欲嘔。脈沉緩，重按無力，舌淡而晦，苔白膩。證屬脾虛濕滯，中氣下陷，以補中益氣湯加減：

炒黨參 12g，蒼朮 15g，茯苓 15g，陳皮 8g，黃芪15g，炙升麻 6g，炒柴胡 6g，生薑 10g，甘草 6g。服 2 劑後，大便次數稍減，其他各症未效。患者告知，半年多來腰部酸困、時痛，夜尿 3～4 次。手足涼，惡寒，雖值夏季，仍穿毛衣 2 件，口渴思熱飲。細思患者癌症術後正氣受損，脾

虛胃弱；加之放射線治療後，腎陽亦受損傷。辨為脾虛氣陷，腎陽不足。當健脾溫中，扶陽益腎，以四逆湯合理中湯加減：

附子 50g（先煎 3 小時），炮薑 12g，炒黨參 12g，炒白朮 12g，吳茱萸 6g，甘草 6g。3 劑後腹痛減輕，大便次數減少，每日 2～3 次，便中黏液減少，已無血樣便。其他症狀亦見減輕，此陽虛較甚，除溫中扶陽外，尚需補腎固澀，以四逆湯合四神丸加味：

附子 60g（先煎 3 小時），炮薑 15g，炒黨參 12g，炒白朮 15g，吳茱萸 6g，補骨脂 12g，肉豆蔻 15g（去油），五味子 10g，砂仁 10g（後下），甘草 8g。連服 4 劑，諸症均減，胃納增，精神漸復。繼以上方加減，調理 1 個月而癒。

點評：癌症病人放射性腸炎，出現頑固性腹瀉，多以濕熱下注，耗傷氣陰論治，實則陽虛者多見。本例先以補中益氣湯投治，著眼於脾，補氣為主，效果未著。因脾虛氣弱久必及腎，故出現腰困乏力、惡寒肢冷等腎陽虛損之症。二診抓住扶陽環節，以大劑附子治腎為主，兼以溫中固澀，終收良效。火神派的基本觀念是腎重於脾，陽重於氣，本案即啟示了這一點。

12. 糖尿病高滲昏迷──四逆湯合小半夏湯加減／人參四逆湯

患女，52 歲，2008 年 3 月 3 日發病。1994 年確診為冠心病，先後心肌梗塞 3 次；患遺傳性糖尿病 11 年，5 年來血糖未降。近半年來由於勞累，冠心病發作 4 次，血糖升

高。3月2日因勞作胸悶，心前區不適，隱痛，頭昏，心慌，遂上床休息。夜間1時許，心慌甚，出冷汗，自感低血糖，掙扎起床，肢軟乏力，行走不穩。踉蹌進入顧氏臥室（顧氏係其丈夫），喃喃道：「我不行了……」隨即倒在床上。

噁心嘔吐，吐出物為未消化食物及咖啡色樣物質。顧氏急煎小半夏湯餵之，稍安，嘔吐又作，呈噴射狀，頭昏痛，心慌，心前區刺痛，腹部絞痛，大汗淋漓，有瀕死感。脈微細，四肢厥逆，舌晦暗，苔白。大吐耗傷陽氣，以四逆湯合小半夏湯加減：

附子60g（早已煎好），法半夏15g，生薑15g，甘草6g。急煎餵之，漸安。約半小時，胃中難受，腹部絞痛，畏寒汗出，顫抖，煩躁不安，心中難受，復又噁心嘔吐，上肢抽搐，項背強直，目睛直視，牙關緊閉，口唇發紺。

冷靜思考，顧氏認為大吐後不但心胃陽氣耗損，且液耗津虛，已成陰陽俱虛之候，宜急回陽救逆，固攝真陰，急煎人參四逆湯：

附子100g，乾薑15g，紅參15g，甘草8g。煎藥期間，患者又發嘔吐，喉間痰聲轆轆，憋氣、喘促，四肢抽搐，角弓反張，瞪眼直視，瞳孔散大，咬牙「唪嚓」作響，隨即不省人事。口唇青紫，面色青烏如茄色，鼻息幾無，脈微欲絕。顧氏急將其頭朝後仰，用手摳出口中痰液（內有3小塊碎牙）。約6分鐘後始有吞咽反射，呼吸急促，睜眼漠視，四肢時搐。

此時藥已煎好，頻頻餵之。半小時後，抽搐已停，手足轉溫，小便1次，量極多，飲水數次，漸入安睡。上方

加天麻 20g，頻頻餵服。1 劑盡，肢體麻木及各症漸減。中午 12 時許，患者醒來，知饑索食，吃半碗麵條。連服上方 2 劑後，肢體已不麻木、抽搐。後以人參四逆湯合當歸補血湯調理，連服 3 劑後，各症已平，精神漸增。

半月後到省某醫院內分泌科診治，經相關檢查，確認患者當時係糖尿病高滲昏迷，是糖尿病急性代謝紊亂的一種嚴重類型，常因感染、心肌梗塞或嘔吐、腹瀉失水等誘發。患者常以明顯的脫水症和進行性意識障礙為主要臨床表現，可出現震顫、癲癇樣抽搐大發作，最後陷入昏迷。文獻稱本病發病率比酮症酸中毒低，但死亡率高，治療不及時，可在 24～48 小時內死亡，死亡率高達 63%。上海某醫院報導：「我院去年搶救 9 例，僅 1 例存活。」

點評：此證危急兇險，顧氏深夜孤軍奮戰，全憑膽識功力救得夫人一命。細思此證雖然複雜多變，關鍵在於陽氣欲脫。識得此點，守定扶陽大旨，重用附子，一晝夜投用附子 460g，嘔吐合以小半夏湯，吐傷津液加入紅參，圓機活法，如此重症完全以中藥救治成功，充分證明火神派溫陽大法之卓著功效，彰顯了中醫藥救治危重急症的威力。

13. 亡陽──四逆湯合瓜蔞薤白桂枝湯加減

某女，46 歲，幹部。1999 年 10 月 16 日初診：1994 年診為冠心病，1996 年因急性心肌梗塞住院（白細胞計數和血清心肌酶均高，心電圖提示後側壁廣泛心肌梗塞），出院後請顧氏診治：半年來因勞累，心絞痛發作頻繁，今日心絞痛加重，患者極痛苦，手捂胸部，心痛如刀絞，如被

人用力擠壓。煩躁不安，呼吸急促，心中恐懼，似瀕臨死亡。面色蒼白，目光無神，肢冷汗出，唇面發麻。

問診過程中患者意識模糊，就地躺下，失去知覺。脈微欲絕，鼻息幾無。以四逆湯合瓜蔞薤白桂枝湯加減，急煎以回陽固脫，強心益氣：

附子 60g，乾薑 12g，桂枝、茯苓各 15g，瓜蔞、石菖蒲、川芎各 12g，薤白 10g，甘草 6g。頻頻餵服。約 20 分鐘後，手足轉溫，眼睛微睜。連服 2～3 盞，約半小時，各症緩解，知饑思食，吃半碗粥後安睡。後以溫陽扶正，益氣補血之劑，連服 1 週，諸症悉平，精神好轉，上班工作。

原按：此陽氣欲脫之際，唯以回陽固脫可救，若遲疑延時，恐貽誤病機。

14. 亡陽（大汗腺癌術後休克）——大回陽飲加半夏

某女，68 歲，患大汗腺癌於 1996 年 6 月住雲南省腫瘤醫院。術前告知家屬：大汗腺癌預後差，且患冠心病 20 多年，手術風險很大。手術中心率曾減慢至 38 次／分，血壓測不到等，經處置完成手術。

在推送病房途中發生嘔吐，並示意心前區憋悶。臉色慘白，四肢逆冷，胸悶心痛。心率 42 次／分，血壓 48／20mmHg，脈微欲絕，大汗淋漓，精神恍惚，時而昏迷。醫院再次下病危通知，遂邀顧氏診治。

辨為亡陽危症，急當回陽救逆，當即配取：附子 100g（先已煎好），肉桂 10g，法半夏 18g，生薑 15g，甘草 6g。徐徐連續餵服，約 30 分鐘眼睛微睜，嘴唇嚅動。又過

30 分鐘許，臉色微紅，四肢轉溫，血壓回升，心率 58 次／分。1 劑服盡，各症已有改善。

次日再進 1 劑，附子增至 120g，生薑易為乾薑，精神漸增，下午已能坐起。繼以茯苓四逆湯加味善後。

點評：本例大汗腺癌術後心力衰竭，一線殘陽將絕，顧氏所用正是乃祖吳佩衡嘗用之大回陽飲加法半夏，用治亡陽欲脫，終於挽回生機，確是中醫成功救治危重症之範例。

15. 血崩──四逆湯加味

某女，49 歲。平素身體較弱，多年來痛經較甚，經常自服三七等活血化瘀之藥，上月行經，經量極多，血崩不止。治療半月，仍出血不止，極度虛弱，醫院下病危通知。出院後邀顧氏診治，現症見：面色慘白，惡寒，肢冷，脈沉細弱，舌極淡，苔薄白。當扶陽溫腎，固氣止血，以四逆湯加味：

附子 100g（先煎 3 小時），炮薑 20g，黃芪20g，炒杜仲 15g，炒艾葉 15g，炒荊芥 8g，補骨脂 10g，大棗 5 枚（燒黑），甘草 10g。連服 2 劑，出血減少，餘症稍緩解。再以上方出入：

附子 120g，炮薑 20g，黃芪24g，炒杜仲 15g，補骨脂 12g，菟絲子 15g，砂仁 15g，炙甘草 10g。連進 3 劑，出血遂止，精神漸增，以四逆湯合當歸補血湯調理善後。

16. 眩暈（冠心病、頸椎病）──眞武湯加桂枝

某女，47 歲。眩暈 20 餘日。患冠心病 5 年，經常胸

部悶脹，心前區疼痛，曾因心絞痛伴眩暈住院治療，診為冠心病、頸椎病。經服長效硝酸甘油、潘生丁等藥，數日後心絞痛緩解，頸部疼痛減輕，眩暈未減，持續 20 餘日延顧氏診治。

症見閉目平臥，動則眩暈加劇，心悸，汗出，四肢涼，惡寒，便溏，脈沉細而結，舌晦暗苔白膩。此係心腎陽虛，水濕上泛，脾濕阻遏，清陽不升，方用真武湯加桂枝，溫腎扶陽，化氣行水：

附子 45g（先煮 3 小時），茯苓、白朮、桂枝各 15g，杭白芍 12g，生薑 3 片。連服 3 劑後，眩暈漸減，已能起床活動。繼服 3 劑，眩暈大減，精神增加，汗少，心悸減，已能外出活動。後以上方生薑易乾薑，去桂枝，加肉桂，3 劑後眩暈癒，心悸止。隨訪 8 年，眩暈未作。

點評：患者雖然診為頸椎病，眩暈較甚，但其病機屬心腎陽虛，水濕上泛，故以真武湯加桂枝取效，並未加葛根等所謂頸椎病套藥，頗顯治病求本之道。

17. 腸梗阻——大黃附子湯加味

某女，35 歲。因氣候炎熱，食冰棒 1 根並飲涼開水一大杯。約 1 小時後即腹部脹痛，晚間腹脹加重，絞痛難忍。自服保濟丸無效，滿床翻滾，伴噁心、嘔吐。次晨急送某醫院，診斷為粘連性腸梗阻。經胃腸減壓、解痙止痛等治療，症狀無明顯緩解，擬收住院，因有小孩無人照管，不願住院而顧氏診。

刻診：患者躺在沙發上，手捂下腹，下肢彎蜷，大聲

呼痛，面色蒼白。按之腹部膨脹，絞痛以臍周為甚，按之痛增，大汗淋漓。脈沉伏而遲，關尺尤弱，舌青而晦，苔白膩。思之，患者平素腸胃較弱，食冷飲後陡增裏寒，已3日未大便。診為寒濕相搏，腑氣不通，當溫裏散寒，行氣通結，以吳茱萸湯加減治之：

吳茱萸 6g，生薑 30g，肉桂 12g，烏藥 15g，香附12g，枳殼 10g，甘草 6g。服 1 劑後，腹痛稍緩，其他症狀未減，腹部仍膨脹，絞痛時作，畏寒，手足冷，未大便。脈仍沉遲，舌淡晦，苔白膩。此屬裏寒甚而中陽虛不達四末，至腸道氣機樞轉不利。當溫中驅寒，行氣通腑，以大黃附子湯加味：

附子 60g（先煎 3 小時），酒製大黃 10g（泡水對入），吳茱萸 6g，肉桂 12g，烏藥 15g，枳實 10g，木香 8g（後下），生薑 30g。煎好後頓服，約半小時後腹痛緩解，矢氣連連，解出大量硬結團塊樣大便，腹脹漸除。繼以四逆湯合理中湯加減 2 劑，諸症悉除。3 日後康復上班。

點評：患者平素胃腸功能較弱，食冷飲而中宮受損，寒重濕盛。初診僅溫裏散寒，行氣通結，扶陽及通結之力皆嫌不足。二診果斷以大黃附子湯加味，加大驅寒通腑之力，藥峻量重，一劑而效，頗顯吳門風格。

18. 痺證——白朮附子湯加味

某女，76 歲。患冠心病及風濕性關節炎 30 餘年。春節隨家人到海南旅遊，氣候炎熱，連續 2 日在海邊赤腳拾貝殼。回昆明後沐浴受涼，次日感冒伴冠心病發作，雙腿

腫痛。

　　刻診：臥床呻吟，胸悶，心前區刺痛，頭痛咳嗽，踝部至大腿水腫，陣陣作痛。蓋兩床被子尚畏寒，體溫38.5℃，脈浮緊，重取無力，舌晦暗苔白膩。診為表寒內濕，寒濕搏結，以杏蘇飲加蘇條參、桂枝投治，服後夜間出汗較多，雖頭已不痛，咳嗽減輕，但徹夜下肢疼痛。次日身困重，雙腿已腫至腹股溝下，劇痛難忍，且胸悶心慌，仍惡寒，體溫39.2℃。脈沉濡，舌青苔白膩。

　　細思此證，當係心陽內虛，寒濕合而為痹。當扶陽宣痹，散寒除濕，白朮附子湯加味：

　　附子45g（先煎3小時），白朮、桂枝、茯苓、防己各15g，薏苡仁30g，寄生、獨活各12g，生薑10g，甘草6g。1劑後，胸悶、心慌緩解，雙腿腫消一半，痛減，小便量多，體溫37.3℃。2劑後，腿痛大減，腫消大半，體溫36.8℃。繼以上方加減，調理半月後，諸症均癒，可到老年大學學習書法、繪畫。

19. 痹證——甘草附子湯加味／真武湯加味

　　某女，46歲。1977年3月17日初診：下肢關節疼痛10餘年，近來加重，臥床不起2年。患風濕性心臟病併發心衰14年，1975年6月行左徑二尖瓣擴張術，瓣口從1cm擴至3cm，瓣型為隔膜增厚型。術後2年來，每隔1～2個月風濕性關節炎即活動1次，一直臥床近2年。

　　診見患者惡風畏寒，稍一受涼即感冒或引起風濕活動。臥床呻吟，膝關節酸痛，髖關節劇痛，面瘦無華，兩顴暗紅，目光無神，語音低微，四肢涼，出汗。起坐時即

心悸、氣喘，頭昏，抖戰。脈微細而結，舌淡暗苔白膩。

實驗室檢查：抗「O」625 單位，血沉 30mm／h，白細胞 $12.4×10^9$／L。辨為心陽虛衰，寒濕內盛之心痹，以甘草附子湯加細辛、獨活、茯苓、薏苡仁扶陽祛寒，化濕行痹。6 劑後，下肢疼痛稍減，但仍氣喘心悸，肢重而涼，神倦。脈仍微細而結，舌淡晦苔白。

此為心腎陽虛，寒濕浸淫，治以溫扶心腎，祛寒除濕，真武湯加味：

附子 60g（先煎 3 小時），茯苓、白朮、桂枝、蒼朮各 15g，杭白芍、獨活、寄生各 12g，細辛 6g，生薑 3 片。連進 6 劑後各症漸減，守法續診半年餘，下肢疼痛減輕，心悸氣喘等症大減，已可起床活動，緩步行走。隨訪 4 年，大約 1 年復發一次，但症狀較輕，能堅持活動。

原按：此患者痛痹日久，病邪入裏而病及於心，病情較嚴重，後以真武湯加味連服取效，能夠減少風濕活動，改善症狀，控制病情發展。

十七、顧樹祥醫案

顧樹祥，1943 年生，吳佩衡嫡外孫，自幼隨外祖父習醫，畢業於雲南中醫學院。1986 年自創昆明健民中醫門診部，從醫 38 年，傳承吳門學理，擅用六經辨證治療多發病、危重症，擅用附子及四逆輩，近 20 年用附子總計已近 15 噸，確為吳門傳人。

本節案例選自《著名中醫學家吳佩衡學術思想研討暨紀念吳佩衡誕辰 120 週年論文集》。

1. 發熱（太少兩感）——麻黃附子細辛湯加味

宋某，女，6 歲。2008 年 10 月 8 日其父背來應診：素體虛弱，感冒常作，現感冒發熱 3 天，到某醫院求治，體溫 39℃，扁桃體三度腫大，白細胞計數 21.8×10⁹／L，中性粒細胞 89.6%，住院診療需預繳 3 千餘元，家中貧寒，來到顧氏診所。

刻診：全身發燙，肢冷而掌心發熱，面㿠白無神，倦怠，似睡非睡，無汗，脈沉緊，舌淡紅苔白膩。以麻黃附子細辛湯加味溫經散寒解表，扶正驅邪：

附子 50g，麻黃 6g，北細辛 5g，杏仁 7g，桂枝 12g，法半夏 10g，茯苓 10g，桔梗 5g，通草 4g，薏苡仁 10g，羌活 6g，甘草 5g，生薑 3 片。囑其服藥後睡臥。隔日其父來告，當晚服藥 1 次，即汗出熱退，盡劑而癒。

點評：《傷寒論》曰：「少陰病，使得之，反發熱，脈沉者，麻黃附子細辛湯主之。」少陰與太陽為表裏，經脈相連而其氣相通，寒邪侵襲，外連太陽，內係少陰。「反發熱，脈沉者」是屬太陽、少陰表裏俱病。臨床中此症多見，不分男女老少，當溫經散寒，表裏兼顧，扶正而驅邪，往往一汗而解，脈靜身涼。

2. 咽痛——麻黃附子細辛湯加味／白通湯加味

李某，男，40 歲，上海某校體育老師。近年來咽痛如

火燒、刀割，痛苦不堪，寢食難安，經中西醫治療罔效，已拒醫藥，幾欲輕生，後經親友相勸來診：病由受寒引起，因咽痛不適，曾服疏風清熱、滋陰潤肺、清熱化痰之藥日久，現面色晦暗，聲低息短，舌淡苔白，脈沉緊，口乾不渴，時喜熱飲。此為陽虛陰寒所致，以麻黃附子細辛湯溫經散寒通絡：

附子 60g，麻黃 8g，細辛 6g，桂枝 15g，杏仁 10g，法半夏 15g，化橘紅 12g，茯苓 20g，桔梗 6g，通草 6g，甘草 6g，生薑 3 片。3 劑服盡，各症均已大減，高興之至，再求用藥，更以白通湯加味，回陽收納：

附子 60g，乾薑 15g，細辛 6g，薏苡仁 20g，桂枝 15g，法半夏 15g，茯苓 20g，桔梗 6g，通草 6g，蔥頭 3 莖。3 劑。5 日後來告，咽痛灼熱漸癒，喉間清涼舒適，食增神旺，恢復工作，後以四逆湯加味調理數劑而癒。

原按：少陰受寒誤用苦寒之劑，陰邪挾寒水上逼，猶如雪上加霜。先用麻黃附子細辛湯溫經散寒，去邪外出；再以白通湯、四逆湯回陽歸腎，邪去正安，少陰咽痛獲癒。臨床此症甚多，以溫經散寒、回陽納腎法治之，療效快捷而顯著。

3. 鼻淵——麻黃附子細辛湯加味

代某，男，17 歲，學生。患鼻淵多年未癒，症見鼻塞流涕，涕多黃稠，頭部悶痛，全身不適，香臭不聞，記憶力差，稍受寒冷則症狀加重，舌淡晦，苔白膩，脈沉而緊。治以麻黃附子細辛湯加味，溫經散寒，宣肺通竅：

　　附子 60g，麻黃 6g，乾薑 15g，細辛 6g，桂枝 15g，辛夷 6g，蒼耳 10g，白芷 10g，蔓荊子 12g，化橘紅 12g，茯苓 20g，通草 6g，甘草 6g。治療月餘痊癒。

　　原按：鼻淵有寒、熱二證，臨床以寒者居多，多有感冒史。肺主一身皮毛，太陽為六經藩籬，主衛外。太陽受邪而久治未解，耗傷陽氣而內乾少陰，肺陽失調，寒濕阻塞清道而為病也。故以麻黃附子細辛湯加味，溫經扶陽，化濕通竅，標本兼治而收效。

4. 失音（傷寒誤治）──麻黃附子細辛湯加味

　　劉某，男，30 歲。1976 年冬日來診：聲啞不能言，表情痛苦，舌淡苔白，脈沉緊。同宿舍職工告曰，因感冒咽痛吃牛黃解毒片多次而致。治以麻黃附子細辛湯，溫經散寒，宣肺通絡：

　　附子 60g，麻黃 7g，細辛 6g，桂枝 15g，炒枳殼 10g，通草 6g，甘草 6g。2 劑。1 劑便能出聲，兩劑霍然。

　　原按：本例先為受寒，反用涼藥誤治，致少陰經脈凝閉而致失音。《靈樞》云：「會厭者，聲音之戶……人猝然無音者，寒氣客於會厭不能發，發不能下，至其開闔不致，故無音。」只要治療及時，投以麻黃附子細辛湯，收效頗佳。

5. 咳嗽──麻辛附子二陳湯／四逆二陳湯加減

　　桂某，女，36 歲。咳嗽已近 1 月，住某醫院已 28

天，咳嗽加劇，症見咳聲不斷，咳而不暢，咽癢痛難忍，胸悶氣短，咳時小便自出，舌淡苔白，脈沉緊，口乾而不渴。問其緣由，因受寒感冒，咽不適，自服清熱解毒、潤肺化痰之藥，病未癒而咳加重，氣短乏力，神疲體倦，又自認為體虛，喝雞湯進補，又輸補液而成是狀。用麻辛附子二陳湯，溫肺化飲：

附子 60g，杏仁 10g，枳殼 10g，麻黃 8g，桂枝 15g，細辛 6g，陳皮 10g，法半夏 15g，茯苓 20g，蘇葉 10g，桔梗 6g，甘草 6g，生薑 3 片。2 劑，劑盡而症大減，痰易咯出，胸悶癒，能安睡。後以四逆二陳湯加減 3 劑而痊癒。

6. 戴陽（病毒性心肌炎）──白通湯／眞武湯／大回陽飲

李某，女，39 歲，友人妻。友人相邀到家吃飯，告以其妻因病毒性心肌炎住院治療月餘，現已病危，醫院已下 4 次病危通知書，邀顧氏前往診治。次日到醫院探望，患者平臥在床，兩眼微閉，面紅，已輸液紅黴素近 20 餘天仍高燒不退，面紅，無力說話，睜眼或稍偏頭則眩暈大作，飲食不下，脈沉微細數無力，舌淡苔白，邊尖有齒痕，四肢厥冷。辨為陽虛欲脫，已成戴陽之證，擬白通湯回陽收納，以挽一線生機：

附子 100g，乾薑 24g，蔥頭 3 莖。2 劑。藥盡發熱漸退，面紅已消，能起坐食粥，欲脫之陽已漸復，仍短氣乏力，心悸時眩暈發作，更以真武湯溫腎扶陽，鎮水寧心：

附子 100g，生薑 3 片，白朮 15g，杭白芍 10g，茯苓 30g。服藥 2 劑後，大有好轉，已能起床自理，露出笑容，

心悸眩暈未作。續投以大回陽飲強心固腎：

附子 100g，乾薑 24g，肉桂 10g，甘草 10g。服藥 1 週出院，調理月餘恢復工作。

點評：本例陽氣將絕，陽脫於上危在旦夕，萬不可誤認高燒、面紅而為陽證。生死之間，差以毫釐，謬之千里，全在神情萎靡、四肢厥冷處著眼為是。急用白通湯回陽固脫，繼以真武湯溫腎扶陽，後用大回陽飲挽回生機。皆以原方投用，藥簡劑重，體現了顧氏傷寒功力，實有乃祖風格。

7. 下利，煩躁——白通加豬膽汁湯／四逆湯、附桂理中湯

倪某，女，34 歲。1983 年冬不慎煤氣中毒住院搶救，又食生冷而致腹瀉，輸液 3 日而下利不止，邀顧氏診治：日下利十數次，便中帶血，乾嘔煩躁不安，食不下，飲水即吐，面赤肢冷，舌苔淡白，脈微欲絕。治以白通加豬膽汁湯，扶陽育陰：

附子 100g，乾薑 24g，蔥頭 3 莖，鮮豬膽 1 個。囑其每服藥 1 次，針刺豬膽取汁 10 餘滴對服。服藥 1 劑，面赤已退，乾嘔漸平，心煩大減。2 劑盡，脈緩有神而諸症漸癒，繼以四逆湯、附桂理中湯調理而癒。

原按：少陰病下利，陰寒在下，脾腎之陽衰疲，故見厥逆、脈微欲絕。虛陽無依，被逼上逆，則乾嘔心煩，急用白通湯回陽救逆。裏寒太盛，恐陽藥格拒不納，加豬膽

汁之苦寒反佐，引陰入陽，陰陽和陽氣復矣。

8. 胃出血——大回陽飲加味

王某，女，56歲。素體欠佳，胃痛常作，因小兒知青下鄉焦慮過度而胃大出血，其子相邀出診。病已3日，多次吐血，時下大便如注，呈瀝青色，面㿠白無神，舌質淡苔薄白，脈細弱。治以大回陽飲加味，回陽收納，固氣止血：

附子100g，炮薑炭12g，公丁香6g，肉桂10g（研末對服），蒼朮15g，佛手10g，大棗7枚（燒黑存性），海螵蛸10g，甘草6g。服1劑吐血止，便血漸減，色轉暗紅，又原方8劑，早晚各1劑，藥爐不輟連續煎服，藥盡痊癒，隨訪多年，胃痛未犯，享年86歲。

點評：本案胃大出血，上嘔下瀉，陽失固攝，症情危重，治以大回陽飲，附子出手就是100g，且日進2劑，「藥爐不輟連續煎服」，皆乃祖風格。

9. 頑固性泄瀉——大回陽飲加味

陳某，男，昆明紡織廠職工。腹瀉近20年，每日少則十數次，多則數十次。舌淡苔白膩，脈沉細無力，納差，腸鳴時痛，喜溫喜按，面晦無神，此為脾腎陽衰，水濕不化之證，治以大回陽飲加味，溫運脾腎之陽：

附子60g，乾薑18g，吳茱萸6g，肉桂10g，砂仁10g，白豆蔻10g，炙罌粟殼6g，海螵蛸6g，甘草6g。

3劑後腹瀉大減，日4～6次，大便稍成形，原方又服3劑，腸鳴止，腹亦不痛，大便已成形，日3～4次，原方

加減，調理數月痊癒，隨訪數年未發。

　　原按：泄瀉之初無不由於脾胃虛寒，然腹瀉日久，窮必及腎，命門火衰，火不生土，復令脾陽失運，不能受納和腐熟水穀，運化精微，致使清濁不分，混雜而下，泄瀉反覆發作，久不癒也。景岳所謂：「久瀉無火，多因脾腎之虛寒也。」故用吳佩衡所創大回陽飲（四逆湯加肉桂）溫運脾腎之陽而癒。

十八、余天泰醫案

　　余天泰，1955 年生，福建省南平市人民醫院主任醫師，第四批全國老中醫藥專家學術繼承工作指導老師，已出版專著一部。自謂：「學習並踐行扶陽學派理論已有時日，並有一定心得，雖還遠談不上登堂入室，但卻有些許漸入佳境之感。」

　　「扶陽學派風格獨特，療效顯著，為當今中醫臨床提供了頗具價值的思路和有效方法，具有很強的優勢，值得廣泛深入研究，並使之發揚光大。」

　　關於附子用法，主張一般情況下從常量開始，循序漸進，逐次加量，直至達到獲得滿意效果為止。通常 20g 以上先煎半小時，30g 以上先煎 1.5 小時，60g 以上先煎 2 小時，基本沒有出現不良反應。

　　臨床中，發現極個別病人初次服用附子後出現程度不同的唇舌麻木，甚或身麻頭暈，視物昏花及乏力等（或可

稱之為首劑反應），不必驚慌。《內經》云：「藥不瞑眩，厥疾弗瘳。」這往往是藥達病所，直中肯綮之良性反應。其後或許症減病輕或者向癒。曾親身體驗過數次，每每反應過後周身通泰，精神體力倍增。附子此等反應，可能與體質、個體差異和機體的反應性及敏感性有關。

本節案例選自《中醫藥通報》2009 年 4 期《扶陽學派理論在雜病中的應用》一文。

1. 慢性萎縮性胃炎──桂附理中湯加味

劉某，男，57 歲。胃脘反覆疼痛 6 年餘，胃鏡檢查診為慢性萎縮性胃炎，服過多種中西藥均無效。近半個月來，胃脘疼痛較劇，遇寒尤甚，口淡乏味，泛惡納呆，神疲乏力，大便溏薄，畏寒肢冷，腰膝酸軟，苔白滑而厚，舌體胖大，邊有齒痕，脈沉細無力，兩尺不足。證係脾腎陽虛，中焦失和，升降反常。治當溫補脾腎，和中健胃，桂附理中湯加味：

肉桂粉 10g（另包沖），製附子 30g（先煎），炮薑 20g，炒白朮 15g，蒼朮 15g，高良薑 15g，砂仁 15g，薑半夏 20g，吳茱萸 10g，茯苓 15g，炙甘草 10g。7 劑，每日 1 劑，水煎服。

二診：胃脘疼痛顯著緩解，泛惡已瘥，食慾改善，大便轉實，仍神疲乏力，畏寒，舌苔已退，無滑象，舌尚胖大而邊有齒痕，脈息如前。原方肉桂粉改 15g（另包沖），製附子改 100g（先煎），炮薑改 30g，吳茱萸改 15g。7 劑。

三診：藥後脘痛等症已消失，食慾復原，大便正常。

因余出差，患者持處方到藥店購藥，藥店以附子等劑量過大不敢售給，後在患者一再要求下，將附子、肉桂等按一般用量配了3劑，但服之無效。

近日又感胃脘部脹悶、疼痛，口淡納少，伴神疲乏力，形體畏寒，腰酸肢冷。苔薄白舌淡紅，邊有齒痕，脈細，兩尺不足。上方製附子改120g，炮薑改30g，加杜仲20g，淫羊藿30g，炙黃芪30g。7劑。

四診：脘痛已止，食慾正常，形體畏寒及神疲乏力明顯改善，手足溫暖，舌淡紅苔薄白，脈細但有力。上方製附子改140g，再進7劑，諸症完全消失。爾後間斷服用此方月餘，以資鞏固。3個多月後復查胃鏡，已恢復正常。隨訪1年無復發。

原按：考慢性萎縮性胃炎的中醫辨證，大多從脾胃虛弱、肝胃陰虛、肝胃不和、肝脾濕熱、痰濁中阻、瘀血阻滯或胃陰不足等分型論治。然鄭欽安指出：「病有萬端，亦非數十條可盡，學者即在這點元氣上探求盈虛出入消息，雖千萬病情，亦不能出其範圍。」（《醫法圓通·卷三》）筆者崇尚此語，故臨證突出陰陽辨證，廣用扶陽大法，常收到前所未有的效果。本例在治療過程中，附子曾因故減量而病情反覆，足見中藥用量與療效之間有著十分密切的關係。

2. 胰腺囊腫——桂附理中湯加味

邱某，男，63歲。反覆腹痛2個多月，加劇近半個月。在省級某醫院診治，發現胰腺有一3.4cm×4.2cm大小

之囊性腫物，診斷為胰腺囊腫，外科意見立即手術治療，否則有不測之虞。患者近 3 年來先後做過膽囊切除及胃大部切除手術，對手術極度恐懼，因此不予接受，主張採用中醫保守治療。

刻診：面容憔悴，兩眼無神，息低聲微，少氣懶言，由其子女攙扶來診。臍上劇痛，按之尤甚，口淡乏味，不思飲食，大便溏瀉，日 3～4 次，畏寒神疲，腰痛肢冷，苔白微膩，兩邊有白涎，舌淡紅而胖大，邊有齒痕，脈虛弦重按無力。

辨證認為真陽虛衰，中陽失運，寒凝氣壅，治當扶陽抑陰，溫中散寒，理氣止痛，以桂附理中湯加味：

肉桂粉 15g（另包沖），製附子 30g（先煎），乾薑 20g，吳茱萸 15g，砂仁 15g，高良薑 15g，木香 10g，枳實 15g，炒白朮 15g，黨參 15g，山楂 30g，炙甘草 15g。4 劑，每日 1 劑，水煎服。

二診：服後腹痛略微減輕，稍有食慾，精神好轉，大便日 1～2 次，仍較溏，舌脈如前。上方肉桂粉改 20g（另包沖），製附子改 90g（先煎），乾薑改 30g，吳茱萸改 20g，炙甘草改 20g。7 劑。

三診：腹痛已癒，其他症狀亦隨之消失，神思爽慧，身體輕快。已可騎摩托車上街閒逛。將前方製附子改為 120g（先煎），乾薑改 60g，炙甘草改 30g，再予 7 劑。服罷輕鬆自如，按上方續服 2 個多月，彩超及 MRI 等復查，囊腫已不見蹤影。外科醫生疑惑不信，斷言檢查報告有誤，建議到他院再查一次，結果亦然。

原按：胰腺囊腫臨床罕見。患者以腹痛為主症，抓住這一主症，結合舌脈，分析判斷乃陽虛陰盛作祟，以桂附理中加味，扶陽抑陰，重用附、桂等，破陰散結，俾陽復寒散結消而囊腫除。

中醫診療疾病必須以中醫臨床思維為指導，「功夫全在陰陽上打算」（鄭欽安語），若見囊腫而治囊腫，可能事與願違。故鄭欽安深情地說：「吾願天下醫生，切切不可見頭治頭，見腫治腫，凡遇一證，務將陰陽虛實辨清，用藥方不錯誤。」（《醫理真傳·卷四》）

3.腹痛——理中湯合大黃附子湯加味

李某，女，24歲。右上腹反覆疼痛2天，伴噁心欲嘔。體溫：36.4℃，鞏膜無黃染，右上腹壓痛（＋），墨斐氏徵（−），血常規：白細胞 6.3×10^9／L，B超檢查肝、膽、脾、胰、泌尿係及子宮附件無異常。外科考慮急性膽囊炎，擬收住院觀察治療，患者及家屬以診斷不明確為由拒絕入院而轉中醫治療。

刻診：痛苦病容，面色蒼白，右上腹疼痛而腰背不能伸直，畏寒肢冷，納呆，大便已3日未解，苔白厚微膩，舌面罩黃，脈弦緊。證係寒邪內阻，陽氣被遏，氣機壅滯，當以溫裏散寒，理氣止痛，佐以通腑為治，用理中湯合大黃附子湯加味：

炮薑15g，黨參10g，製附子30g（先煎），桂枝30g，吳茱萸15g，薑半夏20g，白芍30g，山楂30g，生大黃10g，炙甘草10g，生薑20g，大棗5枚。3劑，每日1劑，水煎服。

二診：當日服 1 劑即痛定便通，3 劑服完，諸症全消，已無所苦，宛如平人。為慎重起見，乃疏桂附理中湯加山楂、麥穀芽及蒼朮 3 劑以善其後。

原按：本例腹痛西醫診斷不甚明確，診斷不明則治之茫然，故患者棄西選中。寒為陰邪，既易傷耗陽氣，亦易壅遏陽氣，氣機壅滯不通，不通則痛。

根據症狀舌脈辨析，確認係寒邪內阻陽氣被遏，氣機壅滯。其苔見罩黃，此非熱象，乃寒極似熱，腹氣不通之故。臨證緊扣寒邪之主要矛盾，重用溫裏散寒，陽氣伸展振奮，氣機順暢，通則不痛矣。可見在急症方面，中醫有其自身長處而大顯身手。

4. 痛風——四逆湯加味

章某，男，58 歲。患痛風性關節炎 6 年餘，近 2 年來症狀加重，左踝關節及雙側第一跗蹠關節幾乎常年腫痛，無法穿著皮鞋，走路稍長即感疼痛，遍服抗痛風中西藥及消炎止痛藥，未能根治，停藥 2～3 日又發，苦不堪言。伴見形寒畏冷，肢涼腰酸，口不渴，苔白厚微膩舌淡紅而胖大，邊有齒痕，脈沉細。尿酸 642mmol／L。脈症合參，考慮為元陽不足，寒濕阻滯經脈，經氣不利所致。治當扶陽散寒，除濕通痹，四逆湯加味：

製附子 30g（先煎），乾薑 20g，桂枝 30g，當歸 15g，細辛 5g，淫羊藿 30g，補骨脂 15g，菟絲子 15g，川斷 15g，土茯苓 30g，威靈仙 15g，白芷 10g，炒白朮 15g，蒼朮 15g，炙甘草 15g。7 劑，每日 1 劑，水煎服。

二診：關節腫痛明顯減輕，但服藥後出現周身骨節麻木感，1～2 小時消退，神疲乏力，不欲動作，苔薄白微膩，舌淡紅而胖大，邊有齒痕，脈細。上方製附子改 60g（先煎），乾薑改 30g，細辛改 10g，當歸改 20g，加鹿角霜 15g，7 劑。

三診：關節腫痛等症若失，周身骨節通泰舒適，精神體力顯著改善，試走約 1 小時，尚無不適現象，已可穿皮鞋而高興萬分。舌淡紅苔薄白，脈細有力。上方製附子改 100g（先煎），鹿角霜改 20g，連服 7 劑，腫痛未作，身輕神爽，尿酸亦轉正常。

停藥觀察半個月，其間少許飲酒、進食海鮮等，並未發作，再查尿酸仍無異常，多年痼疾從此告癒。為從長計議，囑其以製附子 30g，生薑 20g，水煎服，隔日 1 劑，迄今仍良好。

原按：痛風性關節炎乃頑症，病程長，療效差，易復發，據其症狀表現當屬痹證之列。由於多表現為關節紅腫熱痛，以下肢足踝及跗蹠關節為主，似乎濕熱為患。然該病中年以上多見，《內經》云：「年過四十，陰氣自半。」加之病程冗長，日久耗氣傷陽，故多呈本虛標實證，其本在元陽在腎，其標在寒、濕、瘀。因此筆者從扶陽入手，在此基礎上或散寒，或祛濕，或化瘀，或通絡，每收較好療效。不過，使用通絡之法時，蜈蚣等蟲類藥當慎用，是否與其體內嘌呤含量有關，有待研究。

5.心絞痛——四逆湯加味

鄭某，女，58 歲。既往有心絞痛病史 4 年多。近半個多月來因心前區疼痛頻繁而住入心內科治療。經用硝酸酯類和活血化瘀類中藥未能奏效。建議作心臟介入治療，因費用較高而拒絕，邀余氏會診。

刻診：心前區疼痛，一日發作 6～7 次，無明顯規律，伴氣短乏力，神疲肢冷，二便自調，苔薄白舌淡紅而胖潤，邊有齒痕及瘀斑，脈細澀，重按無力，兩尺不足。

心電圖：大部分導聯 ST–T 段改變。證屬元陽虛弱，胸陽不振，寒凝血瘀，心脈痹阻。治宜溫陽散寒，化瘀通絡，宣痹止痛，四逆湯加味：

製附子 30g（先煎），桂枝 30g，乾薑 20g，細辛 5g，吳茱萸 10g，石菖蒲 15g，薤白 20g，枳實 15g，降香 15g，炙甘草 10g。3 劑，每日 1 劑，水煎服。

二診：心前區疼痛緩解，氣短乏力減輕，精神改善，仍肢冷，脈象轉細而有力。上方附子改 60g（先煎），細辛改 10g，7 劑。

三診：近一週多來心絞痛未曾發作，諸症向癒，心電圖明顯好轉，要求出院。帶前方 14 劑以善後。

原按：心絞痛，《金匱要略》中稱之為胸痹，將其病因病機歸納為「陽微陰弦」。鄭欽安說：「真氣不足，無論在何部，便生疾病。」（《醫法圓通·卷一》）筆者體會，元陽不足乃此病之關鍵，故治療當以扶陽為首務，再兼以祛痰、化瘀等法，標本兼顧，常可提高療效。

6. 盜汗——四逆湯加味

孫某，女，46 歲，2007 年 4 月 7 日診。反覆夜間盜汗半年多，嚴重時一覺醒來渾身濕透，衣被幾如水漬，天氣暖和還好，寒冷季節苦不堪言，以至懼怕入睡，多方診治罔效。索病歷處方細閱，前醫皆以滋陰降火，補血養心論治。觀其症，少神乏力，寐差夢多，口乾不欲飲，腰酸膝軟，手足欠溫；診其舌脈，苔薄白舌淡紅，舌體微胖，邊有齒痕，脈細數無力。四診合參，判斷此盜汗非陰虛火旺所致，乃由陽虛使然，遂擬扶助真陽，斂液止汗之法，方用四逆湯加味：

製附子 30g（先煎），肉桂粉 10g（另包沖），乾薑15g，五味子 10g，白芍 20g，炙黃芪 30g，生熟棗仁各30g，煆龍骨 30g，炙甘草 15g，生薑 15g，大棗 5 枚。3劑，每日 1 劑，水煎服。

二診：藥服第 2 劑，盜汗全止，能安靜入睡，精神好轉。服完 3 劑，諸症皆消。因出差，有所不便，要求改服成藥，囑其續服桂附地黃丸以鞏固療效。約 4 個多月後，患者因感冒來診，告曰癒後未再發作，感覺體力及體質較過去增強許多。

原按：一般認為，盜汗多責之於陰虛火旺和心血不足，恒以滋陰降火，補血養心為治。然以余臨床所見，因陽虛而盜汗者並不少見，本案即是一例。緣由陽虛陰盛，格陽於外，虛陽外越，津液隨之外泄所致。誠如鄭欽安所云：「此為陽欲下交而不得下交，陽浮於外，故汗出。法

宜扶陽，陽旺而陰不敢與爭，陽氣始得下交。」（《醫法圓通·卷一》）不致外越，故以四逆湯加味而收效迅捷。

7. 慢性咽炎——潛陽封髓丹加味

陳某，女，36歲。患慢性咽炎2年有餘，常覺咽部有異物感，用過多種抗菌消炎藥和湯劑及六神丸、牛黃解毒片等，屢治不癒，每在天氣變化感冒時發作或加劇。近一週來因受涼又出現咽痛，吞咽時尤甚，時有阻滯感，伴咽癢欲咳，口乾咽燥，無惡寒發熱，手足心熱，咽峽充血（＋），扁桃體輕度腫大，苔薄白舌淡胖潤，邊有齒痕，脈弱無力。

此為真陽不足，虛火上炎。治宜扶助真陽，引火歸宅，潛陽封髓丹加味：

製附子15g，砂仁15g，龜板30g，黃柏10g，蟬蛻5g，肉桂粉10g（另包沖），黃連5g，山茱萸30g，炙甘草10g。3劑，每日1劑，水煎服。

服藥當晚，患者來電諮詢，訴藥後咽痛更甚，咽中灼熱似冒煙，問是否藥性太熱之故，是否停藥改方。余氏以為不然，而是藥力已達病所，邪正鬥爭之抗病反應，建議繼續服用，患者勉強接受。3劑服完，果然咽痛等症基本消失。上方附子改30g，再服7劑而癒。後以口服成藥桂附地黃丸鞏固，隨訪1年多未曾再發。

原按：慢性咽炎屬喉痹範疇，辨治當分陰陽。咽喉乃少陰經脈循行之處，本例在長達2年多的時間裏，用過多種抗生素及六神丸、牛黃解毒片等清熱解毒藥，終致苦寒

傷陽，真陽不足而虛火上炎，是以雖見咽痛，但舌脈卻呈陽虛之證，顯然非清熱解毒、利咽止痛等法所宜，治當扶助真陽，使真陽旺而虛浮之火得以回歸原宅，咽喉無所困擾而諸症癒。手足心熱乃虛陽外越所致，若以為是陰虛火旺而滋陰瀉火則誤矣。《內經》云：「謹察陰陽之所在而調之。」誠然是也。

8. 老年精神分裂症——桂枝甘草龍骨牡蠣湯加味

周某，女，81歲。2個多月前因其夫病逝悲傷過極，性情抑鬱，悶悶不樂，繼而出現間歇性狂躁不安，胡言亂語，夜不成寐，每天必發作1次，不分晝夜。發作時必外出狂走5～6小時，力大倍常，家人根本無法阻止。其間見車就上，見街邊攤點食物拿起來即吃，且口出穢言，無法自控。曾經精神病院治療無效，尋求中醫治療。

刻診：表情呆滯，兩目無神，口中念念有詞，口乾不多飲，喜熱飲，腰酸膝軟，四末發涼，苔薄白舌胖大邊有齒痕，脈細略數。辨為元陽不足，虛陽躁動，上擾神明。治宜溫陽補腎，攝納浮陽，桂枝甘草龍骨牡蠣湯加味：

桂枝20g，煅龍牡各30g，製附子15g，乾薑10g，磁石30g，生熟棗仁各30g，遠志5g，淫羊藿30g，補骨脂15g，杜仲15g，菟絲子15g，川斷15g，鹿角霜10g，炙甘草10g。3劑，每日1劑，水煎服。

二診：脈症同前，但藥後無不適反應。仍守原法，製附子改30g（先煎），乾薑改20g，3劑。

三診：症狀明顯改善，近3日僅發作一次，且程度較以往減輕，夜能入睡3～4小時，四末轉溫，腰酸膝軟消

失，精神好轉，苔薄白，舌胖大邊有齒痕，脈細。原方製附子改 60g（先煎），乾薑改 30g，鹿角霜改 15g，炙甘草改 15g，7 劑。

四診：近一週來未曾發作，似如常人，苔薄白舌淡紅，脈細。製附子加量至 90g，炙甘草加至 30g，加炒白朮15g，再服 7 劑完全康復。囑間斷服藥，每週服上方 2 劑，至今未發。

原按：從本例臨床表現看，當屬狂證。一般認為，狂證多實，為重陽之病，主於痰火、瘀血，治療宜降其火，或下其痰，或化其瘀血，後期應予以滋養心肝陰液，兼清虛火。《內經》曰：「君火以明，相火以位。」人之君火當明於上，相火宣行君火之令，而守位稟命。君相之火動而有節，則助本臟之氣生化之用，若動而不和而妄起，則少火成為有害之「邪火」、「壯火」。患者由於情志擾動，心動則相火隨之妄動，上擾心君，神明錯亂而諸症迭起，顯非常法所宜，治當溫陽補腎，攝納浮陽，俾君相之火各司其職，各就其位，故而療效滿意。

9.失眠——祝氏溫潛法

患者某女，近 2 個月嚴重失眠，有時徹夜不眠，痛苦不堪。曾服天王補心丹、黃連阿膠雞子黃湯及安眠藥等乏效。診見失眠多夢，腰酸耳鳴，心悸健忘，注意力不易集中，神疲乏力，口乾喜熱飲，納少便溏，苔薄白舌體胖大有齒痕，脈沉細。辨為脾腎陽虛，虛陽浮越，上擾心神，治當溫補脾腎，攝陽安神，仿祝氏（祝味菊）溫潛法：

製附子 20g，磁石 40g，生熟棗仁各 30g，桂枝 20g，遠志 5g，茯神 30g，石菖蒲 10g，薑半夏 15g，蒼朮 15g，炒白朮 15g，山楂 30g，炙甘草 10g，生薑 15g，大棗 4 枚。每日 1 劑。服藥 2 劑即效，3 劑基本能睡，他症亦明顯改善，7 劑睡夢香甜，精神倍增，將附子加倍，先煎 1.5 小時，桂枝改 30g，再服 7 劑康復（《第二屆扶陽論壇論文集》）。

十九、傅文錄醫案

傅文錄，1960 年生，副主任醫師，現任職於河南省駐馬店市中醫院。1987 年畢業於河南中醫學院，曾投師於時振聲教授、石景亮教授、陳守義等名老中醫門下，深得名師傳教，腎病治療體會尤多，臨床技藝日趨成熟，病家多有口碑。

崇尚火神派學說，擅用經方尤其四逆輩治療奇難雜症，用藥較為精練，堪稱火神派中的少壯派。勤於著述，為學者型中醫，著有《腎病證治發揮》、《當代名醫腎病驗案精華》、《中醫內科三字經》、《藥性賦七言歌訣新編》、《新編湯頭歌訣》等專著 15 部。

近年傾心於火神派的學習與研究，出版有《火神派學習與臨證實踐》、《火神派方藥臨證指要》等書，為火神派的傳播起到積極作用。在附子應用上，主張附子在 15g 以下時，不必先煎；重症必用至 30～120g 方能達到效果，一般附子要先煎 1～3 小時。為此附子可以一次性多劑專予先煎，再分次與其他藥物合煎，節省時間，方便病人。

1. 長期低熱——人參四逆湯加味

陳某某，女，60歲，農民。低熱37.5℃已有6年餘。6年前外感之後出現發熱，經用抗生素、激素等藥物治療病癒，不久便出現低熱37.5℃。一般早晨體溫正常，8時以後開始慢慢升高，下午2時體溫最高，然後又逐漸降為正常。曾在省市級多家醫院就診，未發現明顯異常，最後定為「功能性低熱」。

現症見：身體消瘦，納差腹脹，畏寒肢冷，五心煩熱，氣短懶言，發熱多在活動後加重，舌淡胖邊有齒痕，脈沉細無力。證屬陽氣虧損，虛陽浮動，治宜補腎回陽，方用四逆湯加味：

附子30g（先煎2小時），炮薑30g，炙甘草10g，紅參10g，三七10g，砂仁30g。3劑，水煎服，每天1劑。服藥後，自感症狀大減，精神大振，體溫最高在37.2℃，繼服上方6劑。藥後體溫恢復正常，納增神振，二便如常，再服6劑，隔日1劑。

點評：功能性低熱，現代醫學多認為無名原因發熱，中醫辨屬內傷發熱，俗醫多從陰虛論治，殊少見效。原因在於此證多屬氣陽虧損所致，滋陰清熱乃文不對題。本例一派畏寒肢冷陽虛之象，其低燒、五心煩熱乃是陰火，陰證所生之火，張景岳稱之為「假火」，扶陽方是正治。

怎樣辨認真假寒熱？鄭欽安的主導思想就是探求陰陽至理，以陰陽實據為憑，「陽不調之人，必有陽不調之實據，以辨陽虛法辨之；陰不調之人，必有陰不調之實據，

以辨陰虛法辨之。」「總在考究陰陽實據為要。」「學者務於平日，先將陰陽病情，真真假假熟悉胸中，自然一見便知，亦是認證要著。」（鄭欽安語）

2. 發熱——人參四逆湯加味

劉某，男，30歲，農民。2007年11月29日就診。患者發熱月餘，體溫在37.6℃左右，白天高，夜晚低或正常，化驗血常規發現白細胞增高，懷疑敗血症，經用抗生素、激素治療後，體溫仍然不降，白細胞反而增高，進行細菌培養及藥敏試驗，應用對症抗生素後，體溫不僅沒有恢復，白細胞增高也持續不降，無奈之下求治於中醫。

現症見：發熱多在37.6℃左右，一般上午開始升高，下午3時左右最高，然後下降，夜晚體溫可恢復正常，活動、勞動、勞累之後發熱加劇，適當休息或睡眠後可稍下降，身體困倦，氣短懶言，無精打采，畏寒肢冷，不耐勞作，食納不香，二便尚可，舌淡胖大邊有齒痕，苔白膩滑，脈沉細無力。

證屬虛陽外越，治宜回陽收納，方用四逆湯加味：

附子30g（先煎），炮薑30g，炙甘草10g，紅參10g，肉桂10g，三七10g，砂仁30g。水煎服，每天1劑，6劑。服藥之後，體溫慢慢控制在37.2℃左右，精神轉佳，食納增進，化驗白細胞降至正常，大為高興，病人曾為白細胞升高苦惱不已。原方有效，再進6劑。

三診：體溫恢復正常，勞作之後，感覺又要發熱，體溫37℃，畏寒肢冷減輕，體力增加，原想休息後再吃中藥，現要求鞏固治療，前方再進6劑。

點評：長期發熱，西醫多在病原菌上找原因來用藥，這是對抗療法。問題是細菌培養雖然發現了致病菌，可應用敏感抗生素後，體溫及白細胞仍然不降，原因何在？關鍵在人體的抵抗力上，正氣不足，驅邪能力下降，故而白細胞不降反升，中醫對此顯然著眼於調整病人正氣，以人為本，這正是其優勢所在。《內經》云：「陽氣者，煩勞則張。」陽氣外越而發熱，每因勞累加重，且一派陰寒表現，皆提示此熱為陰證發熱，係陰火，故而用回陽收納之法，方用回陽飲加味，正氣足而邪自退，陽回而熱減，體力增加，白細胞恢復正常。

3. 結核性發熱──人參四逆湯加砂仁

宋某，女，60 歲，農民。低熱 37.5℃已有半年，經 X 光胸片確診為雙肺結核，常規服抗結核藥物 2 個多月，低熱仍然不退。

現症見：每天下午低熱 37.5℃，持續到下午 6 時左右可自行恢復，畏寒肢冷，氣短乏力，夜晚盜汗，五心煩熱，身體消瘦，納差，便秘，溲黃，舌質淡邊尖紅，苔白，脈沉細無力。證屬陰陽兩虛，虛陽外越，治宜回陽化陰，方用四逆湯加味：

附子 30g（先煎），炮薑 30g，炙甘草 10g，砂仁 10g，紅參 10g。3 劑，水煎服，每天 1 劑。服藥後低熱已退，體溫 37℃，自感精神大振，食慾增加，五心煩熱消失，畏寒肢冷明顯減輕，大便正常。病重藥輕，附子加到 60g，他藥不變，再進 3 劑，以進行鞏固。

患者服藥後，半年來體溫正常，納食二便均正常。近

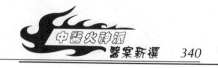
階段由於操勞過度，自感舊病又要復發，要求再按第 2 次處方服用，又服 3 劑。

原按：結核性低燒，教材所論一般都是養陰清熱大法。早年筆者也是如此，但低熱總是不退，百思不得其解。看過《李可老中醫經驗專輯》以後，方知李可也是在套用成方無效的情況下，摸索出用補中益氣湯加味而治，取得良效。

但筆者認為，這樣治療仍未抓住要害，近讀《鄭欽安醫學三書》，頓開茅塞：下午低熱多認為陰虛火旺，鄭欽安卻認為是陰盛格陽，不得下入潛藏，陽浮於外而發熱。今見病人一派陽虛陰盛之象，故從扶陽著手，應用四逆湯加人參再加砂仁，3 劑而熱降，6 劑而正常，納增神振，病癒半年無反覆，從此病例中深悟扶陽治病之理。

4. 低熱──人參四逆湯

李某，女，40 歲，農民。低熱年餘，每天上午 7 時開始發熱，體溫 37.1℃ 左右，下午 14 時以後達 37.3～37.4℃，活動勞累後加劇，休息後減輕，曾經全身係統檢查無異常。現症見：氣短懶言，體困乏力，不耐勞作，畏寒肢冷，喜熱惡寒，口渴而飲水不多，大便偏乾，舌淡水滑，脈沉細無力。

證屬虛陽上浮，治宜溫陽益氣，方用四逆湯加味：附子 30g（先煎 2 小時），乾薑 30g，炙甘草 10g，紅參 10g。3 劑，水煎服，每天 1 劑。服藥效果較佳，體溫恢復正常，困乏明顯改善，又服 3 劑，鞏固療效。隨訪月

餘，病情無反覆。

點評：《內經》云：「陽氣者，煩勞則張。」女性有經、帶、胎、產之累，加之操勞過度，可致陽氣耗損，陽虛外浮，乃致發熱，此係陰火，絕非陽熱，病人一派陽虛陰盛表現可證。治用回陽飲（四逆湯加人參）溫陽益氣，以補耗損之陽氣，效如桴鼓。傅氏應用回陽飲治療婦女長期發熱患者已有數十例之多，均取得良好效果。

5. 胃脹——人參四逆湯加砂仁

霍某，女，60歲，農民。長期胃脹，經胃鏡、B超、CT等檢查，除發現有慢性胃炎外，未確診他病，長期胃脹、胃滿，服用中西藥物數年，未見明顯改善。

現症見：胃脘脹滿，納呆厭食，氣短懶言，神疲乏力，畏寒肢冷，小便清長，大便秘結，舌淡胖，邊有齒痕，脈沉細無力。證屬脾胃陽虛，升降失調，治宜溫脾益胃，方用四逆湯加味：

附子30g（先煎2小時），炮薑30g，炙甘草10g，紅參10g，砂仁30g。3劑，水煎服，每天1劑。

病人到家後，看到只有這麼幾樣藥，心裏嘀咕能有效嗎？因為她長期服藥，都是中西藥物一大包。服藥之後，胃口大開，脘腹脹滿消失大半，氣力大增，精神轉佳，數十年來未有之好轉，大喜過望，要求再服10劑，以求徹底改善，鞏固治療。

點評：胃脘脹滿臨床上十分常見，一般多從氣滯著

眼，施以行氣、破氣之法，然有效有不效者，即如本例「服用中西藥物數年，未見明顯改善」。主要原因在於脹有虛實之分，實脹自有實證可辨，可予行氣、破氣之法；虛脹自有虛象，即如本例脈症一派虛寒表現。虛則補之，若予行氣、破氣套方套藥，則犯了「虛者虛之」之戒，是為醫家大忌。臨床上虛脹並不少見，尤其屢治不效、病史已久者，誤以實脹而誤辨誤治者多矣，豈可不慎。

《內經》云「臟寒生滿病」，虛脹之證，多由脾胃虛寒引起，由於誤治傷正，久病及腎，最終導致腎元虧損。所以治從扶陽補腎下手，所謂「塞因塞用」，方選四逆湯加味，初服即見顯效順理成章，顯示了鄭欽安「病有萬端，治之但扶其真元。」理念的效力。

6. 慢性胃炎——人參四逆湯加味

袁某，男，30 歲，農民。患有慢性胃炎數年，服用中西藥物，情況時好時壞，一般都是開始有效，吃不了 3 天，就沒什麼效果了。停藥之後胃部難受，嗎丁啉類藥物已經吃過了量，副作用甚大，頗為苦惱。

現症見：胃脹，進食之後尤甚，喜溫喜按，氣短懶言，神疲乏力，畏寒肢冷，每遇天冷或冬季加重，舌淡，脈沉細無力。證屬中焦陽虛，治宜溫中行氣，方用人參四逆湯加味：

附子 30g（先煎 2 小時），炮薑 30g，炙甘草 10g，紅參 10g，白豆蔻 30g，石菖蒲 20g，甘松 10g，肉桂 10g。3 劑，水煎服，每天 1 劑。服藥後，感覺症狀消減大半，自述幾年也未見過這樣好，胃脹不甚，納食增進，體力也感

到明顯增加。原方有效，再進 6 劑。胃脹消失，畏寒肢冷有明顯改善，精神較佳，為鞏固療效，再進 6 劑。

點評：此案與上案類似，鄭欽安論治脹滿，頗顯火神派心法，引錄如下：「更以陰陽凝聚而觀之，一團元氣而已……余意此病治法，宜扶一元之真火，斂已散之陽光，俾一元氣復，運化不乖。」（《醫法圓通·脹滿》）在此思路啟發下，傅氏抓住一元真火，扶陽助脾，陽旺而中運，脹滿自除。

7. 消化不良——人參四逆湯加味

李某，女，66 歲，退休幹部。平素身體較差，近來什麼都不敢吃，吃一口水果，立即拉肚子，腹痛腹瀉，每天大便次數 2～3 次，吃一小塊肉食，也會立即拉出來。對多種抗生素過敏，藥物也不敢吃，甚為苦惱。

現症見：身體消瘦，面部老年斑較多，氣短懶言，畏寒肢冷，夏天炎熱，猶穿多層衣服，外套小馬夾，每天只吃點稀粥，舌淡胖色紫黯，脈沉弦細而無力。

證屬陽氣虧損，不能腐熟水穀，治宜回陽助陽，補腎益脾，方用人參四逆湯加味：

附子 30g（先煎 2 小時），炮薑 30g，紅參 10g，炙甘草 10g，肉桂 10g，三七 10g，砂仁 30g。6 劑，水煎服，每天 1 劑。

服藥之後，自感體力增加，食慾增進，腹瀉顯著好轉，每天 1 次，大便成形，原方有效，再進 6 劑。

三診：已經什麼都可以吃了，肉、水果吃後也不再拉

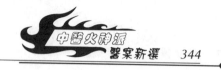

肚子。精神大振,再服 6 劑以鞏固療效。3 個月後遇見,述說一如常人。

點評:《傷寒論》曰:「自利不渴者,屬太陰,以其臟有寒故也,當溫之,宜服四逆輩。」此例病人一派脾腎陽虛症候,尤重在脾陽虧損、不能腐熟水穀上,表明其臟有寒,與經文基本一致。理當溫之,仲景提出用四逆輩,不用理中湯,最具卓識。太陰有寒,其本在腎,四逆湯補腎回陽以助後天,理中湯則專在後天,不能從根本上改善「臟有寒」之候,吳佩衡所謂「理中不中也,當以四逆湯補火生土」,確有至理。

8.心動過緩——人參四逆湯加味

羅某,男,52 歲,商人。自幼即心動過緩,心率 40 次／分,素有家族史。伴有頑固性腹瀉幾十年,每天大便 3～5 次,曾求治數十年未效。兼有原發性高血壓,血壓 160／110mmHg,長期服用降壓藥物血壓不穩定。

現症見:氣短懶言,畏寒肢冷,夏天夜臥需蓋被子,冬天怕冷,不知道什麼是熱,一點冷物都不敢吃,吃點稍涼食物就拉肚子,心悸頭暈,看身體頗似健壯,實則力不從心,不耐勞作,舌體胖大邊有齒痕,苔白膩厚滑,脈沉遲無力。證屬陰盛陽衰,治宜溫腎回陽,方用人參四逆湯加味:

附子 30g(先煎 2 小時),炮薑 30g,炙甘草 10g,紅參 10g,肉桂 10g,三七 10g。3 劑,水煎服,每天 1 劑。

服藥 1 劑後,出現腹瀉加重,問是否繼續服用,釋說此為扶陽祛寒之反應,不必停藥。3 劑服完,精神大振,

腹瀉顯著減輕，每天 1 次，心率提高到 47 次／分，血壓穩定在 130／90mmHg 水準上。大喜過望，再進 3 劑。

三診：全身情況明顯好轉，精神振奮，身上有力，略有胃脹，大便正常，血壓穩定。上方加味加量：

附子 50g（先煎 2 小時），炮薑 30g，乾薑 30g，高良薑 30g，砂仁 30g，炙甘草 10g，紅參 10g，肉桂 10g，三七 10g。3 劑。

四診：心率提高到 50 次／分，全身狀況進一步好轉，要求長期服用，附子加量，處方調整：

附子 75g（先煎 2 小時），炮薑 50g，乾薑 50g，高良薑 50g，砂仁 30g，炙甘草 10g，紅參 10g，肉桂 20g，三七 10g。6 劑，水煎服，每天 1 劑。服用 40 餘劑，心率提高到 57～62 次／分，停藥觀察，療效鞏固，血壓穩定，不再怕冷，夏天吃涼麵條也不再腹瀉。

點評：該例心動過緩自幼發病且有家族病史，可知稟賦薄弱，先天不足。心動過緩者，心陽虛也；久病泄瀉，脾陽虛也；畏寒肢冷，腎陽虛也。三陽俱虧，腎陽為本，法宜「治之但扶其真元」，以四逆湯直扶元陽，本固而枝榮，心、脾二陽俱獲補益，故心動過緩、腹瀉、諸多陰證均得癒也。

即其高血壓亦係陽虛而致，扶其陽而自復常矣，萬不可囿於陰虛陽亢之成見而懼用附子，跟著西醫指標跑。

9. 心肌梗塞——人參四逆湯加味

李某，女，67 歲，農民。患者曾確診為心肌梗塞 3 月

餘，住院治療月餘病情穩定而出院。不久活動之後仍然出現心慌、氣短、胸悶等症，心電圖 T 波仍然倒置，經過中西醫治療，病情仍不穩定，且有進行性加劇趨勢。

現症見：體質消瘦，納差腹脹，畏寒肢冷，不敢活動，動則氣喘、胸悶、憋氣，夏天炎熱，仍身穿小棉襖，神疲懶言，精神不振，舌淡質黯紫，脈沉細弱略澀。證屬心腎陽虛，治宜回陽活血，方用人參四逆湯加味：

附子 30g（先煎 2 小時），炮薑 30g，炙甘草 10g，紅參 10g，三七 10g，砂仁 30g，肉桂 10g。3 劑，水煎服，每天 1 劑。

服藥之後，胃口有所恢復，食慾增加，活動後胸悶氣短明顯減輕，原方有效，附子加到 45g（先煎 2 小時），6 劑。

三診：胃口大開，畏寒肢冷減輕，小棉襖也脫去，活動後心慌胸悶消失，心電圖 T 波與上次比較已明顯恢復，大喜過望，原方再服 12 劑停藥。電話隨訪，一般情況好，可做一般家務，身體明顯恢復，納增神振，心電圖已正常。

原按：年老體衰患心肌梗塞之後，雖經救治，病情仍然不能穩定，因思病人體質與食慾是疾病恢復的重要環節，因此，治療重點放在回陽、開胃、活血上，方用雙回陽飲，即鄭欽安回陽飲（四逆湯加紅參）與吳佩衡回陽飲（四逆湯加肉桂）合用，達到扶陽、助陽、通脈目的；加三七活血化瘀，加砂仁行氣開胃，納氣歸腎，全方重補先天，兼顧後天，輔以活血。病人服藥之後，胃口大開，體質增強，病情穩定。

10. 心動過緩——補坎益離丹加減

孔某，女，57歲，退休職工。患病竇綜合徵經治數年未能緩解，近幾年隨著更年期停經，病情加劇。曾求治於各級醫院，未有顯著改善。

心電圖報告：心率45次／分。現症見：心悸胸悶，畏寒肢冷，時有烘熱汗出，煩躁不安，失眠多夢，氣短懶言，不耐勞作，舌胖大邊有齒痕，脈沉遲無力。

證屬心腎陽虧，虛陽上越，治宜溫腎助心，鎮潛活血，方用鄭欽安補坎益離丹加減：

附子30g（先煎2小時），肉桂10g，炙甘草10g，紅參10g，生龍骨30g，生牡蠣30g，三七10g，靈磁石30g，紫石英30g，乾薑30g。6劑，水煎服，每天1劑。

復診之時，病人稱近10年未有之好轉，心慌胸悶消失，體質增加，烘熱汗出消失，失眠好轉，睡眠品質仍較差，心電圖報告：心率62次／分。原方有效，再服6劑，鞏固治療。

原按：患者有心病不安病史，加之天癸已竭，腎陽虧損，心陽無助，心腎陽衰而病情加劇。鄭欽安補坎益離丹（附子、肉桂、乾薑、炙甘草、蛤粉）一方專為此而設，補坎者，補腎陽也；益離者，益心火也；腎火旺而心火自旺，此補坎益離之意也。在鄭氏方藥上，加用三七以活血化瘀，加磁石、紫石英鎮潛虛陽上越；同時加人參益氣助陰，方藥對症，效有桴鼓之應。

11. 心衰、心房纖顫——補坎益離丹加味

王某，女，62歲，農民。心慌，氣短，胸悶乏力3年餘，曾確診為慢性心衰、心房纖顫，長期服用中西藥物，情況時好時壞，未見明顯改善。近時進行性加劇，心電圖報告：心房纖顫，心肌缺血，心率165次／分。

現症見：心慌，氣短，胸悶，乏困無力，動則尤甚，面色黯黑，畏寒肢冷，雙下肢水腫，舌淡苔白滑，脈沉細無力。證屬心陽虛衰，虛陽上越，治宜溫陽潛鎮，方用鄭氏補坎益離丹化裁：

肉桂10g，製附子30g（先煎2小時），炮薑30g，炙甘草30g，生龍骨30g，生牡蠣30g，紅參10g。3劑，水煎服，每天1劑。

復診：服藥後，情況明顯改善，體力明顯恢復，畏寒肢冷減輕，心率65次／分，律整。原方再服3劑，病癒大半，後服附子理中丸鞏固治療。

原按：心房纖顫是比較頑固的心律失常之一，其特徵表現在心房與心室的跳動不一致，即脈搏慢而心率快，脈沉遲無力，舌淡苔白滑，一派心腎陽虛之表現。治用鄭欽安創製的補坎益離丹化裁，補坎者，補腎陽也；益離者，益心火也；「補先天之火以壯君火也」，同時佐以龍牡，「真火旺則君火始能旺」，心腎火旺，腎陽得潛，心病自然得癒也。

12. 心動過緩——四逆湯合保元湯加味

趙某，男，45歲，農民。心悸胸悶數年，長期服用中

西藥物不效。心電圖報告：心肌缺血，心率40次／分。

現症見：近期有進行性加劇趨勢，動則氣短胸悶，畏寒肢冷，活動後汗出如雨，不耐勞作，舌淡苔薄水滑，脈沉遲無力。證屬心腎陽虛，治宜補益心腎之陽，方用四逆湯合保元湯加味：

炙甘草20g，製附子100g（先煎2小時），炮薑30g，炙麻黃10g，細辛10g，肉桂10g，紅參10g，黃芪60g，丹參10g，三七粉10g。6劑，水煎服，每天1劑。服藥後，心率提高到59次／分，自感體力增，汗出明顯減少，仍畏寒肢冷，舌脈如前。原方再進6劑，製附子加至120g。服藥後，心率提高到66次／分，自我感覺症狀消失，納增神振，精力充沛，附子理中丸用作善後調理。

原按：心動過緩，加之全身一派陰盛陽衰之象，當溫補心腎之陽，方用四逆湯合保元湯加味，特別是重用附子，溫補之力尤為上乘，同時輔以益氣、溫通、活血之品，加強治療效果，方藥對症，陽盛陰消，病患得以恢復如常，非扶陽學說指導臨床，這種情況能取近效實不敢想也。

13. 肺氣腫——破格救心湯加味

張某，男，70歲，退休工人。2007年1月10日就診。患慢性支氣管炎、肺氣腫病20餘年，2個月前不慎感冒，咳喘再度加重，中西藥物治療2月餘未見改善。

現症見：咳、痰、喘，氣短，胸悶，吐白色泡沫狀痰，夜晚不能平臥休息，或平臥一會兒便憋醒，行走則氣喘加劇，上氣不接下氣，舌淡，苔白膩水滑，舌體胖大邊

有齒痕，脈浮重按無力，尺部大甚。

證屬久病咳喘，腎不納氣，腎陽虧損，治宜溫陽補腎，固攝納氣，方用破格救心湯化裁：

附子 60g（先煎 2 小時），乾薑 60g，炙甘草 10g，紅參 10g，山茱萸 30g，生龍骨 30g，生牡蠣 30g，紫石英 30g，靈磁石 30g，石菖蒲 20g，生薑 30g，大棗 10 枚。3 劑，水煎服，每天 1 劑。服藥後症狀大減，已能平臥休息，不再憋醒，白天活動後也不再氣喘胸悶，原方有效，再進 3 劑。恢復如原來狀況，再服 3 劑以鞏固。1 個月後隨訪，未再反覆。

點評：老年慢性支氣管炎、肺氣腫，屬高年久病，反覆咳喘，久病及腎，陽氣虧損，已入虛寒境地。本病每逢發作，一般均抗生素、激素反覆應用，雖說可能暫時緩解，然陽氣日損，抗病能力每況癒下，每當風吹草動應時即發，如此惡性循環，終成頑症痼疾。今從扶陽著眼，補腎納氣，方用大劑四逆湯溫腎助陽；來復湯納氣斂陰，加上重鎮攝納之品，以助腎陽歸潛，全方未用止咳平喘套藥而療效顯著，確顯扶陽效力。

山西李可老中醫所創破格救心湯，主要用治各種心衰，傅氏化裁該方治療老年咳喘之症，經多例觀察療效顯著，值得重視。

14. 頑固性咳嗽——破格救心湯加味

姚某，女，65 歲，退休教師。頑固性咳嗽已有 10 年餘，每次外感引發之後，長期咳嗽可持續半年，曾到多家

大醫院就治，只能暫緩一時，無法根治，深為苦惱。

現症見：近階段由外感引起，再次出現咳嗽，一般先出現喉癢，繼之出現痙攣性咳嗽，氣憋胸悶，鼻涕、眼淚俱出，彎腰曲背，痛苦異常，陣發性加劇，一日數次不等，每次發作時間長短不一，夜間咽乾，思飲而不多飲，舌乾不能說話發音，白天畏寒肢冷，小便頻多，舌體胖大，邊有齒痕，脈浮硬重按無力，尺部尤大甚。證屬腎不納氣，治宜溫腎納氣，方用破格救心湯加味：

附子 50g（先煎 2 小時），炮薑 50g，炙甘草 10g，紅參 10g，山茱萸 30g，生龍骨 30g，生牡蠣 30g，紫石英 30g，靈磁石 30g，石菖蒲 20g，桔梗 10g。3 劑，水煎服，每天 1 劑。服藥之後，陣發性咳嗽次數明顯減少，症狀減輕，仍然間歇發作，夜晚口渴消失，舌不出現乾燥，小便正常。病重藥輕，加大劑量：

附子 60g（先煎 2 小時），山茱萸 60g，紅參 30g，乾薑 50g，炮薑 50g，高良薑 50g，靈磁石 30g，紫石英 30g，石菖蒲 20g，砂仁 30g。6 劑，每天 1 劑。服藥之後，病好七八成之多，偶爾發作一次，也很輕微，大喜過望，效不更方，再予上方 6 劑。藥後咳嗽病癒，只有偶爾一聲輕微，自動緩解。微微惡寒，流清水鼻涕，診脈浮而無力。外感風寒，內猶陽虛，治宜溫陽解表，方用麻黃附子細辛湯加味：

麻黃 10g，附子 60g（先煎 2 小時），細辛 10g，乾薑 30g，炮薑 30g，高良薑 30g，炙甘草 10g，紅參 10g，半夏 20g，桔梗 10g。5 劑，水煎服，每天 1 劑。服上方之後，外感解除，仍然恢復二診處方，附子加量至 75g，每天 1 劑，越吃感覺精神越好，體力增強，咳嗽未再發作，一直

吃了約 2 個月停藥。

原按：該例患者咳嗽 10 年有餘，進行性加劇，發作時喉部痙攣，氣閉胸悶，甚為痛苦，經各級醫院診治未見明顯效果。「久病及腎」，腎為氣之根，腎氣歸元，而喘咳自然不作。患者脈浮，係虛陽外越之證，因其脈硬與年老血管硬化有關，但重按無力，尺部尤甚，提示腎元虧損，腎不納氣之證。故而選用李可破格救心湯化裁，重用附子回陽固本，同時配用山茱萸，溫腎收斂。一診之後，病人畏寒肢冷緩解，夜間口渴消失，表明陽回陰生，症狀逐漸解除。此類咳嗽治療頗為棘手，一般方法難以起效，原因是諸多治療都放在肺上，忽視了補腎納氣這一根本環節，故而久治不癒。該方看似無平喘止咳之功，卻收納氣歸腎之效，實為治喘咳之根本之法也。

15. 咳嗽──破格救心湯加味

吳某，男，30 歲，外地商人。咳嗽已有年餘，就治於各級醫院而無明顯效果。

現症見：先有喉癢，繼之咳嗽，陣發性劇烈加重，伴氣憋胸悶、淚出等，夜晚或遇寒冷時加重，吐出白色泡沫狀痰液後，咳嗽停止，氣短乏力，汗出，畏寒肢冷，不耐勞作，舌質淡，脈沉細。證屬久病傷腎，腎不納氣，治宜溫腎納氣。方用四逆湯合來復湯加減：

附子 30g（先煎 2 小時），乾薑 30g，炙甘草 10g，紅參 10g，山茱萸 30g，生龍骨 30g，生牡蠣 30g，紫石英 30g，靈磁石 30g，石菖蒲 20g。2 劑，水煎服，每天 1 劑。

藥後咳嗽病減十去七八，甚為高興，信心增加，再服原方3劑，後又服3劑，停藥觀察月餘，無異常。

4個月後，在外地感冒又引發咳嗽，專程返傅氏處治療，服上方藥6劑，病又治癒。

原按：久病咳嗽，正氣虧損，腎不納氣，加之一派虛寒表現，因此，治從溫腎納氣著手，方用四逆湯，重用附子溫補陽氣，同時合用張錫純之來復湯，去白芍加紫石英、靈磁石、石菖蒲，以鎮潛收納氣陰，使元陽歸下，腎復納氣之功，似未治咳實已治咳，咳嗽可止。

該方經臨床觀察用治久病喉源性咳嗽療效顯著，是筆者對付久治不癒咳嗽的一張王牌。

16. 頑固性失眠──潛陽封髓丹加乾薑

鄭某，女，45歲，市民。頑固性失眠3年餘，長期靠大量安眠藥入睡，近段加大用量也難以入睡3小時，經常反覆服用安眠藥，導致第2天頭昏腦脹，影響生活。自述3年前產後操勞過度，身體很差，一天至晚頭腦昏沉而難以入睡，逐漸到不服藥就難以入眠，曾經中西藥物服用年餘無明顯的效果。

現症見：畏寒肢冷，白天頭昏無精打採，晚上則頭腦清晰難以入眠，舌淡苔濕潤，脈沉細無力。證屬心腎陽虛，虛陽外越。治宜潛陽安神，方用潛陽封髓丹加乾薑：

製附子30g（先煎2小時），龜板10g，砂仁10g，炙甘草30g，黃柏10g，乾薑30g。3劑，水煎服，每天1劑。服藥後，效果明顯，安眠藥可減量，又服原方2劑，

安眠藥可減半量，再服 3 劑後，不用安眠藥可入睡 6 小時左右，且白天自覺精力增加，但畏寒肢冷未減輕，上方附子量逐漸加至 60g，共服 100 餘劑，停藥也能入睡。

　　原按：白天為陽，夜晚屬陰；白天陽在外而人動，夜晚陽入於陰，陰盛而靜，故而入睡。白天陽動則人應該有精神，無精打採則顯然是陽氣不升；夜晚陽入於陰而靜則眠，今陽不入陰，虛陽外越而無法入睡。這就是失眠頑固難療的根本。因此抓住陽虛這一環節，扶陽潛鎮，陰陽交會，頑固性失眠得以調整，近年應用這種思路與方法，大大地提高了失眠的治療效果。

17. 更年期抑鬱症——潛陽封髓丹加紫石英、靈磁石、山楂

　　劉某，女，55 歲，退休職工。患者煩躁、失眠，精神不振，情緒不穩定數年，時好時壞，被確診為更年期精神抑鬱症，長期服用安定類藥物而病情不穩定，近來又有加劇趨勢。

　　現症見：白天煩躁不安，陣發性烘熱汗出，畏寒肢冷，情緒不穩，喜怒無常，夜晚失眠，舌淡苔白水滑，脈沉細無力。證屬腎陽虧損，虛陽上越。治宜溫陽潛陽，方用潛陽封髓丹加味：

　　製附子 60g（先煎 2 小時），砂仁 15g，龜板 10g，炙甘草 10g，黃柏 10g，紫石英 30g，靈磁石 30g，山楂 20g。3 劑，水煎服，每天 1 劑。服藥後，病人自覺良好，情緒穩定，夜晚可安臥，胃納稍差，原藥有效，再進 5 劑。情

緒進一步改善，自覺精神極好，睡眠如常，胃納增加，又進5劑，加強治療效果。隨訪年餘病情穩定。

原按：女性更年期，《內經》認為是「天癸竭」。天癸者，腎精也，實乃陰陽俱虧而陽虛尤著。鄭欽安曾說：「陽者，陰之主也。」更年期雖為陰陽兩虛而陽虛為著，白天陽氣虧損，不能正常運行與陰相爭，故而煩躁不安；夜晚則因虛難以入陰，陰陽不相順接，故而難入夢鄉。治用潛陽封髓丹加黃柏、紫石英、靈磁石以清相火，溫潛陽，助陽潛鎮，服之效佳。近年來應用該法治療多個此類病例，均收良好效果。

18. 抑鬱症——潛陽封髓丹加味

劉某，女，40歲，教師。患有精神抑鬱症10年餘，情緒低落，徹夜難以入睡，長期用抗精神抑鬱症藥、安定類藥，藥越吃量越大，效果越來越差，痛苦難忍。

現症見：情緒低落，畏寒肢冷，身體稍胖，氣短懶言，白天頭目昏沉，無精打采，夜晚上床則頭腦清晰，無法入眠，徹夜輾轉不安，舌淡胖，脈沉細無力。證屬腎陽虛衰，陽氣外越。治宜溫陽潛鎮，方用潛陽封髓丹加味：

附子30g（先煎2小時），龜板10g，砂仁10g，炙甘草10g，黃柏10g，紫石英30g，靈磁石30g，石菖蒲20g，甘松10g，山茱萸30g。3劑，水煎服，每天1劑。服藥之後，可以安靜入睡，第2天精神較好，為10年來未有之佳象，繼續服用10劑，附子加至50g。

連續服用上方近2個月，停藥觀察，可以安靜入眠，

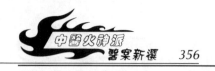

且第 2 天精神很好。

原按：失眠是精神抑鬱症的一個主要症狀，長期服用鎮靜藥無效，病人一派畏寒肢冷之狀，表現為陽虛之症。白天陽氣該升而不升，夜晚陽氣當降而不降，陽不入陰停留於外則難以入眠。潛陽封髓丹專為潛納浮陽而設，其鎮潛之力略顯不足，故而加紫石英、磁石以助鎮潛浮陽，陽氣潛藏，陰陽交接自然恢復。

19. 頑固性口瘡——潛陽封髓丹加味

陳某，女，40 歲，幹部。2007 年 11 月 7 日就診。患復發性口瘡數十年，跑遍全國各地醫院就治，用盡中西藥物而病不能根除，只能暫緩一時，甚為痛苦。

現症見：左側口腔黏膜多處潰爛及舌邊潰爛，瘡面色蒼白，疼痛難忍，吃飯都困難，不敢進食熱冷刺激性食物，失眠多夢，白天乏困倦怠，夜晚難以入睡，經常發作咽炎，全身畏寒肢冷，雙下肢尤甚，冬天加劇，喜熱惡涼，月經錯後，量少色淡，舌淡胖邊有齒痕，苔滑潤厚膩，脈沉弱無力。證屬虛陽上越，治宜回陽潛陽，方用潛陽封髓丹加味：

附子 30g（先煎），龜板 10g，炙甘草 10g，黃柏 10g，生龍骨 30g，生牡蠣 30g，紫石英 30g，靈磁石 30g，石菖蒲 20g，甘松 10g，白芷 10g，桔梗 10g，三七 10g。6 劑，水煎服，每天 1 劑。服藥之後，口瘡幾乎消失，舌上厚苔消失，舌邊齒痕減有七八成，咽炎消失，甚為高興，從未有過的好現象。

但感近幾天頭皮有多處疥瘡，較為疼痛，且多年之痔

瘡也有復發。告之此乃「陽藥運行，陰邪化去」之反應，不必擔心，繼續用原方藥：

附子 45g（先煎），三薑（乾薑、炮薑、高良薑）各 30g，炙甘草 10g，龜板 10g，砂仁 30g，黃柏 20g，生龍骨 30g，生牡蠣 30g，靈磁石 30g，紫石英 30g，石菖蒲 20g，甘松 10g，桔梗 10g，白芷 10g。6 劑。

三診：頭皮瘡腫消失，痔瘡也無感覺，食慾大開，精力充沛，夜晚睡眠安穩。近幾天因月經來臨，略有感冒，但很輕微，以往每當月經來必發熱數天，這次如常且感冒不藥而癒，問是何原因。告以該方藥可助人體正氣，故而此次經期發熱才如此輕輕而過。近兩天舌邊及左頰黏膜處有兩處小瘡面，詢問得知，近幾天曾喝酒。囑避免辛辣之物，以免「上火」，上方再服 6 劑，以資鞏固。

點評：頑固性口瘡久治不癒，臨床並不少見。時醫用盡滋陰降火，或可得一時緩解，然則發作更加頻繁，無法根治，原因在不識陰火，誤辨誤治之過。須知頭面五官疾患雖顯腫痛火形，像是陽熱，其實多為虛陽上越之「陰火」，尤其病史長、屢治不效者。

用鄭氏陰陽辨訣衡量，識此並不困難。治用潛陽封髓丹加味確屬效方，可說有桴鼓之應。病人服後頭皮上疥瘡增多，此是「陽藥運行，陰邪化去」之反應，大可不必擔心。服藥之後，果然頭皮疥瘡消失，痔瘡也隨之消失。病人在服藥期間應禁忌生冷及辛辣食物，不然會「擦槍走火」，醫患皆應注意。

20. 慢性咽炎——潛陽封髓丹加牛膝、桔梗

李某，女，60 歲，農民。患慢性咽炎 10 年餘，長期服用中西藥物不癒，以清熱解毒之劑越用越重。

現症見：咽部乾澀，有異物感，咯之不出，咽之不下，飲水吃飯無影響，各種咽喉鏡檢均無異常。平素畏寒肢冷，舌淡苔白，脈沉細略滑而無力。

證屬陽虛陰盛，虛陽上越。治宜引火歸原，潛陽利咽。方用潛陽封髓丹加味：

製附子 30g（先煎），砂仁 10g，龜板 10g，炙甘草 10g，黃柏 10g，牛膝 10g，桔梗 10g。3 劑，水煎服，每天 1 劑。服藥 3 劑，咽部症狀大減，全身情況改善顯著，原方又進 3 劑，咽部乾澀幾乎消失，又進 6 劑，症狀完全消失。

點評：慢性咽炎，市面所售中成藥甚多，均為寒涼之品。殊不知腎陽虛損，陰寒內盛，虛陽上越，看似一派「火熱」之象，仔細辨認卻是陰盛陽浮之象，鄭欽安所謂「陰火」者，假火也。此種病情十分多見，俗醫不知，誤辨誤治者多矣。

21. 低熱——潛陽丹加味／四逆湯加味

宋某，女，30 歲，農民。1 個月前患帶狀疱疹，經用抗生素、激素等藥物而治癒，但病人出現反覆低熱 37.5℃不退，伴白細胞增高，曾達到 $20.9×10^9$／L，經大劑量抗生素治療後，白細胞下降到正常範圍。可停藥不出 3 天，白細胞再次上升，隨之感覺身體日益虛弱，消瘦明顯，伴失

眠逐漸加重，不敢再用抗生素，要求中藥調治。

查白細胞 $11.9×10^9$/L，症見低熱，下午為重，最高可達 37.5℃，氣短懶言，身體倦怠，畏寒肢冷，神不守舍，情緒不穩，精神抑鬱，失眠多夢，喜長歎，自感體力不支，身體消瘦，納呆腹脹，舌淡胖大邊有齒痕，脈沉細弱而無力。

證屬腎陽虛衰，治宜回陽健脾，方用潛陽丹加味：

附子 30g（先煎 2 小時），炮薑 30g，龜板 10g，砂仁 10g，炙甘草 10g，紅參 10g。3 劑，水煎服，每天 1 劑。服藥之後，症狀大減，低熱消除，白細胞恢復到 $10.9×10^9$/L，現胃脹明顯，要求加重劑量服用，調整處方：

附子 50g（先煎 2 小時），炮薑 30g，砂仁 30g，炙甘草 10g，紅參 10g。3 劑。

三診：病情減輕大半，化驗白細胞 $9.0×10^9$/L，恢復正常。精神明顯好轉，失眠也好轉，但情緒仍然不穩定，要求長期服用，處方調整：

附子 60g（先煎 2 小時），炮薑 50g，砂仁 30g，炙甘草10g，紅參 10g。10 劑，每天 1 劑。服用 40 餘劑，停藥觀察，病情穩定。

點評：反覆低熱，白細胞增高，按西醫觀點是感染，應用抗生素是正常的。但病人在白細胞下降的同時，免疫功能也在下降，身體日漸虛弱，乃至「不敢再用」。停用抗生素白細胞又再度升高，顧此失彼，這是抗生素的一大弊端。此症此情求之於中醫最為適宜，病人雖說低熱，按鄭欽安陰陽辨訣衡量，反映的是一派陽虛之象，既然陽虛，扶陽自是治本，四逆湯加味而治，不僅發熱可退，連白細胞

也降至正常，充分體現了中醫藥治病以人為本的優勢。

所謂「炎症」非皆屬火。此證若由俗輩經治，從白細胞升高著眼，勢必大劑清熱滋陰，不效則加大劑量，將人治死尚不覺悟，皆中醫西化之咎也。「做中醫的始終要跟著脈症走，不要跟著西醫的指標走。」中醫一旦跟著指標走，就會陷入西化誤區，盡失中醫本色。所以火神派強調陰陽至理，掌握陰陽辨訣，最大的現實意義就是校正中醫西化，回歸中醫的正統正脈上來。

22. 慢性腎炎伴失眠——潛陽丹加味

倪某，女，38歲，農民。患慢性腎炎數年，情況時好時壞，長期不穩定。近階段勞累過度，雙下肢水腫加劇，經中西藥物調治效果不佳。尿化驗蛋白（＋＋＋）。

現症見雙下肢水腫，運動後加劇，氣短懶言，畏寒肢冷，穿衣明顯比常人多，面色青黯，長期失眠，近期加重，難以入眠，白天頭昏腦脹，夜晚上床反而精神，徹夜難眠，納差，腹略脹，舌淡胖大邊有齒痕，脈沉弱幾乎著骨難尋。證屬脾腎陽虛，升降失常，治宜溫陽潛鎮，利濕化濁，方用潛陽丹加味：

附子 30g（先煎），龜板 10g，砂仁 30g，炙甘草 10g，炮薑 30g，生龍骨 30g，生牡蠣 30g，紫石英 30g，靈磁石 30g，石菖蒲 20g，甘松 20g，茯苓 60g，澤瀉 20g。6劑，水煎服，每天 1 劑。

二診：水腫大減，失眠明顯好轉，其他症狀變化不大，病重藥輕，上方加附子 45g，再進 6 劑。

三診：水腫消退大半，失眠進一步好轉，尿蛋白陰

性。方藥有效，上方加淫羊藿、仙茅、補骨脂各 30g，再進 6 劑。

四診：水腫消失，每天可入睡 2～3 小時，白天略有精神，畏寒肢冷明顯減輕，原方再進 6 劑，以資鞏固。

原按：慢性腎炎以往重點放在利濕化濁上，效果不能提高。此例病人水腫在下，陰水明顯，加之失眠較重，考慮為陽虛升降不利所致，方用潛陽丹加味，重點溫陽潛鎮，佐以利濕化濁之法，不僅水腫漸消，而且蛋白尿也隨之消失。以往治腎多重視尿液的辨證，忽略全身情況，此則重點放在全身調整上，即以治人為本，不治腎而實治腎，全身狀況改善而腎炎得癒。由此感悟到陰陽辨證大法，體現在整體調節上，重在治人而其病自癒。

23. 口舌乾燥症——全真一氣湯加砂仁、桔梗

姚某，女，66 歲，教師。近半年來夜間口乾舌燥，白天飲水較多，仍覺不解渴，半月來呈加劇趨勢。半夜起來常需喝水，不飲即覺口乾似火，舌難轉動，發音困難，檢查多次未發現器質性病變，排除糖尿病等多種病變。

現症見：舌燥口乾，飲多尿多，畏寒肢冷，五心煩熱，舌淡胖大苔潤，脈沉細無力。證屬陰陽兩虛，治宜陰陽平補，引火歸原，方用全真一氣湯加味：

熟地黃 100g，黨參 30g，麥冬 10g，砂仁 10g，白朮 10g，牛膝 10g，製附子 30g（先煎 1 小時），桔梗 10g。3 劑，水煎服，每天 1 劑。服藥後，口渴症狀大減，小便減少，夜間不需要飲水，發音恢復正常。再進 3 劑，增強療

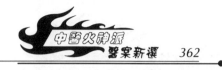

效。1月後隨訪，病無反覆。

原按：陰虛生內熱，陽虛生外寒。陰虧則夜晚陰盛之時津液難以上承，故口燥咽乾；陽虛則津液不化，無力蒸騰，故而飲不解渴，飲一溲一，並步入惡性循環。治用全真一氣湯加味，重用熟地黃與附子，陰陽平補，陽中求陰，陰中求陽，陽生陰長，陰陽互生而得速癒。

24. 腰扭傷——麻黃附子細辛湯合芍藥甘草湯

李某，女，60歲，市民。腰痛半月餘，曾在某醫院診治未果，CT、核磁共振等檢查未發現異常，始終未弄清突然腰背痛之原因。

現症見：腰痛沿脊柱兩側疼痛，活動後加劇，不敢過度伸展身體，不坐凳子，蹲下彎腰則疼痛稍輕，睡覺不敢伸展平身，追問病史，得知在20天前拉車子後有扭腰史，舌淡白滑，脈浮細重按無力。證屬外感風寒，經脈凝滯，閉阻不通。治宜溫肺散寒，溫腎固本，舒筋緩痛。方用麻黃附子細辛湯合芍藥甘草湯：

麻黃10g，製附子15g（先煎），細辛10g，赤白芍各30g，炙甘草30g。3劑，水煎服，每天1劑。服藥後，腰背疼痛大減，已可平臥伸展，病減六七成，但出汗較多。原方調整劑量：

麻黃6g，製附子20g（先煎），細辛10g，赤白芍各60g，炙甘草60g。又服3劑而癒。

原按：高年體弱，勞作後汗出，外寒易侵，太陽受

邪，故而腰背疼痛；寒則收引，故喜蜷體而不敢伸展；雖病有半月之餘，但外邪不祛，病無寧日，脈浮而無力，一派正虛感寒之勢。麻黃附子細辛湯合芍藥甘草湯，太少並治，柔筋舒肌，3劑病輕，6劑痛癒。

25.腰痛——麻黃附子細辛湯加味

李某，女，36歲，農民。慢性腰痛病史已10餘年，經常習慣性腰扭傷，腰部發涼，經B超、CT等多種檢查未見異常。經常彎腰後不能立起，慢慢活動後才能伸展，曾經多種治療均無顯效。每次電熱療後一時好轉，停後又病如初。

現症見：腰背酸痛，不能過度活動腰部，彎腰後不能立即伸展，腰背部發涼，畏寒肢冷，天冷或冬季加劇，舌淡苔白滑，脈沉緩無力，證屬少陰陽虛，治宜溫腎壯陽，強腰通絡，方用麻黃附子細辛湯加味：

麻黃10g，製附子60g（先煎2小時），細辛10g，炙甘草10g，杜仲10g，牛膝10g，腎四味各30g。3劑，水煎服，每天1劑。服藥後，自感腰背部有類似理療後的溫熱感，腰痛減輕大半，全身輕鬆，再進3劑，腰背痛消失，為鞏固療效又加服3劑，隔日1劑。隨訪年餘，病情無反覆。

原按：腰背痛比較常見，鄭欽安曾說：「此腎中之陽不足而腎中之陰盛也。夫腰為腎之府，先天之元氣寄焉。元氣足則腎溫暖和，腰痛之疾不作。」方用麻黃附子細辛湯加補腎強腰之品，既可使太陽之寒邪從外而解，又可溫少陰之陽；外邪得出，腎陽得振，表裏交通，內外同治。

26. 腰椎間盤突出——麻黃附子細辛湯合芍藥甘草湯加熟地

唐某，女，70 歲，農民。患腰痛病已數十年，近一週突然加劇，雙下肢疼痛劇烈，左側為甚，不能行走，CT 報告：腰椎間盤突出，老年性骨質增生症。採用鎮痛藥物療效不明顯。

現症見：腰痛劇烈，不能久坐，行走需人攙扶，無法自行站立，畏寒肢冷，時有顫抖，左下肢沿坐骨神經走行放射性抽搐、拘攣，夜晚加重，舌淡苔白水滑，脈略浮重按沉細無力。

證屬外感風寒，腎精不足，筋脈拘攣。治宜溫陽解表，舒筋解攣，方用麻黃附子細辛湯合芍藥甘草湯加味：

麻黃 30g，附子 60g（先煎），細辛 10g，炙甘草 30g，赤白芍各 30g，熟地黃 100g。3 劑，水煎服，每天 1 劑。服完 1 劑藥後，微微汗出，疼痛減輕許多，3 劑服完，可下床活動，腰痛消減九成，畏寒減輕大半，身上有溫熱感覺，再服 3 劑，以鞏固療效。

原按：老年腰腿疼痛非常多見，年老腎虛，陰陽不足，加之外感，內外相招，故而疼痛加劇。重用麻黃、附子，溫陽解表；重用熟地以補腎中之精；合芍藥甘草湯緩筋舒脈。腎精得補，外感可祛，筋脈得舒，三管齊下，病重藥亦重，3 劑而病得緩解，未學習火神派扶陽理念之前實不敢想像。

火神派醫案新選

27.膝關節腫痛——麻黃附子細辛湯／白芷麵外敷

李某，女，57歲，農民。右膝關節腫痛數年，多種方法治療時好時壞，近來又有加劇之勢。

現症見：右膝關節腫痛，發涼，白天行走困難，活動後腫脹加重，畏寒肢冷，腰背酸痛，舌淡苔白滑，脈沉細無力。證屬腎陽虧損，陰寒凝滯，關節經脈閉阻。治宜溫腎扶陽，散寒通絡，方用麻黃附子細辛湯加熟地：

生麻黃30g，製附子60g（先煎2小時），細辛10g，熟地黃100g。3劑，水煎服，每天1劑。同時用白芷細末100g，加白酒點燃熱後外敷關節，每天1～2次。

復診：服藥加之外敷白芷粉，全身微微汗出，右膝關節疼痛大減，腫消，原方藥再進3劑，以鞏固效果。

原按：膝關節腫痛老人多見，一般方法難以取得很好療效。高年體弱，腎陽虧損，陽氣不到之處，便是陰寒凝滯之所，陰寒閉阻經脈，不通則痛。方用大劑麻黃附子細辛湯，重用熟地黃以調腎中陰陽，重用麻黃宣通凝滯，結合外用熱敷，內外合治，加強了局部的溫通作用，故而療效顯著。

28.風濕性關節炎——桂枝芍藥知母湯加味

馮某，女，30歲，農民。患風濕性關節炎10餘年，服用中西藥病情時好時壞，每到冬天加劇，曾服鎮痛西藥而誘發胃病不敢再服。

現症見：關節冷痛，夜晚加劇，畏寒肢涼，咽乾不

渴，舌淡苔略燥，脈沉細而弱。證屬腎陽虧損，寒邪內侵，阻滯經絡。治宜疏風散寒，溫腎通絡，方用桂枝芍藥知母湯加減：

桂枝 30g，白芍 10g，知母 10g，麻黃 10g，炙甘草 10g，防風 10g，白朮 20g，製附子 75g（先煎 2 小時），乾薑 30g，牛膝 10g，松節 10g，狗脊 10g。6 劑，水煎服，每天 1 劑。服藥 6 劑後，關節疼痛消失，關節處有熱乎乎的感覺，此為前所未見。原方有效，再進 6 劑，病痛若失，又服 6 劑，隔 1～3 天服用，以加強療效的持久性。

原按：風濕性關節炎屬於痺證範圍。痺者，閉阻不通之意，《素問‧舉痛論》中認為痛證中 14 種情況中 13 種都是由寒邪凝滯造成的。因此，仲景創用桂枝芍藥知母湯治療痺痛，其中關鍵在於溫通之品的應用，重用桂枝、製附子、乾薑，目的在於溫腎壯陽補火，「陽氣流通，陰氣無滯」（鄭欽安語），閉阻之經絡得以開啟，故而療效顯著。

29. 過敏性鼻炎——麻黃附子細辛湯加腎四味

張某，男，30 歲，教師。過敏性鼻炎病史 10 餘年，曾服多種中西藥物治療，時好時壞難以根治。現症見：早晨清水鼻涕不斷，噴嚏連連，冬天尤甚。畏寒肢冷，腰膝酸軟，不聞香臭，舌淡苔白滑，脈沉細無力。證屬陽虛陰盛，肺竅失靈。治宜宣肺溫腎，方用麻黃附子細辛湯加味：

麻黃 10g，製附子 60g（先煎 2 小時），炙甘草 10g，細辛 10g，腎四味各 30g。3 劑，水煎服，每天 1 劑。服藥後，症狀大減，鼻涕消失，噴嚏減少，身上有熱乎乎的感

覺，腰痛減輕。藥已中病，再進原方 3 劑，以加強療效。半月後隨訪，病情無反覆。

原按：過敏性鼻炎現代醫學認為是免疫性疾病，根治較難。此例患病已多年，雖說剛步入中年，腎陽虛狀已較顯著。鄭欽安曾論及本證：「此非外感之邪，乃先天真陽之氣不足於上，而不能統攝在上之津液故也。」故此，治用麻黃附子細辛湯，宣肺溫腎，加用腎四味（淫羊藿、菟絲子、補骨脂、枸杞子）以加強補腎效果，用之若桴鼓之應，實在是意料之外。

30. 病竇綜合徵伴音啞——麻黃附子細辛湯加味／四逆湯加肉桂

閻某，女，43 歲，市民。患病竇綜合徵已 10 餘年，長期服用中西藥物不能緩解，心率經常在 38～42 次／分，曾在北京阜外心血管病醫院考慮安裝起搏器，觀察月餘後認為不宜，服中藥未見明顯改善，易於外感。心電圖示：心率 40 次／分。

現症見：聲音沙啞，說話稍多即發不出音，每當病情加劇時，就發不出聲音，久治不效，咳嗽吐痰，畏寒肢冷，心慌氣短，不能上樓，上一層樓需休息 5～10 分鐘，納呆腹脹，舌淡水滑，脈沉細無力重按消失。

證屬心腎陽衰，寒邪外襲，凝滯經脈。治宜溫陽解表，方用麻黃附子細辛湯加味：

麻黃 10g，熟附子 75g（先煎 2 小時），細辛 10g，炙甘草 10g，桂枝 30g，乾薑 60g，生薑 50g。3 劑，水煎服，

每天 1 劑。服藥後症狀大減，發聲正常，自述前所未有的好轉，再服原方，加重附子為 90g，4 劑。服完 4 劑，發聲恢復正常，以生薑羊肉湯進行調理。

隨訪 2 個月，未再發作感冒，聲音未再沙啞，食慾大增，體重增加 5 公斤，精神好，可一口氣上 5 層樓也不覺累。再服四逆湯加肉桂方：

熟附子 50g（先煎 2 小時），乾薑 45g，炙甘草 10g，肉桂 30g。每週服用 1～2 劑。病癒。

原按：病人患病實 10 餘年，心腎陽虛顯著，習慣性感冒不斷，步入惡性循環之中。陽氣不足，衛外不固，故而習慣性感冒；外感之後，內舍於肺，肺竅閉塞；腎陽虧損，少陰經脈凝滯，內外相招，故發聲困難。

治用麻黃附子細辛湯加味，重用附子，溫腎振陽，宣竅開閉，特別是生、乾薑合用，既能發散風寒，又能溫中扶陽，內外同治。

二十、莊嚴醫案

莊嚴，1971 年生，福建省大田縣中醫院副主任醫師，曾師從著名傷寒學家黃煌教授，傷寒功底頗深。近年係統研究鄭欽安醫書，著有《薑附劑臨證經驗談》一書，本節案例即選自該書。擅用薑、附、桂等藥扶陽，勤於思考，附子用量並不主張概用大劑，一般以 10g、15g、20g 為常用劑量，個別寒實證可加至 100g 以上。

莊氏對四逆湯中炙甘草用量應該多於附子頗有體會，特摘錄如下：

「真陽浮越，多上熱下寒，外熱裏寒。甘草可補中而緩急，此方用之，一使陽氣守於下焦，止於中宮而不過於升騰；二助藥力持久釋放，以免曇花一現。」

「炙甘草在四逆湯中的作用可以概括為以下幾個方面：一是緩藥性；二是固中焦；三是伏火趨於下焦，讓藥力作用持續；四是潛火歸原不至於炎上；五是解藥毒。不少醫家認為甘草和薑可以解附子之毒性，我的看法是排除附子的應用藥不對症，其他副作用的產生是因為藥量過大的壯火食氣，或是配伍或是藥量比有誤，或是盲目服用生附子。如是解毒，為何乾薑附子湯和白通湯中用生附子反不用甘草？所以說強調解毒作用過於牽強。所以，炙甘草伏火既可以伏經由薑附激發出來的元氣，又可伏越位之相火；所以四逆湯原方不加味用於相火不位證也可為功。」

「重用炙甘草的好處在於：一是變烈焰為溫煦持久之火；二是使藥力能直接作用於下焦，從最深之底寒或陳寒入手祛寒於外，而非僅先祛上中焦之寒；三是減少薑附的用量但藥效不減，甚則反增；四是減少因盲目加大薑附用量而發生中毒的概率和壯火食氣的可能；五是不必久煎先煎附子，取其氣又有伏火之用，還可省時不費事。」

「四逆湯若不用甘草，則附子、乾薑大熱辛散，升騰外透，非但不能回陽，反而有驅逐元氣，助桀為虐之嫌！若少用亦可加重元陽外脫煩熱之症。觀四逆湯中甘草之用量，自可明也！」

觀其文意，臨證應用四逆湯於真陽浮越時，炙甘草為

君和用量宜大理所必須。那是否用於陰寒內盛而無明顯相火不位證，也可以少用炙甘草，重用薑附呢？

「改炙甘草為君藥後，我發現臨證不論是治寒實證還是虛寒證都可以減少薑附的用量且排病反應較前重用薑附之後明顯變緩，胃腸道的排病反應都最先出現，療程反而縮短。」

1. 咳嗽——四逆湯

莊某，女。受寒流鼻涕，咳嗽痰多，口中淡而無味，人困而嗜睡，二便正常，脈見寸關浮略弦，尺部沉弦，重按無力。處予四逆湯：

炙甘草 20g，乾薑 15g，附子 10g。前後共服 4 劑，諸症全消。

原按：既往治療相同病症，拘泥於痰多一證，或加二陳湯或合苓桂朮甘湯、半夏厚朴湯，也曾加用薑辛味，效果反不如此次快捷、徹底。

點評：鄭欽安曰：「外感內傷，皆本此一元有損耳。」「病有萬端，亦非數十條可盡，學者即在這點元氣上探求盈虛出入消息，雖千萬病情，亦不能出其範圍。」（《醫法圓通·卷三》）「仲景立法，只在這先天之元陰、元陽上探取盛衰，不專在後天之五行生克上追求。附子、大黃，誠陰陽二證之大柱腳也。」（《醫理真傳·卷二》）「治之但扶其真元，內外兩邪皆能絕滅，是不治邪而實以治邪……握要之法也。」莊氏此案除主症咳嗽外，見有

「人困而嗜睡」之症，已顯陽神不足之象，因而徑予四逆湯，驗證了火神派「治之但扶其真元」理論的正確性。

莊氏用四逆湯，炙甘草劑量恒多於附子，無論附子劑量大小，理由已如前述。

2. 咳嗽——四逆湯

陳某，男，32歲，咳嗽1週。此前已輸液3天（抗生素和雙黃連注射液），痰量由多變少，咳嗽反而加劇。黃芪體質外觀。本地連續多日陰雨，氣溫不高，但患者從一樓走至二樓，已見其頭臉汗出津津，汗珠子呈豆粒大，手臂濕漉漉的。詢知平素汗不多，病後才現此症（準確地說應是用了抗生素和雙黃連後致寒積加重虛陽外越）。無明顯畏寒惡風之症，咽癢即乾咳，飲食正常，夜寐劇咳難以安眠，二便正常。舌淡紅，苔薄白，脈取在中部，弦緊之象著，重按則空。處方：

炙甘草30g，乾薑20g，炮附子10g，1劑。

第二天就診，患者從一樓至二樓已不見汗出，汗出明顯減少，咳已去十之八九，大便稍溏，便前臍下腹部微痛，弦緊之脈變緩，續以前方2劑，已癒。

3. 咳嗽——四逆湯加肉桂

程某，女，32歲。因血管神經性頭痛在我處治療，服用10帖緩解停藥。但反覆發作，下決心連續服藥治療。服用當歸四逆理中沖劑10帖出現咳嗽，電話問診改以小青龍湯，服用4劑，咳嗽不減反加劇。

刻診：咳嗽夜間為甚，白天緩解，陣咳，乾咳無痰，

聲音洪亮，咳劇時面紅有熱感，兼見流淚，有氣上沖。口不乾，大便乾結如羊屎，日一行，量少。納可。雙足冰冷不易轉熱。流清涕，小便清。舌淡嫩而胖，苔薄白。脈寸浮緩，重按則無，關尺脈取在中部，有弦意。處方：

炙甘草25g，乾薑20g，附子10g，肉桂15g。3劑。服後咳止。

點評：此案咳嗽與上案不同在於兼見面赤有熱，雙足冰冷，屬陽虛上浮，故加肉桂於四逆湯內。雖見「大便乾結如羊屎」，未予加藥顧及，顯現「治之但扶其真元」之旨。

4. 胸悶——四逆湯加肉桂

嚴某，女，37歲。陣發性胸悶，咽部不適，自覺有股氣上沖至咽喉部停在那裏，氣喘不上來，喜歡氣後方舒。此次無明顯誘因再次發作，兼見輕咳，無痰，大便黏，口不乾，小便黃。每每生大氣後感覺似要堵住，近幾日腹脹。舌淡紅嫩，苔薄白，脈寸關取在中部，寸弱關弦，尺沉弱細無力。處方：

炙甘草20g，乾薑15g，附子10g，肉桂6g。3劑。即癒。此後因此病多次就診，或3劑或6劑解決。

5. 便血——四逆湯加肉桂

林某，男，68歲。麻黃體質外觀。大便有鮮血滴出1週。自服生地、熟地煎劑不效。便後出血，血色鮮紅，量不多，曾到縣醫院檢查診為內痔，服用痔根斷無效。形體壯實，腹凸硬滿，手足常溫，自言一冬下來手足都是熱乎

乎的。長期大便日行三四次，不成形，味不臭，納可寐
安。舌淡胖嫩苔薄白，脈浮弦，稍重按則空。辨為陰寒內
盛，相火外越。

處方：炙甘草 20g，乾薑 15g，附子 10g，肉桂 6g。3
劑。

3 天後復診，患者訴服藥第二天血就止了，矢氣增
多，大便次數減少。上方去肉桂。6 劑。

6. 咽痛、發熱──四逆湯加肉桂／四逆湯

杜某，男，19 歲。電話求診：發燒，體溫 37.4℃，渾
身發燙，臉稍紅，兩顴紅明顯，雙足熱，人疲軟不堪。咽
部劇痛，後腦勺及背部酸痛。不咳，無畏冷。上述症狀於
午後開始出現。中午時喜喝水，飲水多。處方：

炙甘草 25g，乾薑 20g，附子 15g，肉桂 10g。3 劑。冷
水煎開即可，1 劑煎 3 次。

患者於下午 17 時 40 分吃一次，晚 19 時電話訴咽喉更
痛，後腦及背部疼痛加劇。痰多色黃稠夾有血絲。囑另取
一帖去肉桂，於晚上 22 時 30 分、午夜 2 時和凌晨 5 時各
服 1 次，服後於 0 時、2 時和 5 時各出一身汗，口乾明顯，
飲水多。次早後腦及後背酸痛完全緩解，熱退。大便未
排，精神可，無疲軟之象。此後原方不變，前後共服 5
天，每日稀溏便 2～3 次，咽部劇痛漸減，直至第 5 天大便
成形、痰少而完全緩解。

點評：此證雖無舌脈可憑，分析發病急，發熱、咽痛
伴頭身痛，雖無畏冷，亦當屬表證；顴紅似為陽虛上浮之

象，疲軟可視為正虛，合而觀之，可判為陽虛受邪，若以編者處治，可能投以麻辛附子湯加味。莊氏則予四逆湯，專意於回陽救逆，服後能以汗解，予人啟迪。其用附子「冷水煎開即可」，雖然劑量不大，亦別具一格。

7. 發熱——四逆湯加肉桂

黃某，女，9 歲。2006 年 1 月 1 日就診：放學小跑回家，汗出濕衣，洗澡水涼，至半夜發燒。

現症見：體溫 39.8℃，臉色白稍紅，額頭不甚熱，手心稍熱，大腿燙，足溫，輕咳，舌質淡胖苔白。證屬陽虛感寒，治宜溫陽散寒，方用四逆湯加味：

附子 6g，乾薑 5g，炙甘草 10g，肉桂 6g。3 劑，水煎服。隔 1 個半小時服藥一次。

二診：服藥後體溫降至 38.7℃，調整處方：

附子 6g，乾薑 5g，炙甘草 10g。5 劑，每隔 2～3 小時服藥一次，1 劑煎 3 次。

1 月 3 日：體溫降至 37.7℃。繼服前方，日服 4 次。

1 月 4 日：體溫降至 36.9℃，一夜安眠，仍未排便。改用附子理中丸，早晚各 1 丸，連服 5 天，大便順暢。

8. 發熱——四逆湯加桂枝

黃某，男，2.5 歲。2005 年 12 月 5 日下午就診：患兒今早發燒，無咳嗽、鼻塞、流涕，無吐瀉。體溫 38.5℃，臉頰紅，手足不熱，無明顯汗出，大便 2 日未排，舌質淡嫩，脈不浮。夜寐時手足易熱。處方：

炙甘草 10g，乾薑 5g，附子 6g，桂枝 8g，2 劑，水煎

開 2 分鐘即可，煎 1 次分 2 次喝，每隔 2～3 個小時服一次，1 劑煎 3 次。

當晚 21 時多體溫逐漸下降，恢復正常，次早體溫未升，仍未排便，囑服藥至排出溏便方告全功，否則可能熱復。

9. 泄瀉——四逆湯加肉桂

患者為上案黃某之母，因吐瀉而求診。正值經期最後一天，傍晚在陽臺手洗衣服後出現吐瀉。桂枝體質外觀，形體瘦小，臉色無華，瀉如水樣，不臭，口渴飲水不多，小便不黃，手足冷，舌淡嫩，脈沉而微弱。處方：

炙甘草 10g，乾薑 5g，附子 6g，肉桂 5g。2 劑，泡服，每隔 2 小時服一次，吐瀉減則服藥時間適當延長，即癒。

10. 失眠——四逆湯加肉桂

姚某，女，40 歲。反覆失眠 20 餘年，加重 10 餘天。患者在 12 歲時發高燒 10 餘日，繼則便秘，經輸液治療，熱退後出現失眠，時作時癒。此次因上夜班三班倒，出現失眠 10 餘日。徹夜不得入睡，迷迷糊糊，思緒紛紜，心煩，膽小，喜人陪同。頭重，雙足較手涼冷。大便稀溏，完穀不化，每日於凌晨 4 時如廁。有痰不多色白黏，納可。夜寐雙足不易轉熱，臉紅，自覺發燙。口咽乾欲飲水，飲水不多。形體虛胖，腹部鬆軟，黃芪體質外觀。夏天易汗、黃汗，頭面易於出汗。舌淡胖，苔水滑，脈寸浮，關中取略弦，尺脈沉弱。處方：

炙甘草 30g，乾薑 25g，附子 20g，肉桂 6g。3 劑，水

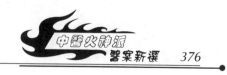

煎服。3劑後即得安睡，但大便沒有改善。

點評：久病失眠，參以便溏、足涼面赤以及舌脈，當屬陽虛神浮，《內經》云「陽氣者，煩勞則張」是也。處以四逆湯加肉桂，未用一味安神之藥，竟然「3劑後即得安睡」，信是高手。

11. 發熱——當歸四逆湯加吳茱萸生薑湯／四逆湯

某女，16歲。發燒咽痛3天，服抗生素和清熱解毒中成藥，效果不顯。現發燒，體溫38.5℃，汗出多，咽部疼痛，口苦口乾欲飲冷。口中呼熱氣，渾身覺得發燙難忍，噁心欲嘔，納呆，二便無異常。舌略淡紅苔薄黃，舌面濕潤，脈取在中部弦，沉取無力。無畏寒，四肢厥冷。查見咽喉充血明顯，雙側扁桃體不腫而色紅，上附有黃膿苔。

處方：當歸20g，桂枝20g，白芍20g，通草6g，細辛6g，炙甘草10g，紅棗12g，吳茱萸6g，生薑5片。1劑。

次日體溫降至正常，咽痛稍減，多汗、口苦、口乾欲飲冷之症已除，口中反覺淡而無味，大便稍溏，舌脈同前。續以上方1劑。

第3天咽痛明顯減輕，咽部和雙側扁桃體色紅已不甚，黃膿苔消失。但咽癢咳嗽，咳勢甚劇。告知患者咳嗽在今後幾天內會更加劇烈，配合中藥治療自會緩解，改以四逆湯2劑。復診訴咳嗽已緩，繼以四逆湯2劑代茶飲，後未再診。

點評：此證先畏寒，後發燒，咽痛，口苦，噁心欲嘔，納呆，明似少陽證，同時見有舌面濕潤，脈沉取無力、四

肢厥冷等陰證之象，辨析起來介乎陰陽兩難之間。莊氏心得在於：「確定為三陰病，如果具體的證表現為小柴胡湯證的口苦咽乾目眩，往來寒熱，胸脇苦滿，心煩喜嘔，默默不欲飲食者，均是以當歸四逆湯作為首選，有時但見一證即可，如往來寒熱，屢試而驗。」確為獨特經驗。此種局面臨床常見，莊氏經驗可供參考。

12. 肛周膿腫——當歸四逆湯合四逆湯

陳某，男，14 歲。3 天前發燒經輸液治療，燒雖退出現肛周疼痛，肛檢發現：肛周 7 點位有一個 3cm×3cm 的膿腫，紅腫不堪，壓痛明顯，波動感不明顯，質地較硬，無瘡口。現症見步態蹣跚，表情痛苦，面色不華，大便 3 天未排，手足厥寒明顯，舌質淡胖，苔薄白，脈沉細，尺部有緊象。證屬寒極化熱，治宜溫陽通經，方用當歸四逆湯合四逆湯：

炮附子 15g，乾薑 15g，炙甘草 15g，當歸 30g，桂枝 30g，白芍 15g，細辛 6g，通草 6g，大棗 25g。1 劑。水煎服。囑服藥後，肛周疼痛加劇屬排病反應，不要用其他藥。服藥後，訴局部疼痛更甚。

肛檢：肛周腔腫增大，顏色較紅，出現波動感，仍有明顯壓痛。上方加重附子 30g，乾薑 30g，1 劑。並告說，病情可能加劇，只有這樣病情才好。

三診：第 2 天晚上出現高熱，局部疼痛難忍，痛哭一夜，第 3 天體溫自降，排 1 次質溏味臭量多的大便，疼痛緩解許多。

肛檢：膿腫腫勢更甚，皮膚發亮，並有多處呈暗紫

色，波動感最明顯處有膿頭向外滲出膿液。用針頭刺破 3
處，流出膿液約有 30mL。病頓減輕，體溫 37.4℃。

四診：檢查肛周瘡口已收口，原方繼服。

五診：服藥到第 5 劑，出現臀部、陰莖、胸背痛癢，
詢知患者 1 月前患疥瘡。現症見大便每天 1 次，質溏味
臭，矢氣頻頻，腹中覺饑，納旺，痰多不易咯出，質稀色
白，口苦不乾，四肢仍厥寒明顯，舌質淡紅而嫩，苔後部
較黃厚，脈左右浮稍緊，但重按無力。仍用前方稍作出
入，服後癢止病除。

點評：本例肛周膿腫，局部紅、腫、熱、痛，一派腫
痛火形，全身卻是一派陰盛陽衰之象。因此，似不宜判為
「寒極化熱」，而屬虛陽下泄，否則「治宜溫陽通經」就
講不通了。

鄭欽安正是在《醫法圓通》「痔瘡」一節中說道：各
種痔瘡，「形象雖異，其源則同，不必細分，總在陽火、
陰火判之而已」。說明痔瘡有由陰火而致者。

莊氏從全身著眼，以溫通之法促使膿汁外排。但外排
過程中原來症狀可能加重，是為熱藥排病反應，因預先已
告之，故病人安然處之。鄭欽安關於「陽藥運行，陰邪化
去」之認識，是其擅用附子的重要經驗。服用附子後，可
能引起舊病發作，並予以治伏，此亦扶陽後一種常見局
面，勿要驚慌，本案最後皮膚瘙癢，可為例證。

13. 尿路感染——附子理中湯加味

游某，男，70 歲。20 天前出現尿痛，無尿頻、尿急，

牽及右側腹股溝部疼痛，呈針刺樣和陣發性，夜間發作較頻。現症見：尿痛，形體消瘦，臉色黃暗，尿痛，納呆，大便不規律，一天2～3次或2～3天一次，質稀溏，咯痰量多色白質稠，不易入睡，睡後易醒，舌質淡胖苔薄白，脈浮取弦緊，重按則空。尿化驗無異常。證屬虛陽外越，治宜溫中回陽，方用附子理中湯加味：

炮附子 15g，黨參 30g，肉桂 10g，白朮 60g，炙甘草 30g，乾薑 30g。2 劑。水煎服，每天 1 劑。囑其尿痛加劇或是排膿，屬排病反應，不必驚慌。服藥 1 劑，從尿道排出黃色質稠味臭的膿性分泌物，立即復診，尿檢：潛血（＋），白細胞（＋＋）。告以排病反應，繼續用藥。尿痛和尿道排膿症狀緩解，痰明顯減少，腹中覺饑，矢氣頻頻。繼以上方 2 劑。

藥後小便恢復正常，納旺，痰已少。腹中知饑，大便每天 1～2 次，成形，夜寐易入睡。前方去肉桂，3 劑。一切正常，食眠二便俱佳。

點評：鄭欽安說：「真氣衰於何部，內邪外邪即在此處竊發，治之但扶其真元，內外兩邪皆能所滅，是不治邪而實治邪也。」此證高年腎陽虧虛，一派陰象，虛陽下泄而致尿痛，亦為虛陽外越之一種表現。方用附子理中湯補先後天陽氣，未用一味通淋之藥而收效，是因「治之但扶其真元，內外兩邪皆能所滅，是不治邪而實治邪也。」確顯火神心法。服藥後從小便中排出膿液乃是邪從外出之表現，因預先告知，醫患合作，故以成功。

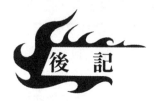

後　記

　　3 年前，《中醫火神派探討》及《中醫火神派醫案全解》相繼出版後，我一直在研究火神派，深感該學派特色鮮明，經世致用，它使我真正步入岐黃之門，領略中醫奧妙。

　　在深入學習和研究後，不斷有新的體會和認識，因此對《中醫火神派探討》加以補充修訂，出版了第 2 版，隨即著手編著了本書。一年內能出兩本書，心中自然高興，首先向被引錄的 21 位火神派名家表示衷心的感謝，他們的醫案、經驗將永遠光耀醫林。

　　其次感謝我的弟子史瑞鋒、黃靖淳、聶晨旭、白龍、車群、陳春雷等，他們以研究生的資質參與本書編纂，顯然加快了進程。當然，還要向遼寧科學技術出版社的壽亞荷編審表示衷心的感謝。

　　編著這種書的辛苦在於查找資料不易，本書與《中醫火神派醫案全解》兩書總計收錄醫案 600 多個，對於研究火神派的經驗而言，差不多夠用了。還要對原文進行一定的加工，使之簡潔暢曉，照抄照錄是偷懶做法，我不為也。再有就是要精心點評，說到點子上，予人啟迪，否則少說為妙。

2 年前退休，本想過得安閒些，豈料較前還忙碌了。白天臨床帶教，閒時做些學問，不時外出講學，多少有些「忙並快樂著」的感覺。為此，我要向火神派「首領」鄭老夫子在天之靈表示感恩之心，是他的學說給我指引了研究方向，讓我晚年生活得充實些、愉悅些，當然也祈望能夠享點清福。

玉本天成，琢需靈氣。火神派猶如一塊璞玉，要將其發掘出來，還有很長的路。我會努力向讀者奉獻更新、更好的成果。書中不當之處在所難免，還望高明賜教。

張存悌
2010 年 5 月於遼寧中醫藥大學第三附屬醫院

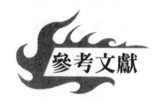

參考文獻

1. 唐步祺・鄭欽安醫書闡釋〔M〕・成都：巴蜀書社，1996・

2. 唐步祺・咳嗽之辨證論治〔M〕・西安：陝西科學技術出版社，1982・

3. 吳佩衡・麻疹發微〔M〕・昆明：雲南人民出版社，1963・

4. 黎庇留・黎庇留經方醫案〔M〕・北京：人民軍醫出版社，2008・

5. 戴麗三・戴麗三醫療經驗選〔M〕・昆明：雲南人民出版社，1979・

6. 姚貞白・姚貞白醫案〔M〕・昆明：雲南人民出版社，1980・

7. 李繼昌・李繼昌醫案〔M〕・昆明：雲南人民出版社，1978・

8. 趙守真・治驗回憶錄〔M〕・北京：人民衛生出版社，1962・

9. 蕭琢如・遯園醫案〔M〕・長沙：湖南科學技術出版社，1960・

10. 馮伯賢・上海名醫醫案選粹〔M〕・北京：人民衛

生出版社，2008．

11. 孫秉嚴．孫秉嚴 40 年治癌經驗集〔M〕．北京：華齡出版社，1997．

12. 楊殿蘭．四川名家經方實驗錄〔M〕．北京：化學工業出版社，2006．

13. 邢斌．危症難病倚附子〔M〕．上海：上海中醫藥大學出版社，2006．

14. 傅文錄．火神派學習與臨證實踐〔M〕．北京：學苑出版社，2008．

15. 莊嚴．薑附劑臨證經驗談〔M〕．北京：學苑出版社，2007．

16. 吳生元．著名中醫學家吳佩衡學術思想研討暨紀念吳佩衡誕辰 120 週年論文集〔M〕．

17. 張存悌．中醫火神派探討〔M〕．2 版.北京：人民衛生出版社，2010．

18. 張存悌．欣賞中醫〔M〕．天津：百花文藝出版社，2008．

19. 張存悌．中醫火神派醫案全解〔M〕．北京：人民軍醫出版社，2008．

國家圖書館出版品預行編目資料

中醫火神派醫案新選／張存悌　徐　放　黃靖淳　主編
　　——初版，——臺北市，大展，2011〔民100.06〕
　　面；21公分 ——（中醫保健站；40）
　　ISBN　978-957-468-812-8（平裝）

1.中醫　2.中華方劑學　3.病例
413.8　　　　　　　　　　　　　　　100006400

中醫火神派醫案新選

主　　編／張存悌　徐　放　黃靖淳
責任編輯／壽亞荷
發行人／蔡森明
出版者／大展出版社有限公司
社　　址／台北市北投區（石牌）致遠一路2段12巷1號
電　　話／（02）28236031・28236033・28233123
傳　　眞／（02）28272069
郵政劃撥／01669551
網　　址／www.dah-jaan.com.tw
E-mail／service@dah-jaan.com.tw
登記證／局版臺業字第2171號
承印者／傳興印刷有限公司
裝　　訂／建鑫裝訂有限公司
排版者／弘益電腦排版有限公司
授權者／遼寧科學技術出版社
初版1刷／2011年（民100年）6月

定　價／330元

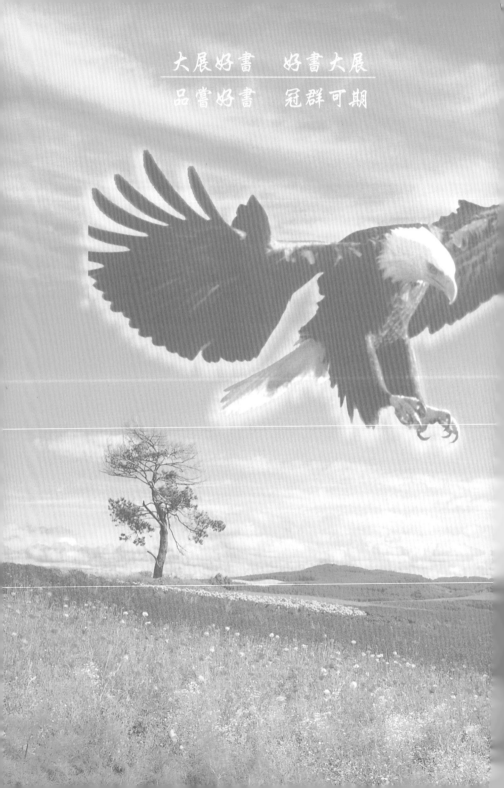

大展好書　好書大展
品嘗好書　冠群可期

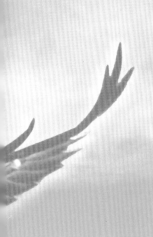

大展好書　好書大展

品嘗好書·　冠群可期